肥満患者の麻酔

 編集

白石 としえ
四谷メディカルキューブきずの小さな手術センター

上北 郁男
千船病院麻酔科

金芳堂

執筆者一覧

■編集

白石としえ	医療法人社団あんしん会四谷メディカルキューブきずの小さな手術センター　センター長／麻酔科部長
上北　郁男	社会医療法人愛仁会千船病院麻酔科　医長

■執筆者（掲載順）

齋木　厚人	東邦大学医療センター佐倉病院糖尿病・内分泌・代謝センター　准教授
白石としえ	医療法人社団あんしん会四谷メディカルキューブきずの小さな手術センター　センター長／麻酔科部長
西島　嗣生	岩手医科大学医学部睡眠医療学科　准教授
櫻井　滋	岩手医科大学医学部睡眠医療学科　教授
大橋　靖	東邦大学医療センター佐倉病院腎臓内科　准教授
関　洋介	医療法人社団あんしん会四谷メディカルキューブ減量・糖尿病外科センター　臨床研究管理部部長
上北　郁男	社会医療法人愛仁会千船病院麻酔科　医長
林　果林	東邦大学医療センター佐倉病院メンタルヘルスクリニック　講師
山本　雅	千葉大学医学部附属病院糖尿病・代謝・内分泌内科　医員
北原　綾	千葉大学医学部附属病院糖尿病・代謝・内分泌内科　診療助教
小野　啓	千葉大学医学部附属病院糖尿病・代謝・内分泌内科　講師
横手幸太郎	千葉大学医学部附属病院糖尿病・代謝・内分泌内科　教授
笠間　和典	医療法人社団あんしん会四谷メディカルキューブ減量・糖尿病外科センター　センター長

推薦の言葉

　この度，高度肥満患者の麻酔に一家言を持つ白石としえ先生が，編者の一人として，本書『肥満患者の麻酔』を上梓されるに当たり，大学病院や派遣病院で共に働き学んだ同僚として，ひとこと推薦の言葉を添えさせて頂きます．

　おそらく白石先生は，日本で最も多くの肥満患者の麻酔管理を経験している医師です．麻酔科部長を務める四谷メディカルキューブは，鏡視下手術を中心とする有床クリニックですが，とくに腹腔鏡下肥満手術の件数は日本で最多です．2015年にパリで開催されたヨーロッパ麻酔科学会（ESA）では，世界各地からの多数の応募演題の中，優秀演題6題のうちの一つに白石先生の「肥満者における経口補水液摂取後の胃排出時間 ―MRIによる検討―」が選ばれています．

　このように臨床，研究，共に積極的に行っている白石先生が，「肥満の基礎から臨床までを網羅した体系的なテキストを作りたい」との構想を持っていたところに，「肥満患者に対して安全な麻酔を提供できる指針となるような実践的な成書を作りたい」と同じ情熱を抱かれた，もう一人の編者である上北郁男先生と出会われ，本邦初の肥満麻酔テキストである本書が誕生しました．

　WHOの統計を見ると，BMI（Body Mass Index）が30以上の肥満者は，米国・英国・カナダのみならず，最近では中国・ブラジル・インドなどの国々においても著増しており，日本も増加傾向にあります．しかしながら本邦を含むアジアの肥満者と欧米の肥満者とは合併症の種類・頻度や特徴が異なるなど，欧米の成書のみでは日本の肥満者の麻酔を十分に理解することは困難なものがあります．本書は肥満の病態生理から始まり，欧米の肥満者との違い，術前・術中・術後管理，そして肥満外科の術式，肥満妊産婦に対する帝王切開術の麻酔管理，さらには肥満小児の麻酔などにも詳しく触れており，本書を熟読することにより日本でのほとんどの麻酔に対応が可能です．

　本書から肥満に関する知識と麻酔管理技術を習得され，プロフェッショナルな麻酔科医として，ハイリスク症例の麻酔に積極的に携わって頂ければ，幸いです．本書が皆さんの日常の麻酔臨床のお役に立つことを願って，ここに推薦致します．

小山記念病院　顧問（麻酔科・医療安全推進部部長）

近江　明文

序　文

　現代病である"肥満"は，欧米のみならず日本においても大きな問題であり，世界の肥満人口は増加しています．また腹腔鏡手術の普及と共に，肥満を手術で治療する肥満外科手術が世界的に増加してきましたが，本邦でもニーズが高まり，2014年には一部の術式（腹腔鏡下袖状胃切除術）が保険収載され，適応が拡大されつつあります．

　このような状況下，私たち日本の麻酔科医にとって，肥満患者の全身麻酔は決して他人事ではなくなりました．しかしいざ高度肥満患者を目の前にしたとき，気道管理や薬剤投与などどうすれば良いか分からない，調べたくても教科書がない，そんなジレンマに日々，多くの麻酔科医がぶつかっています．世界では，米国で2004年にISPCOP（International Society for the Perioperative Care of the Obese Patient）が，ヨーロッパでは2009年にESPCOP（The European Society for Perioperative Care of the Obese Patient）が設立され，これらの学会が中心となって肥満患者麻酔の方法やトピックスを発信していますが，未だ歴史が浅い領域といえます．

　そして今回，上北先生より，「日本にも安全に肥満患者の麻酔を行うための専門書が必要です．」との熱意溢れるお誘いを受け，本書が企画されました．

　私自身は日々，多くの肥満患者と向き合っている麻酔科医ですが，周囲には内科医，外科医，精神科医など，それぞれの分野で活躍されている肥満治療のエキスパートがいます．そこでこれらの専門の先生方に本書の分担執筆をお願いし，麻酔科医が学ぶべき，臨床に役立つ知見をまとめました．

　また日本人を含むアジア人は，欧米人の肥満と異なり，肥満度が低くても糖尿病を代表とするメタボリックシンドロームなどの合併症を生じやすく，肥満そのもの以上に肥満関連合併症による障害が高度であるという特徴があります．海外とやや事情の異なる日本の肥満患者の病理学的・心理学的特徴をも理解していただければ，全身麻酔は決して難しいものではありません．また非肥満患者の麻酔にも応用可能なノウハウがたくさんあります．

　肥満患者の麻酔を依頼されたときに，臆することなく笑顔で引き受け，安全で適確な麻酔管理を行えること，それが本書の目指すところです．ひとりでも多くの麻酔科医が本書を手に肥満患者麻酔を実践していただけることを願っています．

2018年10月

　　　　　　　　　　　　　　　　　　　　　　　　　　　白石　としえ

序　文

　麻酔科医にとって，たまに担当する肥満患者の麻酔管理には多大なストレスを伴うものです．しかも，担当した患者が肥満であることが判明するのは早くても数日前，ということも多いかと思います．そこから慌てていろいろ調べようにも，これまで肥満患者の麻酔管理に関する日本語の成書はありませんでした．

　2016年春に当院でも肥満手術が始まり，私も海外の文献や教科書を取り寄せるなど準備に追われていました．そのような中，それまで学会などでいろいろ相談させていただいていた白石としえ先生と「肥満患者の麻酔」に関する日本語の成書の話になり，今回の企画が始まりました．

　本書の内容は，普段は肥満患者の麻酔管理に縁遠い麻酔科医が，ある日突然肥満患者の麻酔を担当した場合にでもすぐに参照でき，安全な麻酔管理に役立てられるように心掛けました．執筆をお願いした先生方には最新のエビデンスはもちろんのこと，それだけでは語りつくせない経験やコツも積極的に織り交ぜて解説してくださるようお願いいたしました．

　本書を手に取ることにより，肥満患者の麻酔管理がストレスを感じただけで終わることなく，安全かつ質の高い麻酔が提供でき，さらに興味関心が深まることを願ってやみません．

　最後に，ご多忙中にもかかわらず原稿をお寄せいただいた先生方，そして今回の出版にあたり企画から完成までご尽力をいただいた金芳堂の一堂芳恵氏に，心より感謝申し上げます．

2018年10月

上北　郁男

目　次

1章　肥満とその病態生理

① 肥満の定義と患者の動向 ―― 2
1. 肥満の判定と肥満症の診断基準 ―― 2
2. 高度肥満症に合併する健康障害について ―― 5
3. 高度肥満症に対する内科治療の限界と肥満外科治療の適応 ―― 7

② 肥満による心血管系の変化 ―― 12
1. 肥満がもたらす心血管系の変化 ―― 12
2. うっ血性心不全，虚血性心疾患の発症リスク ―― 14
3. AF，心電図変化 ―― 14
4. OSA との関連 ―― 15
5. 肥満心筋症 ―― 15
6. obesity paradox ―― 15
7. 周術期の心血管系変化 ―― 16

③ 肥満による呼吸機能の変化 ―― 20
1. 肥満による呼吸機能の変化 ―― 20
2. 肥満と OSA ―― 22
3. 肥満と OHS ―― 23
4. 肥満と気管支喘息 ―― 23

④ 肥満と閉塞性睡眠時無呼吸 ―― 26
1. 睡眠呼吸障害とは ―― 26
2. OSA のスクリーニング検査 ―― 27
3. OSA の診断，簡易検査：PM ―― 28
4. OSA の診断，精密検査：ポリソムノグラフィー ―― 30
5. OSA の診断基準 ―― 30
6. OSA の標準治療 ―― 31
7. 高度肥満と OSA リスク ―― 32
8. 術前から nCPAP を用いる意義 ―― 32
9. 肥満低換気症候群 ―― 33

⑤ 腎機能の変化 ―― 37
1. 腎臓の血管構造 ―― 37
2. 糸球体の構造 ―― 38

目次

- 3. ネフロン数と体重のミスマッチ ——— 38
- 4. 肥満による腎障害のメカニズム ——— 38
- 5. 肥満と慢性腎臓病 ——— 40
- 6. 肥満の改善と慢性腎臓病重症化予防 ——— 42
- 7. 腎障害患者の周術期管理 ——— 42

6 消化管および代謝の変化 ——— 45
- 1. 胃食道逆流症 ——— 45
- 2. 非アルコール性脂肪性肝疾患 ——— 46
- 3. 脂肪の分布 ——— 47
- 4. メタボリックシンドローム ——— 49
- 5. 耐糖能障害（2型糖尿病・耐糖能異常）——— 50

7 血液の変化 ——— 53
- 1. 肥満と凝固 ——— 53
- 2. 動脈血栓 ——— 54
- 3. 静脈血栓 ——— 54
- 4. 肥満と血液量，各血球の変化 ——— 55

8 心理状態 ——— 57
- 1. 肥満症の成り立ちと，各患者の抱えるメンタル面の問題 ——— 57
- 2. 肥満患者の診察 ——— 60
  - **Colum ●●●** 肥満患者の心理を理解しよう ——— 62

2章 術前評価と管理

1 術前評価 ——— 64
- 1. 肥満関連合併症 ——— 64
- 2. 検査と診察 ——— 67
- 3. リスク評価 ——— 70

2 心機能評価 ——— 74
- 1. 肥満に関連する心血管系の問題 ——— 74
- 2. 2014 ACC/AHA 非心臓手術患者の周術期心血管系評価ガイドラインに沿った心機能評価 ——— 75

3 気道の評価 ——— 82
- 1. 肥満患者の気道評価 ——— 82

4 術前内科管理 ——— 89
- 1. 術前内科管理 ——— 89

2．肥満に合併する疾患の術前管理 ——————————— 92
5 抗血栓療法 ——————————————————————— 98
　　1．VTEの診断 ——————————————————————— 98
　　2．VTEの予防 ——————————————————————— 98
6 物品準備 ——————————————————————— 105
　　1．物品準備の注意点 ——————————————————— 105
　　2．実際の運用 ——————————————————————— 107
　　　Colum ●●● Ramp体位のセッティング，最初は難しいけれど… ——— 108

3章　術中管理

1 前投薬および絶飲食 ——————————————————— 110
　　1．肥満患者への前投薬および内服 ——————————————— 110
　　2．肥満患者への絶飲食 ——————————————————— 110
2 手術室セッティング，モニタリング ———————————— 113
　　1．手術室セッティング ——————————————————— 113
　　2．モニタリング ——————————————————————— 115
　　　Colum ●●● "ramp"って何？ ——————————————— 117
3 全身麻酔導入 ————————————————————— 118
　　1．急速導入 ———————————————————————— 118
　　2．意識下挿管 ——————————————————————— 121
　　3．迅速導入 ———————————————————————— 122
4 薬剤投与量 —————————————————————— 124
　　1．肥満患者の薬物動態／薬物力学 —————————————— 124
　　2．薬物投与における体重指標 ———————————————— 124
　　3．プロポフォール ————————————————————— 127
　　4．オピオイド ——————————————————————— 128
　　5．筋弛緩薬および拮抗薬 —————————————————— 129
　　6．吸入麻酔薬 ——————————————————————— 130
　　　Colum ●●● レミフェンタニルは理想体重で計算してよいのか ——— 131
　　　Colum ●●● オピオイドなしの術後静脈内鎮痛 ————————— 133
5 術中体位 ——————————————————————— 134
　　1．肥満と頭高位／頭低位 —————————————————— 134
　　2．肥満と神経障害 ————————————————————— 135
　　3．肥満と横紋筋融解 ———————————————————— 136

目次

　　　4. 仰臥位 ——————————————————— 136
　　　5. 側臥位 ——————————————————— 138
　　　6. 腹臥位 ——————————————————— 138
　　　7. 砕石位 ——————————————————— 139
6 **循環管理（輸液管理）** ————————————— 142
　　　1. 術中循環管理 ————————————————— 142
7 **呼吸管理** ——————————————————— 146
8 **体温管理** ——————————————————— 149
9 **血管確保** ——————————————————— 150
10 **気腹状態での変化** ——————————————— 152
11 **覚醒・抜管** —————————————————— 156
12 **DVT と PTE** ————————————————— 159
13 **区域麻酔と超音波の活用** ———————————— 162
　　　1. 肥満と区域麻酔 ———————————————— 162
　　　2. 脊髄くも膜下麻酔，硬膜外麻酔 ————————— 163
　　　3. 末梢神経ブロック ——————————————— 163
　　　4. 局所麻酔薬の腹腔内投与 ———————————— 165

4章　術後管理

1 **術後鎮痛** ——————————————————— 168
　　　1. オピオイド鎮痛 ———————————————— 168
　　　2. マルチモーダル鎮痛 —————————————— 169
　　　3. 区域麻酔 ——————————————————— 171
2 **合併症とその対策** ———————————————— 175
　　　1. 気道・呼吸関連合併症 ————————————— 176
　　　2. PONV ———————————————————— 177
　　　3. 神経障害 ——————————————————— 178
　　　4. VTE と PTE ————————————————— 178
　　　5. 心血管系合併症 ———————————————— 178
　　　6. 横紋筋融解 —————————————————— 179
3 **肥満手術と ERAS** ———————————————— 184
　　　1. 術前 ————————————————————— 184
　　　2. 術中 ————————————————————— 186
　　　3. 術後 ————————————————————— 188

5章　肥満手術

1. 術式 — 194
2. 手術適応 — 199
3. DSS-II ガイドライン — 200
4. 手術非適応 — 201
5. 手術による減量効果 — 201
6. 肥満関連疾患に対する手術の効果 — 202
7. 生命予後に対する手術の効果 — 203
8. 麻酔科医が知っておくべき肥満手術の合併症 — 204
9. 腹腔鏡下スリーブ状胃切除術における手術合併症 — 205
10. 腹腔鏡下スリーブバイパス術における手術合併症 — 209

6章　帝王切開術

1. 肥満妊婦の定義とわが国の成人肥満女性の割合 — 214
2. 肥満妊婦に起こる各器官の変化 — 214
3. 肥満妊婦の産科的問題点 — 216
4. 経膣分娩の麻酔管理 — 217
5. 帝王切開術の麻酔管理 — 218
6. 術後管理 — 224
   - Colum ●●● 帝王切開術と Ramp 体位 — 227
   - Colum ●●● 皮下脂肪のよけ方 — 227

7章　小児

1. 小児肥満の疫学・成因 — 236
2. 肥満の判定 — 238
3. 小児肥満と関連疾患 — 239
4. 麻酔管理とその問題点 — 243
5. 薬剤投与量 — 247

略語一覧 — 252
索引 — 256

1章
肥満とその病態生理

1 肥満の定義と患者の動向

はじめに

> 肥満は糖尿病をはじめとした代謝性疾患や，それに基づく冠動脈疾患や脳血管障害などを引き起こし，肥満がさらに高度になれば閉塞性睡眠時無呼吸（OSA），腎障害，心不全，整形外科的疾患，月経異常などの健康障害も合併する．また肥満が高度なほど精神心理面や社会面に問題を抱えていることも多い．わが国の肥満人口の増加，ならびに著明な体重減少と代謝改善効果で知られる肥満外科治療の普及により，肥満患者の手術件数は今後おそらく増加の一途であろう．
>
> 肥満患者の過剰な体脂肪，合併する身体疾患，心理社会的な問題は，麻酔管理を困難にするものであり，手術適応外と判断されてしまうケースも散見される．一方で肥満患者は太りたくて太っているわけではなく，それ自体が疾患でもあり，非肥満患者となるべく同等の治療機会を与えてほしいのが患者の願いである．その実現のためには複数の専門医と多職種がチームを組んで，高度な医療かつ柔軟な対応を行い，全人的でより安全な周術期管理が行われる必要がある．

1．肥満の判定と肥満症の診断基準

（1）肥満の判定

- ◆ 肥満の判定基準については，現在わが国をはじめ国際的にも ［体重（kg）］／［身長（m）］^{2} で算出される body mass index（BMI）が用いられている．
- ◆ 男女別の BMI と疾病合併率の関係をみると，男女ともに合併する疾患数の率は BMI の増加とともに J カーブを描き，最も低いのは男性で BMI 22.2kg/m^2，女性で 21.9kg/m^2 となっている[1]．これに基づき，わが国の標準体重は男女ともに BMI 22kg/m^2 と定められている．
- ◆ WHO の診断基準では BMI 30kg/m^2 以上を obese（肥満）と定義しているが，日本人は軽度の肥満でも 2 型糖尿病をはじめとした生活習慣病を発症しやすいため[2]，わが国では WHO 基準をそのまま適用せず，BMI 25kg/m^2 以上を肥満と定義し[3]，BMI が 5 上がるごとに肥満 1 度，2 度，3 度，4 度と分類している．

（2）肥満症の診断

- ◆ 「肥満」はあくまで脂肪組織に中性脂肪が過剰に蓄積した状態を表しており，肥満イコール病気，というわけではない．日本肥満学会は，肥満に関連して発症する健康障害を有し医学的に減量の必要な状態を「肥満症」と定義している[3,4]．
- ◆ 具体的には，肥満と判定されたもののうち，①「肥満に起因ないし関連し減量を要する健康障害」（**表1**）を有するもの，または②腹部 CT によって確定診断された内臓脂肪型肥満，のいずれかを満たす場合に肥満症と診断される．
- ◆ 日本肥満学会では，肥満症診断基準 2011 によって BMI 35 kg/m^2 以上（肥満3度以上）を高度肥満と定義したが，肥満症診療ガイドライン 2016 からは，BMI 35 kg/m^2 以上で健康障害を伴う場合，新たに「高度肥満症」と呼称することとし，重篤な疾患群として治療の対象であることをより明確化した．日本肥満学会の診断基準に基づく，肥満度の分類を**表2**に示す．
- ◆ なお，BMI 35 kg/m^2 以上で健康障害を欠如するケースは稀であり，欠如していたとしても減量を行わなければ将来の健康障害は不可避である．そのため，BMI 35 kg/m^2 以上は原則すべて治療対象と考えるべきである．

（3）わが国における肥満，肥満症の推移

- ◆ 平成 27 年の国民健康・栄養調査報告によると，BMI 25 kg/m^2 以上の割合は男性で 29.5％，女性で 19.2％であり，この 10 年間では男性は有意な変化は見られず，女性は有意な減少が見られた．
- ◆ むしろ，20 歳代の女性のやせ（BMI 18.5 kg/m^2 未満）の割合が 22.3％であることや，65 歳以上の低栄養傾向（BMI 20 kg/m^2 以下）の割合が 16.7％であることの方がより問題となっており，肥満の問題は一見すると改善の方向に向かっているようにも見える．
- ◆ 一方で，高度肥満の実態を調査したものは，わが国では皆無である．数少ない報告として，平成 23 年の国民健康・栄養調査報告によると，わが国の 15 歳以上における BMI 35 kg/m^2 以上の頻度は，男性で 0.6％，女性で 0.5％，全体で 0.5％であった．この頻度は諸外国に比べると低いとはいえ，高度肥満という種々の治療に抵抗する難治性疾患という観点から見れば，0.5％は決して低い数字ではないと考えられる．

1章 肥満とその病態生理

表1 肥満に起因ないし関連し減量を要する健康障害

1. 肥満症の診断基準に必須な健康障害
1) 耐糖能障害（2型糖尿病・耐糖能異常など）
2) 脂質異常症
3) 高血圧
4) 高尿酸血症・痛風
5) 冠動脈疾患：心筋梗塞・狭心症
6) 脳梗塞：脳血栓症・一過性脳虚血発作（TIA）
7) 非アルコール性脂肪性肝疾患（NAFLD）
8) 月経異常・不妊
9) 閉塞性睡眠時無呼吸症候群（OSAS）・肥満低換気症候群
10) 運動器疾患：変形性関節症（膝・股関節）・変形性脊椎症・手指の変形性関節症
11) 肥満関連腎臓病

2. 診断基準には含めないが，肥満に関連する健康障害
1) 悪性疾患：大腸がん，食道がん（腺がん），子宮体がん，膵臓がん，腎臓がん，乳がん，肝臓がん
2) 良性疾患：胆石症，静脈血栓症，肺塞栓症，気管支喘息，皮膚疾患，男性不妊，胃食道逆流症，精神疾患

3. 高度肥満症の注意すべき健康障害
1) 心不全
2) 呼吸不全
3) 静脈血栓
4) 閉塞性睡眠時無呼吸症候群（OSAS）
5) 肥満低換気症候群
6) 運動器疾患

（日本肥満学会．肥満症診療ガイドライン 2016，xii，表 B）

表2 肥満度分類

BMI（kg/m^2）	判定	WHO 基準	
< 18.5	低体重	Underweigt	
18.5 ≦ - < 25	普通体重	Normal range	
25 ≦ - < 30	肥満（1度）	Pre-obese	
30 ≦ - < 35	肥満（2度）	Obese class I	
35 ≦ - < 40	肥満（3度）	Obese class II	┐ 高度肥満症
40 ≦	肥満（4度）	Obese class III	┘

（日本肥満学会．肥満症診療ガイドライン 2016，xii，表 A）

注1：ただし，肥満（BMI ≧ 25）は，医学的に減量を要する状態とは限らない．なお，標準体重（理想体重）はもっとも疾病の少ない BMI 22 を基準として，標準体重（kg）＝身長 (m)^2 × 22 で計算された値とする．
注2：BMI ≧ 35 を高度肥満と定義する．

2. 高度肥満症に合併する健康障害について

- 肥満に起因する健康障害は，糖尿病，高血圧，脂質異常症などの「脂肪細胞の質的異常による」ものと，睡眠時無呼吸，関節障害などの「脂肪細胞の量的異常による」ものに分けられる．
- 高度肥満症では量的異常による健康障害がより前面に出やすい．具体的にはOSA，腎機能障害，心不全，運動器障害，皮膚疾患などが高度肥満症に合併しやすく（表1）[5]，予後やADLに影響を与える．
- これらの合併症を改善させるためには，減量が根本的かつ最も有効な治療法である．糖尿病などの健康障害は，3％以上の減量で速やかに改善する傾向があるが，高度肥満症の合併症は，5-10％あるいはそれ以上の減量を必要とすることが多い．高度肥満症に合併しやすい重要な健康障害について述べる．

(1) 閉塞性睡眠時無呼吸（OSA）

- 肥満は睡眠呼吸障害（SDB）を引き起こす重要な危険因子である．慢性的なOSAの放置は，低酸素血症による多血症，高血圧，（異形）狭心症，心不全の原因となり，さらに低換気の合併は重篤な心不全を誘発する恐れがある．
- 内科的に10-15％減量すると，無呼吸低呼吸指数（AHI）を25-50％低下させるが[6]，内科的減量治療のみでは効果不十分な例が多く，その際は持続的陽圧呼吸療法（CPAP）を導入する．一方，外科治療では内科治療に対する優位性が報告され[7]，3-4割の症例で治癒に至るとされる[8]．

(2) 肥満関連腎症

- 高度肥満症に伴う腎障害は，肥満に合併する糖尿病や高血圧による腎障害と，肥満に固有の腎障害に分けられる．後者は，組織学的には糸球体肥大と巣状分節状糸球体硬化症（FSGS）を特徴としており，肥満関連腎症と呼ばれている[9]．
- 肥満関連腎症は，①病的な肥満症（BMI > $40kg/m^2$），②浮腫を認めない蛋白尿，③正常血清アルブミン値の3つを特徴とし，高血圧による腎硬化症や糖尿病腎症を除外したものと定義される．
- 肥満関連腎症の発症機序には腎血行動態の異常，腎細胞内の蓄積脂肪による脂肪毒性，アディポサイトカイン，インスリン抵抗性などが想定されている．最終的には糸球体硬化，尿細管萎縮，間質線維化を来し，末期腎不全になるといわれている．Pragaらは，肥満関連腎症患者のうち46％は腎障害が進行し，34％は透析導入になったと報告した[10]．
- わが国における透析患者の過去最大体重に関する調査では，過去最大BMI

1章 肥満とその病態生理

35kg/m^2 以上の割合が糖尿病群では 13.8％と高い一方で，非糖尿病群でも 4.8％あり，透析導入の原因疾患として肥満関連腎臓病の頻度は決して少なくないと考えられる[11]．

◆ 高度肥満に伴う腎障害に対し，根本的かつ最も効果的な治療は減量である（図1）．我々は，平均血清クレアチニン 1.95mg/dL，尿蛋白 3.27g/日の高度肥満症に対しフォーミュラ食による減量治療を行い，体重および内臓脂肪面積の低下に関連して，血清クレアチニンと尿蛋白が改善したことを報告した[12]．

◆ 一方，腎障害の治療を目的に外科治療を行うことはまだ一般的でなく，その報告は少ないが，少なくとも尿蛋白の減少は多くの論文で証明されつつある．

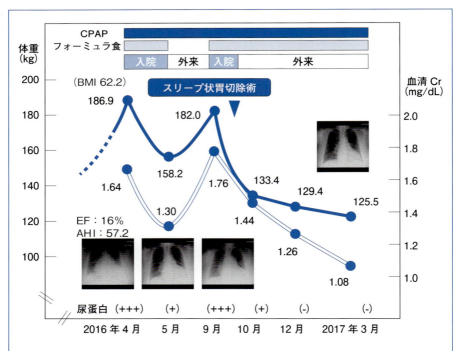

図1 48歳男性．高度肥満症，肥満心筋症，肥満関連腎臓病，OSA を合併（糖尿病なし）．
体重の増加とともに心不全と腎不全が増悪し，入院下でフォーミュラ食を用いた内科的減量を行ったところ心機能と腎機能の改善を認めた．しかし退院後，体重の再増加とともに心機能と腎機能が再度増悪したため，内科的に心状を安定化させた後にスリーブ状胃切除術を行い，その後は著明な体重減少と心機能，腎機能の著明な改善が認められた．

（3）肥満心筋症

- 心不全は高度肥満症の合併症の中でもきわめて重篤である．高度肥満症に合併する心不全の原因としては，冠動脈疾患，高血圧，OSA，心筋症などが挙げられるが，特に冠動脈に狭窄病変がなく，拡張型心筋症様の所見を呈するものが高度肥満症に多くみられ，肥満心筋症と呼ばれている[13]．
- 肥満心筋症は，病理学的には心筋組織内に脂肪蓄積が見られ，その脂肪毒性により心筋の収縮力が落ちる病態と理解されている．
- 高度肥満症の全例でこの病態が惹起されるわけではなく，その原因は十分明らかではない．内科的な減量治療により，心機能が可逆的に改善することも特徴である．しかし，心不全を長期に繰り返すと心機能は非可逆的に低下していく．肥満外科治療は，心機能の改善や再発予防に対して有効と考えられている（図1）[14]．

3．高度肥満症に対する内科治療の限界と肥満外科治療の適応

- 当院における内科および外科治療の成績を示す（図2）．まず2年間の体重変化は，内科治療で120.8 → 108.2kg，外科治療で121.5 → 81.9kgであった．
- 糖尿病に関するデータは，内科治療でHbA1c 7.58 → 7.31％，外科治療で6.97 → 5.74％であり，また「HbA1c 6％未満を達成かつ薬剤なし」をComplete Remission（CR），「HbA1c 7％未満を達成で薬剤問わず」をImproveと定義すると，CRは内科治療で27.8％，外科治療で79.3％，Improveはそれぞれ70.8％，96.6％であった．内科的に平均10％程度の減量を行えば，薬物を用いつつも将来の糖尿病合併症を予防しうるコントロールに概ね達する一方で，外科治療の糖尿病改善効果が極めて高いことも示している（図2）．
- しかしながら，糖尿病コントロール不良例や，OSA，腎機能障害，心不全，運動器障害を内科的治療で十分に改善させるには20％以上の減量が必要である．
- 肥満症診療ガイドライン2016では，高度肥満症の減量目標は現体重の5–10％としているが，適切な内科治療を行ってもこの目標に達しない場合，あるいは5–10％の減量を行っても健康障害の改善が得られない場合，外科治療が検討される（図3）．
- 日本肥満症治療学会が定めた「日本における高度肥満症に対する安全で卓越した外科治療のためのガイドライン（2013年版）」では，原則として年齢が18歳から65歳までの原発性（一次性）肥満症患者で，6ヵ月以上の内科的治療を行ったにもかかわらず，有意な体重減少および肥満に伴う合併症の改善が認

1章 肥満とその病態生理

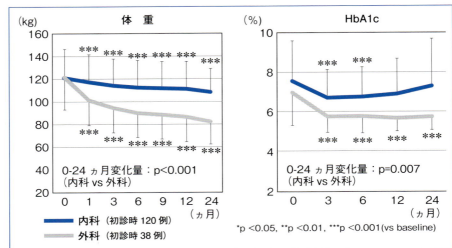

図2 高度肥満症患者に対する内科治療および外科治療が体重と糖尿病コントロールに及ぼす影響（東邦大学佐倉病院における調査）

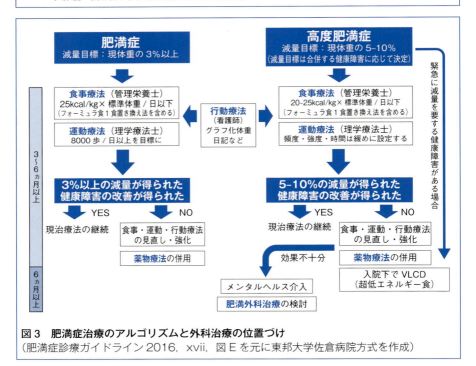

図3 肥満症治療のアルゴリズムと外科治療の位置づけ
（肥満症診療ガイドライン2016, xvii, 図Eを元に東邦大学佐倉病院方式を作成）

められず,次のいずれかの条件を満たすものを手術適応条件としている.

> **手術適応条件**
> 1) 減量が主目的の手術（Bariatric Surgery）の適応は BMI 35kg/m² 以上である.
> 2) 合併疾患（糖尿病,高血圧,脂質異常症,肝機能障害,睡眠時無呼吸症候群など）治療が主目的の手術（Metabolic Surgery）の適応は,糖尿病を有する場合,または糖尿病以外の2つ以上の合併疾患を有する場合はBMI 32kg/m² 以上とする.
> 3) BMI 35kg/m² 未満への適応は臨床研究として取り扱うのが妥当であり,厳格なインフォームドコンセント,追跡調査,さらに臨床登録を必須とする.

◆ 術後長期にみると,リバウンドやそれに伴う健康障害の再燃,精神心理的な問題,栄養障害などを生じる例も少なくない.そのため,症例ごとの手術適応の判断や,術前の教育や管理,術後長期のフォローアップをきちんと行わなければ,手術によって患者に新たな苦しみを与えかねない.

◆ それらの問題を防ぐためには,外科医,麻酔科医,内科医,精神科医・心療内科医をはじめとした各専門科,さらに管理栄養士,看護師,臨床心理士,薬剤師,理学療法士,医療ソーシャルワーカーなどの多職種によるチーム医療が必須であることを強調しておく.

おわりに

　高度肥満症患者の手術を検討する際は,著明な体脂肪や合併症による手術リスク,高度肥満に対応する設備の問題,患者の精神心理の問題など,難題が山積みになるケースも多い.結果として複数の施設で手術を断られ,「難民化」してしまう高度肥満症患者も少なくない.この書を手にする麻酔科の先生方には,高度肥満症治療チームの一員として,患者を決して排他的に扱わず,苦難をともに乗り越える仲間になっていただければ幸甚である.

1章 肥満とその病態生理

ポイント：

- [x] 高度肥満は BMI 35kg/m² 以上と定義されているが，肥満症診療ガイドライン 2016 からは健康障害を伴う場合は新たに「高度肥満症」と呼称することになった．
- [x] 高度肥満は糖尿病などの代謝性疾患のみならず，OSA，腎障害，心不全，整形外科的疾患，月経異常などの健康障害も合併する．
- [x] わが国の高度肥満の頻度は 0.5％であるが，難治性疾患という観点からみれば決して低い数字ではない．
- [x] 高度肥満症の合併症は，5-10％あるいはそれ以上の減量を必要とすることが多く，さらに糖尿病コントロール不良例や，OSA，腎機能障害，心不全，運動器障害を十分に改善させるには 20％以上の減量が必要である．
- [x] 高度肥満症に 6ヵ月以上の内科的治療を行っても，有意な体重減少および合併症の改善が認められない場合，肥満外科治療が検討される．
- [x] 高度肥満症治療は，多職種によるチーム医療が必須である．

引用文献

1) Tokunaga K, et al. Ideal body weight estimated from the body mass index with the lowest morbidity. Int J Obes 1991; 15: 1-5.
2) 吉池信男ら：Body Mass Index に基づく肥満の程度と糖尿病，高血圧，高脂血症の危険因子との関連 - 多施設共同研究による疫学的検討．肥満研究 2000; 6: 4-17.
3) 日本肥満学会肥満症診断基準検討委員会；松澤佑次ら：新しい肥満の判定と肥満症の診断基準．肥満研究 2000; 6: 18-28.
4) 日本肥満学会肥満症ガイドライン作成委員会：肥満症治療ガイドライン 2006．肥満研究 2006; 12（臨増）: 10-15.
5) 日本肥満学会肥満症ガイドライン作成委員会：肥満症治療ガイドライン 2016．ライフサイエンス出版，巻頭図表 xii.
6) Noseda A, et al. Sleep apnea after 1 year domiciliary nasal-continuous positive airway pressure and attempted weight reduction. Potential for weaning from continuous positive airway pressure. Chest 1996; 109(1): 138-143.
7) Sarkhosh K, et al. The impact of bariatric surgery on obstructive sleep apnea: a systematic review. Obes Surg 2013; 23(3): 414-423.
8) Dixon JB, et al. Surgical vs conventional therapy for weight loss treatment of obstructive sleep apnea: a randomized controlled trial. JAMA 2012; 308(11): 1142-1149.

1. 肥満の定義と患者の動向

9) Chen J, et al. The metabolic syndrome and chronic kidney disease in U.S. adults. Ann Intern Med 2004; 140(3): 167-174.
10) Praga M, et al. Clinical features and long-term outcome of obesity-associated focal segmental glomerulosclerosis. Nephrol Dial Transplant 2001; 16(9): 1790-1798.
11) 平成28年度厚生労働科学研究費補助金難治性疾患等政策研究事業食欲中枢異常による難治性高度肥満症の実態調査報告書
12) Saiki A, et al. Effect of weight loss using formula diet on renal function in obese patients with diabetic nephropathy. Int J Obes 2005; 29(9): 1115-1120.
13) McGavock JM, et al. American College of Physicians and the American Physiological Society. Adiposity of the heart, revisited. Ann Intern Med 2006; 144(7): 517-524.
14) Vest AR, et al. Should we target obesity in advanced heart failure? Curr Treat Options Cardiovasc Med 2014; 16(2): 284.

(齋木厚人)

1章 肥満とその病態生理

2 肥満による心血管系の変化

はじめに

> 肥満は心血管系に様々な影響をもたらす．肥満による心拍出量の増大，循環血液量の増大，交感神経の緊張などから生じる変化は，左室肥大，虚血性心疾患，心不全，心房細動（AF）などの不整脈を引き起こしやすくなる．また，心筋に脂肪が蓄積することによって生じる肥満心筋症といわれる病態がある．肥満患者の心血管系の変化は閉塞性睡眠時無呼吸（OSA）との関連が強く，OSAの治療は高血圧や頻脈など心血管系への悪影響を改善させることが報告されている．

1. 肥満がもたらす心血管系の変化

◆ 肥満による酸素需要の増大および胸腔内圧の上昇などから生じる3つの大きな特徴は，心拍出量の増大，循環血液量の増大，交感神経の緊張である．その結果，血圧や脈拍の上昇，左室肥大，虚血性変化などが起こりやすくなる．また交感神経系の緊張は，血管収縮，内因性カテコラミンの上昇を招き，心不全の一因になる．

◆ 肥満による心血管系変化は，運動時の変化と似ている．酸素需要の上昇から始まり，その代償として，脈拍の上昇や左室肥大などの変化をきたす．肥満者は「ずっと運動をしている」状態と考えれば，理解しやすい．

◆ 心拍出量や循環血液量の増大は，左室のコンプライアンスを低下させ，左室肥大をきたし，さらに左室拡張不全や心筋の虚血性変化の原因となる．**図1**は，肥満度（BMI: body mass index）が増加するほど心拍出量が増加することを示している[1]．また左室肥大，左室壁の肥厚も肥満度（BMI）と相関することが報告されている[2]．そしてこれらの変化によって，高血圧，うっ血性心不全，虚血性心疾患，不整脈，突然の心停止などが起こりやすくなると言われている[3]．

◆ 肥満患者の胸部X線では，横隔膜が挙上し，心陰影が拡大する．そしてそれに伴い肺陰影は小さくなる．BMI 48（36歳女性）の肥満患者の胸部XPを**図2**に示す．

2 肥満による心血管系の変化

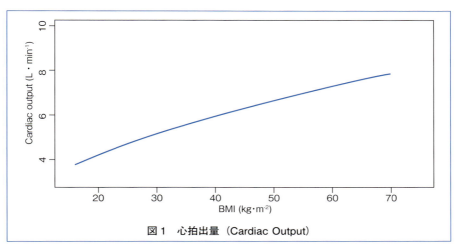

図1 心拍出量(Cardiac Output)

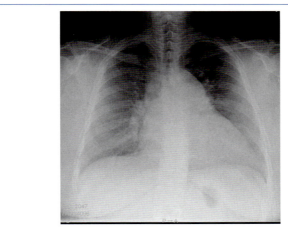

図2 BMI 48, 36歳, 女性, 胸部XP (CTR=60%)

表1 肥満による心血管系の変化

1) 3大特徴:心拍出量増大, 循環血液量増大, 交感神経緊張
2) 左室肥大を伴う高血圧
3) 冠動脈病変
4) 心房細動, 左房拡大, 上室性不整脈
5) 肺高血圧(OSAやOHSと関連あり)
6) 心不全リスク上昇(肥満の罹患期間が長いほどリスク大)

1章　肥満とその病態生理

◆ 中等度から高度の高血圧は肥満患者の約 60–70％に認められると言われている．また内臓脂肪や腹部の皮下脂肪によって起こる下大静脈や心臓の圧迫，静脈還流の低下，これらもまた心不全の原因となりうる．肥満による心血管系の変化の主なものを**表 1** に示す．
◆ 肥満細胞から産生されるタンパク質＝アディポカインは，肥満や糖尿病，動脈硬化に関与することが解明されてきているが，肥満患者においては，食欲を抑制するアディポカインとしてレプチンの分泌，血圧上昇を抑制し糖代謝を促進するアディポカインとしてアディポネクチンの分泌がそれぞれ低下していると言われ，これらが高血圧や糖尿病を誘導する一因になると考えられている．

2. うっ血性心不全，虚血性心疾患の発症リスク

◆ 心不全発症率は，BMI が 1 増えると男性では 5％，女性では 7％増加するといわれ，また肥満の罹患期間とも強い関連性が示唆されている[4]．
◆ 日本人において，BMI ≧ 27 の肥満者では，非肥満者に比べて虚血性心疾患による死亡が男性で 2.05 倍，女性で 1.58 倍と報告されている[5]．

3. AF，心電図変化

◆ 肥満は心房細動（AF）になりやすい．Wang らは，AF のリスクは肥満があると約 50％上昇し，肥満度が高いほどそのリスクは高く，男性ではオッズ比 1.52，女性ではオッズ比 1.46 であったと報告している[6]．
◆ 肥満患者は，メタボリックシンドローム（MetS）や OSA を伴うことが多いが，それらと循環血液量の増加や高血圧，左室肥大，交感神経の緊張などが関連し，左房が拡大し，AF リスクを上昇させていると考えられている[7]．左房拡大は，BMI の増大と相関し，AF の予測因子となり得ることも報告されている[8]．
◆ 心電図異常としては，QRS の低電位，左室肥大，左軸偏位，下壁あるいは側壁領域の T 波平低化，QT 延長などがよく認められる[9]．QT 延長が副作用として知られているオンダンセトロン（5-HT$_3$ 受容体拮抗薬）を使用する際は，注意が必要である．

4. OSAとの関連

◆ 呼吸器合併症として最も多いのは閉塞性睡眠時無呼吸（OSA）であるが，OSAは低酸素血症，高二酸化炭素血症，胸腔内圧の変動などにより，様々な心血管系の病変をもたらす[10]。

◆ OSAは気道閉塞による慢性的な低酸素血症による多血症，高血圧，右心不全，不整脈などの原因となり，循環動態を悪化させる。

◆ OSAに対して持続的陽圧呼吸療法（CPAP）を行うことは，上気道開存や換気応答の改善のみならず，循環器系リスク軽減のためにも重要であると言われている．CPAPにより，呼吸の安定化，血圧や脈拍の低下，酸素運搬の改善によるHb値の適正化など，周術期の呼吸器系および循環器系リスクは軽減されると言われている[11,12]。

◆ ただし最近のRCT研究では，OSAに対するCPAPは，心不全や虚血性心疾患の発症，それによる死亡率は改善させないとの結果を報告している[13,14]。

5. 肥満心筋症

◆ 心筋細胞に脂肪が蓄積し肥大し，拡張型心筋症に似た病態を示すことがあるが，これを肥満心筋症（obesity cardiomyopathy）と呼んでいる[15]。肥満の罹患期間，肥満の重症度と関連があると言われている．

◆ 詳細な機序は明らかではないが，脂肪の蓄積に加えて，循環血液量の増加，心拍出量の増加，体高血圧，肺高血圧，心収縮能の低下などによって，肥満心筋症は起こるものと考えられている．また拡張型心筋症に特徴的な間質の線維化は認められない．

◆ 肥満心筋症含め，肥満による循環動態の悪化，左室肥大，心筋のリモデリングなどは，体重減少によって改善することが明らかにされている[16]。

6. obesity paradox

◆ 肥満は心血管病変の大きなリスクであると一般的には考えられ，それを裏付ける多くの報告がある．Calleらは，肥満者（BMI ≧ 35）は非肥満者（BMI 18.5-24.9）に比べて，心血管系イベントでの死亡率が2-3倍高くなると報告している[17]。

◆ しかしその一方で，"肥満があると死亡率や合併症発症率が低くなる"という報告も数多くあり，これをobesity paradoxと呼んでいる．Curtisらは，BMIの

上昇と共に，心不全における死亡率が低くなると報告している[18]．

- Oliveros らは，心不全や腎不全，悪性疾患，HIV 患者など慢性的に全身状態の不良な患者において，肥満者の場合，死亡率が予想に反して低いという結果が得られたということ，そしてその理由としてレプチンなどのホルモンが保護的に作用している可能性があることなどを述べている[19]．脂肪の蓄積が ICU での栄養管理面において有利になっているのではないかと考察した報告もある[20]．
- 多くの報告では，過体重（BMI 25-29.9）あるいは肥満（BMI 30-35）の患者において，死亡率は最も低くなり，低体重（BMI < 18.5）や高度肥満（BMI ≧ 35）の患者において死亡のリスクは高くなる．つまり，死亡率は U 字型カーブを示している．

7. 周術期の心血管系変化

- 周術期においては，痛みや不安，水分過負荷，低酸素血症，高二酸化炭素血症，貧血などが加わり，交感神経が緊張し，血圧はさらに上昇しやすくなる．またカテコラミンやレニン，アルドステロン濃度も上昇し，さらに後負荷を上昇させることとなる．アルドステロンは，MetS や OSA を伴う肥満の場合に上昇することが明らかにされているが，これは低酸素状態が関連すると考えられている[21]．
- 一般的に循環血液量は非肥満者が 60-70mL/kg とされているのに対し，肥満者は 40-50mL/kg といわれる[22]．
- 循環血液量の増加は，前負荷，一回拍出量や心拍出量，心筋の酸素消費量を増加させ，心筋肥大，左室拡張不全，心不全などの一因となる．相対的な脱水傾向になっているともいわれているが，循環血液量の把握は困難である．
- OS-MRS（obesity surgery mortality risk score）という肥満外科手術を受けるにあたっての死亡リスクのスコアリングがある **（表 2）**．BMI ≧ 50kg/m^2，男性，高血圧あり，DVT リスクあり，年齢 ≧ 45 歳をリスク因子としてスコアリングし，その合計から，低リスク（Class A：死亡率 0.13％），中リスク（Class B：死亡率 1.9％），高リスク（Class C：死亡率 7.56％）と分類している[23]．

2 肥満による心血管系の変化

表2 OS-MRS スコア（肥満外科手術を受けるにあたっての死亡リスクスコア）

Class A（死亡率 0.13％）	リスクスコア 0-1
Class B（死亡率 1.9％）	リスクスコア 2-3
Class C（死亡率 7.56％）	リスクスコア 4-5

リスク因子（それぞれ1ポイント合計して算出）
(1) BMI ≧ 50kg/m^2, (2) 男性, (3) 高血圧あり, (4) 年齢 ≧ 45 歳,
(5) DVT リスクあり（静脈血栓の既往, 下大静脈フィルターあり, OHS あり, 肺高血圧あり）

ポイント

- ☑ 肥満による心血管系変化の3つの大きな特徴は，心拍出量の増大，循環血液量増大，交感神経の緊張である．
- ☑ 血圧や脈拍の上昇，左室肥大，虚血性変化，血管収縮，内因性カテコラミンの上昇が起こりやすくなる．
- ☑ 肥満患者は AF になりやすい．左房拡大は，BMI の増大と相関し，AF の予測因子となり得ることも報告されている．
- ☑ 心筋細胞に脂肪が蓄積し肥大し，拡張型心筋症に似た病態を示すことがあるが，これを肥満心筋症（obesity cardiomyopathy）と呼んでいる．体重を減らすことで循環動態の悪化や心筋のリモデリングは改善する．
- ☑ "肥満があると死亡率や合併症発症率が低くなる" という報告が数多くあるが，これを Obesity Paradox と呼んでいる．
- ☑ 一般的に循環血液量は非肥満者が 60-70mL/kg とされているのに対し，肥満者は 40-50mL/kg といわれる．

引用文献

1) Bernstein DP. Cardiovascular physiology. In Morbid Obesity: peri-operative Management, 2nd ed. Alvarez A, et al, pp1-18. Cambridge: Cambridge University Press, 2010.
2) Lauer MS, et al. The impact of obesity on left ventricular mass and geometry. The Framingham Heart Study. JAMA 1991; 266: 231-236.
3) Cheah MH, et al. Obesity: basic science and medical aspects relevant to anaesthetists. Anaesthesia 2005; 60: 1009-1021.

1章　肥満とその病態生理

4) Satish K, et al. Obesity and the Risk of Heart Failure. N Engl J Med 2002; 347: 305-313.
5) Cui R, et al. Body Mass Index and Mortality From Cardiovascular Disease Among Japanese Men and Women The JACC Study. Stroke 2005; 36: 1377-1382.
6) Wang TJ, et al. Obesity and the risk of new-onset arterial fibrillation. JAMA 2004; 292: 2471-2477.
7) Ito K, et al. Morphological change of left atrium in obese individuals. Int J Cardiol 2011; 152: 117-119.
8) Pritchett AM, et al. Left atrial volume as an index of left atrial size: a population-based study. J Am Coll Cardiol 2003; 41: 1036-1043.
9) Alpert MA, et al. The electrocardiogram in morbid obesity. Am J Cardiol 2000; 85: 908-910.
10) Shamsuzzaman AS, et al. Obstructive sleep apnea. Implications for cardiac and vascular disease. JAMA 2003; 290: 1906-1914.
11) Kaneko Y, et al. Cardiovascular effects of continuous positive airway pressure in patients with heart failure and obstructive sleep apnea. N Engl J Med 2003; 348: 1233-1241.
12) Perra O, et al. Early treatment of obstructive apnoea and stroke outcome: a randomised controlled trial. Eur Respir J 2011; 37: 1128-1136.
13) McEvoy RD, et al. CPAP for Prevention of Cardiovascular Events in Obstructive Sleep Apnea. N Engl J Med 2016; 375: 919-931.
14) Yu J, et al. Association of Positive Airway Pressure With Cardiovascular Events and Death in Adults With Sleep Apnea: A Systematic Review and Meta-analysis. JAMA 2017; 318: 156-166.
15) Alpert MA. Obesity cardiomyopathy: Pathophysiology and evolution of the clinical syndrome. Am J Med Sci 2001; 321: 225-236.
16) Alpert MA, et al. Effects of Obesity on Cardiovascular Hemodynamics, Cardiac Morphology, and Ventricular Function. Curr Obes Rep 2016; 5: 424-434.
17) Calle EE, et al. Body-mass index and mortality in a prospective cohort of U.S. adults. N Engl J Med 1999; 341: 1097-1105.
18) Curtis JP, et al. The Obesity Paradox: body mass index and outcomes in patients with heart failure. Arch Intern Med 2005; 165: 55-61.
19) Oliveros H, et al. Obesity and mortality in Critically Ill Adults: A Systematic Review and Meta-analysis. Obesity 2008; 16: 515-521.
20) Akinnusi M, et al. Impact of obesity on intensive care morbidity and mortality: A meta-analysis. Crit Care Med 2008; 36: 151-158.
21) Dudenbostel T, et al. Resistant hypertension, obstructive sleep apnoea and aldosterone. J Hum Hypertens 2012; 26: 281-287.

2 肥満による心血管系の変化

22) Adams JP, et al. Obesity in anaesthesia and intensive care. Br J Anaesth 2000; 85: 91-108.
23) DeMaria EJ, et al. Validation of the obesity surgery mortality risk score in a multicenter study proves it stratifies mortality risk in patients undergoing gastric bypass for morbid obesity. Ann Surg 2007; 246: 578-582.

〔白石としえ〕

3 肥満による呼吸機能の変化

はじめに

　肥満患者は咽頭周囲の軟部組織増大によって上気道が狭くなり，マスク換気困難，喉頭展開困難に陥りやすい．また内臓脂肪の圧排によって横隔膜挙上や胸郭の運動制限が生じ，肺容量の低下，機能的残気量（FRC）の低下や換気応答障害などが起こりやすく，呼吸機能の低下に十分に注意する必要がある．肥満患者の閉塞性睡眠時無呼吸（OSA）合併率は高いが，肥満低換気症候群（OHS）の存在も念頭に入れなくてはならない．

1. 肥満による呼吸機能の変化

◆　肥満による解剖学的変化としてまず挙げられるのは，咽頭周囲の軟部組織の増大に伴う上気道の狭小化，そして咽頭開大筋（主にオトガイ舌筋）の活動低下である[1]．図1は肥満患者の上気道 MRI 画像である．舌およびその周囲組織の肥大，舌扁桃レベルの気道狭窄が認められる．

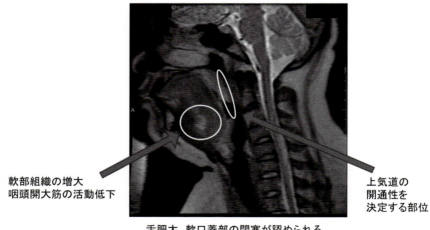

舌肥大，軟口蓋部の閉塞が認められる
図1　肥満患者（BMI 40，男性）の上気道 MRI 画像

3 肥満による呼吸機能の変化

◆ さらに内臓脂肪，腹部の皮下脂肪による横隔膜挙上と胸郭の運動制限が加わり，呼吸は主に肺胞の動きに依存した肺自体の運動となりやすい．

◆ 呼吸機能は，肺胞，胸郭，呼吸筋によって決定されるが，肥満による肺容量の低下，胸郭の運動制限，肺コンプライアンスや呼吸筋力低下，換気血流比の不均等分布など，呼吸機能低下は避けられない．肺活量とBMIは反比例し，特に重症肥満においては一回換気量の低下，吸気時間の短縮が著明となる．BMIが10下がると，FRCや呼気予備量（ERV）は10%上がるという報告がある[2]．

◆ Damiaらは30名の肥満患者のFRCについて，全身麻酔導入前後でFRCは2.2±0.8Lから1.0±0.3Lに低下し，減少量はBMIと相関していたことを報告した[3]．これは全身麻酔導入によって，肥満患者は1.2L（約50%）のFRC低下が認められたことになるが，非肥満患者についてはHedenstiernaらが全身麻酔導入によるFRCの低下を検討し，0.45L（約17%）の低下を認めたと報告している[4]．

◆ 肥満患者の呼吸器系変化の病態として最も大きな影響を及ぼすのは換気応答障害が引き起こす肺胞低換気であるとCarrollらは述べている[5]．

◆ 咽頭周囲の軟部組織の増大だけでなく，顔面の形態異常（顔が大きい），頸部周囲長の増大，頭部後屈困難などの特徴が加わると，マスク換気困難となりやすい．肥満患者はマランパチ（Mallampati）分類にてIIIあるいはIVである確率が高く[6]，さらに大きな舌などによる口腔内の容積低下は喉頭展開困難の要因となる．

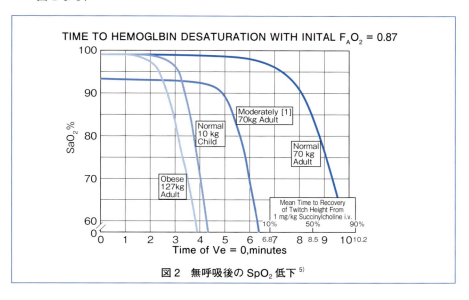

図2　無呼吸後のSpO$_2$低下[5]

1章　肥満とその病態生理

◆ 図2は無呼吸となってからのSpO$_2$の低下時間を示したものであるが，肥満者は短時間で低酸素血症となりやすいことが分かる[7]．

2. 肥満とOSA

◆ 呼吸器合併症として最も多いのは閉塞性睡眠時無呼吸（OSA）である．WolkらはOSA患者の約70％が肥満を合併していると報告している[8]．SchwartzらはOSAにおいて肥満は最大のリスク因子であると述べ，BMI＞40でOSAは40-90％に合併するとしている[9]．

◆ 日本における肥満者におけるOSAの割合は明らかではないが，OSAが重症になるほどBMIが高いことが佐藤らより報告されている[10]．図3は当施設の結果であるが，肥満者のOSA合併率は非常に高いことが示されている．

◆ 磯野らは肥満患者におけるOSA発症のメカニズムについて，①下顎面骨内容積に対して過剰な咽頭周囲軟部組織，②肺容量の低下，③レプチンによる呼吸調節系の不安定性増加などの関与を考察している[11]．

◆ 咽頭の開通性は肺容量の変化からも影響を受ける．吸気では尾側に気管と咽頭を伸ばすことで気道の閉塞を防いでいるが，肥満によってこのテンションが下がり閉塞しやすくなる．

◆ 日本においては，OSAの約30％は肥満を伴わない．これは下顎骨が小さいという顔面頭蓋骨構造の形態異常が，欧米人よりも多いことが要因と考えられている[10]．

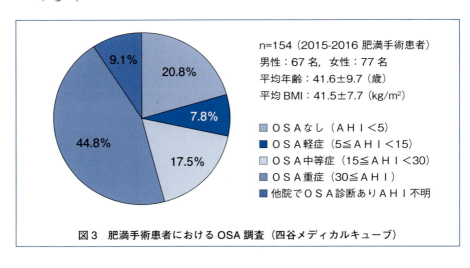

図3　肥満手術患者におけるOSA調査（四谷メディカルキューブ）

3　肥満による呼吸機能の変化

- 睡眠時間が減ると食欲増進ホルモンであるグレリンの血中濃度が増え，食欲制御ホルモンのレプチンの血中濃度が下がることも報告されている[12]．
- 術前にOSAの評価，診断をし，早期に治療を開始することは重要である．OSAは気道閉塞だけではなく，慢性的な低酸素血症による多血症，高血圧，右心不全，不整脈などの原因となり，循環動態の悪化をもたらす．持続的陽圧呼吸療法（CPAP）による治療を行うことで，心血管系への悪影響は改善する[13,14]．

3. 肥満とOHS

- BMIの高い肥満患者においてはOSAだけでなく肥満低換気症候群（OHS）の合併にも注意が必要で，換気応答の低下による高二酸化炭素血症が特徴である．BMI ≧ 30，かつ覚醒時の$PaCO_2 > 45$でSDB（睡眠呼吸障害）があり，$PaCO_2$値上昇をきたす他疾患がなければOHSと診断される[15]．
- $PaCO_2$が測定できない場合は，$HCO_3 > 27$で代用して考えることができる．
  $$CO_2 + H_2O \Leftrightarrow H_2CO_3 \Leftrightarrow H^+ + HCO_3^-$$
- OHSとなる詳細な機序はまだ解明されていないが，換気応答と呼吸筋のアンバランスが中枢性の低換気と高二酸化炭素血症をもたらすと考えられている．またレプチンの抵抗性との関連も示唆されている．
- 通常，肥満のみであれば，呼吸筋負荷を低減し低換気を回避するために，一回換気量は低下し頻呼吸になっていることが多いが，OHSの患者にはこの反応が欠如している．高二酸化炭素状態，低酸素状態で始動するはずの呼吸のドライブ反応が鈍くなっていると考えられている[16]．
- OHSに，低酸素血症，多血症，肺高血圧（右心不全）を合併するものをPickwick症候群と呼んでいる．

4. 肥満と気管支喘息

- 気管支喘息を合併しやすいといわれている．機序は明らかではないが，肺容量の減少と気道抵抗が上昇し，気管支喘息と似た病態になる可能性があると報告されている[17]．
- 肥満やOSA患者においては，吸気努力時に下咽頭に強い陰圧を生じるため，胃液が食道から逆流しやすくなる．それが下気道に吸引されて気管支痙攣や咳嗽が誘発されたり，酸による気管支炎を合併することがある．そしてそれが気管支喘息と誤認される場合がある．また気管支喘息発作は，睡眠時の無呼吸とそ

の後の代償性過換気によって誘発されるとも言われている．
◆ 胃食道逆流症による下部食道受容体による刺激で気管支喘息が誘発されるともいわれ，気管支喘息様の呼吸苦や喘鳴があった場合，それを確定診断したり，病態を把握することは難しい．

ポイント

- ☑ 肥満患者の上気道の特徴は，咽頭周囲の軟部組織の増大に伴う上気道の狭小化，咽頭開大筋（主にオトガイ舌筋）の活動の低下であり，上気道が閉塞しやすくなる．
- ☑ 呼吸機能の変化は，肺容量の低下，胸郭の運動制限，肺コンプライアンスや呼吸筋力低下，換気血流比の不均等分布などである．
- ☑ 顔面の形態異常（顔が大きい），頚部周囲長の増大，頭部後屈困難などが加わると，マスク換気困難となりやすい．肥満患者はマランパチ分類にてⅢあるいはⅣになりやすく，大きな舌などによる口腔内の容積低下は喉頭展開困難の要因となる．
- ☑ OSA患者の約70%は肥満であると報告されている．
- ☑ OSAは気道閉塞だけではなく，慢性的な低酸素血症による多血症，高血圧，右心不全，不整脈などの原因となり，心血管系リスクを大きくする．
- ☑ BMI ≧ 30 かつ $PaCO_2$ > 45 で SDB があり，$PaCO_2$ 値上昇をきたす他疾患がなければ，OHSと診断される．特にBMIが高い場合は，OHSの合併に注意が必要である．
- ☑ 気管支喘息を合併しやすいと報告されているが，胃酸の逆流によって喘息様の喘鳴をきたす可能性も示唆されている．

引用文献

1) Juvin P, et al. Difficult tracheal intubation is more common in obese than in lean patient. Anesth Analg 2003; 97: 595-600.
2) Weiner P, et al. Influence of excwssive weight loss after gastroplasty for morbidly obesity on respiratory muscle performance. Thorax 1998; 53: 34-42.
3) Damia G, et al. Perioperative changes in functional residual capacity in morbidly obese patients. Br J Anaesth 1988; 60: 574-578.
4) Hedenstierna G, et al. Functional residual capacity, thoracoabdominal

3 肥満による呼吸機能の変化

dimensions, and central blood volume during general anesthesia with muscle paralysis and mechanical ventilation. Anesthesiology 1985; 62: 247-254.
5) Carroll D. A peculiar type of cardiopulmonary failure associated with obesity. Am J Med 1996; 21: 819-824.
6) Brodsky JB, et al. Morbid obesity and tracheal intubation. Anesth Analg 2002; 94: 732-736.
7) Benumof J, et al : Critical hemoglobin desaturation will occur before return to an unparalyzed state following 1mg/kg intravenous succinylcholine Anesthesiology 1997; 87: 979-982.
8) Wolk R, et al. Obesity, sleep apnea, and hypertension. Hypertension 2003; 42: 1067-1074.
9) Schwartz AR, et al. Effect of weight loss on upper airway collapsibility in obstructive sleep apnea. Am Rev Respir Dis 1991; 44: 494-498.
10) 佐藤誠：日本人の睡眠時無呼吸症候群．睡眠時呼吸障害 update．日本評論社，pp101-108, 2002.
11) 磯野史朗ら：肥満患者における睡眠時無呼吸の病態生理．睡眠医学 2008; 2: 343-348.
12) Tahiri S, et al. Short sleep duration is associated with reduced leptin, elevated ghrelin, and increased body mass index. PLoS Med 2004; 1: e62.
13) Kaneko Y, et al. Cardiovascular effects of continuous positive airway pressure in patients with heart failure and obstructive sleep apnea. N Engl J Med 2003; 348: 1233-1241.
14) Perra O, et al. Early treatment of obstructive apnoea and stroke outcome: a randomised controlled trial. Eur Respir J 2011; 37: 1128-1136.
15) Mokhlesi B, et al. Obesity hypoventilation syndrome: prevalence and predictors in patients with obstructive sleep apnea. Sleep Breath 2007; 11: 117-124.
16) Jokic R, et al. Ventilatory resonses to hypercapnia and hypoxia in relatives of patients with the obesity hypoventilation syndrome. Throrax 2000; 55: 940-945.
17) Jones RL, et al. The effects of body mass index on lung volumes. Chest 2006; 130: 827-833.

（白石としえ）

1章 肥満とその病態生理

4 肥満と閉塞性睡眠時無呼吸

はじめに

閉塞性睡眠時無呼吸（obstructive sleep apnea：OSA）は，睡眠時に上気道が繰り返し閉塞し，無呼吸・低呼吸，それに伴う低酸素血症と睡眠の質低下をきたす病態である．OSAの病因はリスクファクターである肥満・小顎症に基づく咽頭腔の力学的安定性（バランス）の破綻による[1,2]．

肥満を有するOSAの気道狭窄部位は軟口蓋後壁部，咽頭気道が最も狭く閉塞性が高いが，非肥満の小顎症では舌根部閉塞が多い．特に日本人を含むアジア人OSAでは，顔面形態の民族的な特性から小顎症傾向があり，同程度の肥満であってもOSAを発症しやすいことが特徴である[3-5]．したがって，肥満でないことのみでは，OSAを否定する理由にならない．

また，OSAは極めてありふれた病態であり30-60歳の成人男性における有病率は人口の24％，女性では9％とされている．肥満患者だけでなく，外科的手術の対象となる患者においても高頻度に遭遇するため，麻酔によるOSAの悪化は周術期の管理において十分に注意する必要がある[6]．

1. 睡眠呼吸障害とは

- ◆ 睡眠時の呼吸異常は総称して，睡眠呼吸障害（SDB: sleep disordered breathing）と呼ばれているが，1時間あたりの平均の無呼吸と低呼吸の回数を無呼吸低呼吸指数（AHI: apnea hypopnea index）いい，これが5以上であればSDBと定義される．
- ◆ SDBのうち，日中の眠気や倦怠感などの症状を伴うものを，睡眠時無呼吸症候群（SAS: sleep apnea syndrome）と診断し，これは中枢性無呼吸（central sleep apnea: CSA）と閉塞性睡眠時無呼吸（obstructive sleep apnea: OSA）に分類される．
- ◆ OSAは気道の閉塞が原因となるが，SASの約90％がOSAであるといわれ，肥満との関連性が高く，全身麻酔においても大きな影響を受ける．
- ◆ CSAは呼吸中枢の障害であり，心疾患や中枢神経疾患に合併しやすい．Cheyne-Stokes呼吸を伴うものは，CSR-CSAと表現される．

4 肥満と閉塞性睡眠時無呼吸

◆ 無呼吸の前半は呼吸努力を認めず,後半に呼吸努力を認める SAS があり,これは混合性 SAS (mixed sleep apnea syndrome) と呼んでいるが,通常は OSA に含める.

2. OSA のスクリーニング検査
(1) エプワース眠気尺度

◆ エプワース眠気尺度(Epworth Sleepiness Scale:ESS)は 1991 年に John MW によって提唱された眠気の評価で[7],世界各国で広く用いられている.2006 年,ESS 日本語版が作成され,Japanese version of Epworth Sleepiness Scale (JESS) と呼ばれている (表 1).

◆ ESS は日常生活でよく見られる 8 種の状況における眠気の自覚頻度を,質問紙法を用いて 4 段階の選択肢に 0 から 3 点を割り当てて点数化するもので,睡眠の特性を測定するための主観的尺度である.ESS は眠気・覚醒に関して偽ることが可能な評価法であることが指摘されており,JESS においても注意を要する[8].

表 1 エプワース眠気尺度

日中の眠気チェック項目	ほとんど眠る	しばしば眠る	たまに眠る	ほとんど眠らない
座って読書中	3	2	1	0
テレビを見ている時	3	2	1	0
会議,劇場などで積極的に発言などをせずに座っている時	3	2	1	0
乗客として 1 時間続けて自動車に乗っている時	3	2	1	0
午後に横になったとすれば,その時	3	2	1	0
座って人と話をしている時	3	2	1	0
アルコールを飲まずに昼食をとった後,静かに座っている時	3	2	1	0
自動車を運転中に信号や交通渋滞などにより,数分間止まった時	3	2	1	0
合計				

全項目の合計点を算出し程度を評価する

0–5	日中の眠気少ない
5–10	日中軽度の眠気あり
11–	日中の強い眠気あり

（2）STOP-BANG Score

- STOP-BANG Score は，8 項目からなる確認項目について，Yes を 1 点，No を 0 点として点数化し，総点数から OSA を検出するチェックリストである．
- OSA の重症度は就寝中の閉塞性無呼吸低呼吸イベントの数を脳波上の睡眠時間で除した，無呼吸低呼吸指数（apnea hypopnea index: AHI）で示されるが，スコアが 3 点以上では AHI ＞ 15 の可能性があり，OSA のリスクが高くなると言われている．この場合，Moderate OSA（AHI ＞ 15）の感度は 93％，陰性適中率 90％．Severe OSA（AHI ＞ 30）では感度・陰性適中率ともに 100％であり，Chung らは STOP-BANG Score の値から OSA のリスクをある程度予測し得ると報告している[9]．
- STOP-BANG Score の原版は英語であるが，STOP-BANG Score の各項目に関する日本語の説明例と注意点を示す（**表 2**）．

3. OSA の診断，簡易検査：PM（portable monitor）

- PM による簡易検査は，検査室外睡眠検査（out of center sleep test：OCST）または在宅睡眠時無呼吸検査（home sleep apnea test：HSAT）といわれ，自宅でもできる検査である．米国睡眠学会（American Academy of Sleep Medicine: AASM）は機器と実施条件の使用により Type 1 から Type 4 に分類している．換気または気流，心拍数または心電図，酸素飽和度などを組み合わせて行う検査である．
- 脳波が測定されない場合は，睡眠ステージは評価できない．そのため，検査中の無呼吸および低呼吸のイベント総数を目視補正後に算出し，呼吸イベント指数（respiratory event index: REI）としている．AHI と同義であるが，ポリソムノグラフィーで得られた正式な AHI と比較すると過小評価される傾向がある．① REI ≧ 5 かつ日中の眠気，② REI ≧ 15 で OSA と診断する．
- 1 時間当たりの SpO_2 が前値より低下した回数を酸素飽和度低下指数（oxygen desaturation index：ODI）と言い，多用される指標である．しかし非肥満者では同じ換気量低下でも SpO_2 が保たれ過小評価されやすいことから，スクリーニングに使用する際には注意する[10]．
- PM 検査はあらゆる施設で可能であるが，AASM は，慢性閉塞性肺疾患やうっ血性心不全などの合併症を持つ患者では検査結果が無呼吸の影響か合併症の影響かを判断できないため，確定診断への使用は避けるべきであると述べている[11]．

4 肥満と閉塞性睡眠時無呼吸

表2 STOP-BANG Score の各項目に関する日本語の説明例と注意点
（注：STOP-BANG システムに関する日本での精度検証は未報告である．）

	項目	説明	注意点
S	Snoring：いびき	あなたは隣の部屋に聞こえるほど大きないびきをかきますか？	習慣的な大きないびきは OSA の最も一般的な症候である．しかし，すべての患者でこの症候が見られるわけではない．
T	Tiredness：疲労感	あなたは，日中にしばしば疲れを感じたり，疲れきったり，眠気を自覚することはありますか？	日中の過剰な眠気は OSA の古典的症候である．患者は運転中に眠りそうになるとか，仕事に集中できない，疲労感が取れないなどと表現されることがあり，ESS などによりあわせて評価する．
O	Observed Apnea：無呼吸の視認	あなたの呼吸が止まっているのを，誰かが見たことはありますか？	家族から「息をしていなかった」とか，「苦しそうにあえいでいた」などのように指摘される．つまり，無呼吸イベントを目撃されたことがあるか．
P	High Blood Pressure：高血圧	あなたは，起床時の高血圧，薬が効きにくい高血圧症がありますか？	起床時の高血圧，特に薬剤治療に不耐の高血圧症は無呼吸症候群との関連が強い．その他，24 時間血圧計による測定では，non-dipper 型と呼ばれる夜間睡眠中の高血圧を指摘される場合もある．
B	Body Mass Index：体格指数＞ 35kg/m^2	あなたの身長と体重を教えてください	肥満が存在しないことをもって OSA を否定する根拠にならないが，一方で肥満は単独で OSA の原因になり得るほか，最大の増悪因子でもある．BMI 35 kg/m^2 は身長 170 cm で体重 101.2 kg に相当する．身長 180cm でも 113.5 kg であり，日本人では体重が 120kg を越えれば発症確率は高い．
A	Age：年齢＞ 50 歳	あなたの年齢を教えてください	男性では 40 代から，女性では閉経期から有病率が高まるとされている．50 歳を上回れば，有病率は確実に高まると考えられる．
N	Neck Circumference：首周り＞ 40cm	あなたの首周り径を教えてください	頸部周囲長は全身の肥満よりも無呼吸指数との関連性が強いことが知られており，男性では 17 インチ（約 43cm），女性では 16 インチ（約 40cm）以上で SAS の確率が高まるとされている．
G	Gender：性別	あなたは男性ですか？	男性では女性よりも OSA の有病率が高いことが知られている．

4. OSAの診断，精密検査：ポリソムノグラフィー（polysomnography：PSG）

◆ PSGはOSA診断において，唯一の正式診断法（ゴールドスタンダード）であり，脳波，眼球運動，オトガイ筋筋電図，胸腹部運動，鼻口呼吸，SpO_2，心電図，前頚骨筋筋電図，いびき音など多項目の生体現象を同時記録し，睡眠状態と睡眠中の呼吸・循環状態を客観的に評価するための検査である．

◆ 施行には特別な設備と技術を要するが，むしろ典型（重症）例でない場合にPSGによる慎重な鑑別検査が必要となることがある．OSAリスクを適切に評価するためには，この検査を依頼できる体制を確保しておく必要がある．

5. OSAの診断基準

◆ OSAは2014年改訂の睡眠障害国際分類 第3版（ICSD-3）において，閉塞性睡眠呼吸障害（obstructive sleep apnea disorder: OSAD）という名称で新たな分類がなされ，診断基準も変更された[12]．

◆ 大きな変更点としては，PSGあるいはOCSTにおいて，**表3**の1項目以上の臨床所見があり，1時間に5回以上の閉塞性主体の呼吸イベント（閉塞性無呼吸・混合性無呼吸または低呼吸・呼吸努力関連覚醒〔RERA〕で，判定にはAHIとREIで同じ数値基準を用いる）があればOSADと診断しうることである．

◆ さらに臨床所見がない場合でも，上記の呼吸イベントが15回/時間以上あればOSADと診断される．

◆ OCSTおよびHSATによる診断は，中等度から重症のOSAで特徴的症状を有する，併存症のない成人患者に対して用いるべきである．あくまでOSAの確定診断のためには，ポリソムノグラフィー検査を行うことが推奨される．日本睡眠学会は使用法に関するエキスパートコンセンサス（2016年）を提示している[13]．

◆ 肥満症診療ガイドライン2016に記載された定義を**表4**に示す．

表3　OSADの診断確定のための臨床所見

1. 自覚症状	眠気	疲労回復のない睡眠	疲労感	不眠
2. 中途覚醒	呼吸の停止で覚醒	喘ぎとともに覚醒	窒息感とともに覚醒	―
3. 他者の指摘	習慣的いびき	呼吸の中断	または両方	―
4. 合併症	高血圧	気分障害	認知機能障害	冠動脈疾患
	脳卒中	うっ血性心不全	心房細動	2型糖尿病

表4 肥満症診療ガイドライン2016におけるOSAとOHS

1. 閉塞性睡眠時無呼吸症候群	
閉塞性睡眠時無呼吸（OSA）	睡眠時間1時間あたりの無呼吸，低呼吸および呼吸努力関連覚醒（RERAs）の総数（無呼吸低呼吸指数：[AHI]）≧ 5
閉塞性睡眠時無呼吸症候群（OSAS）	OSA患者で各種の臨床症状や合併症が認められ，ポリソムノグラフィー（PSG）で睡眠1時間あたり，または必要なパラメーターを測定できる携帯用モニター（PM）で計測1時間あたり5回以上の主として閉塞性呼吸イベント（閉塞性および混合性無呼吸，低呼吸またはRERAs）が認められる場合，あるいは 臨床症状や合併症に関わらずPSG，PMにて同15回以上の主として閉塞性呼吸イベントが認められる場合 　　軽　症：5 ≦ AHI < 15 　　中等症：15 ≦ AHI < 30 　　重　症：30 ≦ AHI
2. 肥満低換気症候群（OHS）	
BMI ≧ 30で覚醒中の$PaCO_2$ > 45mmHg，SDBがあり，$PaCO_2$値の上昇をきたす他疾患がない	

（日本肥満学会．肥満症診療ガイドライン2016，xiv-xv，表D）

6. OSAの標準治療

◆ 経鼻的持続気道陽圧呼吸（nasal continuous positive airway pressure: nCPAP）療法は，OSAの治療における世界標準の第1選択である．

◆ 日本の健康保険（**表5**）では，臨床症状に加えてPSG検査におけるAHI ≧ 20が適応基準であり，PM機器によるREIならば40回/時間以上である．

◆ 保険適応外となるAHI < 20回/時間であっても，医学的必要性があり，nCPAPで治療効果が認められる場合がある．自由診療で選択せざるを得ないであろう．

◆ 特に高度肥満例では，麻酔による上気道筋群の活動抑制や咽頭の浮腫などの影響を考慮し，術後管理における一時的な使用も考慮すべきである．睡眠呼吸障害は，麻酔半覚醒状態を除けば，睡眠が十分に得られない術当日よりも，回復期に重症化する可能性があることに注意する．

◆ 口腔内装置（oral appliance: OA）は，5 ≦ AHI < 15回/時間の軽症，15 ≦ AHI < 30回/時間の中等症のOSAに治療として使用する頻度が高い．

表5　CPAPの健康保険適用基準

(A) 以下の1), 2) の全てを満たす症例
簡易診断装置による適応
1) 無呼吸指数（1時間当たりの無呼吸数および低呼吸数）が40以上
2) 日中の傾眠，起床時の頭痛などの自覚症状が強く，日常生活に支障をきたしている症例
(B) 以下の1), 2), 3) の全てを満たす症例
1) 無呼吸指数（1時間当たりの無呼吸数および低呼吸数）が20以上
2) 日中の傾眠，起床時の頭痛などの自覚症状が強く，日常生活に支障をきたしている症例
3) 睡眠ポリグラフィー*上，頻回の睡眠時無呼吸が原因で，睡眠の分断化，深い睡眠が著しく減少または欠如し，持続呼吸陽圧療法により睡眠ポリグラフィー上，睡眠の分断が消失，深睡眠が出現し，睡眠段階が正常化する症例

＊睡眠ポリグラフィー＝ポリソムノグラフィー

7. 高度肥満とOSAリスク

- ◆ BMI ≧ 30kg/m^2 のアジア人におけるOSAの頻度は韓国人，トルコ人，中国人では，それぞれ13.5％，15.1％，64.0％と報告されている．病的肥満患者の38-88％にOSAを認めるが[14]，それらはしばしば潜在的である[15]．
- ◆ スクリーニングで評価されたOSAを有する肥満者群とOSAを有しない肥満者群で予後を比較すると，通常の術後管理がなされていれば，術後30日間の死亡率に有意差はないが，1年後の予後に有意差を認めるとの報告がある[16]．
- ◆ 日本人の高度肥満患者における有病率などについて詳細な報告はないが，四谷メディカルキューブで肥満外科手術を行った154名の患者（平均BMI：42）において，実際に手術を受けた154名のBMIとAHIの関係を図1に示す．

8. 術前からnCPAPを用いる意義

- ◆ OSAは睡眠中の心原性突然死と関連しており[17]，術前および周術期のnCPAPの使用は高二酸化炭素血症，低酸素血症，肺動脈血管攣縮を軽減し，術後の低酸素に基づく合併症を減少させることが報告されている[18]．
- ◆ 肥満手術を前提とする場合には，多くの患者がOSAの診断や治療方針を術前に計画し，OSAが疑われた時点でnCPAP機器を開始して使用に慣れてもらう必要がある．

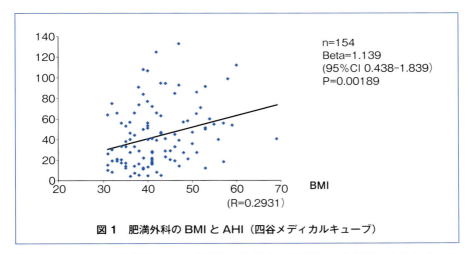

図1 肥満外科のBMIとAHI（四谷メディカルキューブ）

- すでにnCPAPを使用ないしは開始した場合は忍容性を最大限にするため，患者自身が用いているnCPAPとインターフェイス（マスク）を術前に持参させ，手術前夜まで使用させることを推奨する．

9. 肥満低換気症候群
　（obesity hypoventilation syndrome：OHS）

- 肥満低換気症候群（OHS）はOSA類似の睡眠呼吸障害の一病態であり，OSAを伴う例が多い．
- 相違点は呼吸調節の異常が同時に関与することであり，覚醒中にも換気障害（$PaCO_2$の上昇）が見られる点がOSAとの大きな違いである．
- ①BMI ≧ 30，②覚醒時$PaCO_2$ > 45mmHg，③睡眠呼吸障害あり，④$PaCO_2$上昇をきたす他疾患がないものをOHSと呼ぶ[19]．
- OHS患者は低換気のない肥満者より生命予後が悪く，OSAの11%，肥満外科患者の8%に見られると言われている[20]．
- OHSに低酸素血症，多血症，肺高血圧（右心不全）を合併するものをPickwick症候群と呼ぶ．

1章　肥満とその病態生理

ポイント

- [✓] OSA は最新の国際分類（ICSD-3）において，新たに閉塞性睡眠呼吸障害（obstructive sleep apnea disorder：OSAD）として位置付けられた．
- [✓] OSAD は無症状でも AHI や REI が ≧ 15 以上の場合や，AHI ≧ 5 で特定の症状や高血圧，気分障害，認知機能障害，脳血管障害，うっ血性心不全，心房細動，2 型糖尿病のうち一項目があれば診断できる．
- [✓] 実臨床で簡便に OSAD 診断のためのスクリーニング検査として STOP-BANG Score が推奨され，3 点以上で OSA リスクありと判定される．
- [✓] 神経・循環・呼吸関連の合併症がある患者は簡易検査のみで OSAD を除外すべきではない．
- [✓] 日本の健康保険では，PSG 検査の apnea hypopnea index（AHI）≧ 20/ 時間，PM 機器による respiratory event index（REI）≧ 40/ 時間であれば nCPAP 療法の適応である．
- [✓] 高度肥満における OSA の頻度は 38–88％であり，しばしば潜在的である．
- [✓] スクリーニングで OSA と診断された肥満者群の術後 30 日間の死亡率は non-OSA と差はないが，1 年後の予後には有意差がある．
- [✓] OSA 診断された患者は術前から nCPAP 療法に慣れてもらう方がよい．
- [✓] 肥満低換気症候群（OHS）はしばしば OSA を合併するが，日中にも中枢性換気障害（高 CO_2 血症）がある点が異なり，低換気のない肥満者よりも生命予後が悪い．
- [✓] OHS は① BMI ≧ 30，②覚醒時 $PaCO_2$ > 45mmHg，③睡眠呼吸障害あり，④ $PaCO_2$ 上昇をきたす他疾患がないものを満たす場合に診断する．

4 肥満と閉塞性睡眠時無呼吸

引用文献

1) Schwab RJ, et al. Identification of upper airway anatomic risk factors for obstructive sleep apnea with volumetric magnetic resonance imaging. Am J Respir Crit Care Med 2003; 168:522-530.
2) Watanabe T, et al. Contribution of body habitus and craniofacial characteristics to segmental closing pressures of the passive pharynx in patients with sleep-disordered breathing. Am J Respir Crit Care Med 2002; 165(2): 260-265.
3) Li KK, et al. Obstructive sleep apnea syndrome: a comparison between Far-East Asian and white men. Laryngoscope 2000; 110: 1689-1693.
4) Li KK, et al. A comparison of Asian and white patients with obstructive sleep apnea syndrome. Laryngoscope 1999; 109(12): 1937-1940.
5) Liu Y, et al. Cephalometric comparisons between Chinese and Caucasian patients with obstructive sleep apnea. Am J Orthod Dentofacial Orthop 2000; 117(4): 479-485.
6) Young T, et al. The occurrence of sleep-disordered breathing among middle-aged adults. N Engl J Med 1993; 328: 1230-1235.
7) Takegami M. Development of a Japanese version of the Epworth Sleepiness Scale (JESS) based on item response theory.Sleep Med 2009; 10: 556-565.
8) Arand D. The clinical use of the MSLT and MWT. Sleep 2005; 28 (1): 123-144.
9) Frances Chung. STOP-Bang Questionnaire: A Practical Approach to Screen for Obstructive Sleep Apnea. Chest 2016; 149(3): 631-638.
10) Nakano H, et al. Effect of body mass index on overnight oximetry for the diagnosis of sleep apnea. Respir Med 2004; 98: 421-427.
11) Collop NA, et al. Clinical guidelines for the use of unattended portable monitors in the diagnosis of obstructive sleep apnea in adult patients. Portable Monitoring Task Force of the American Academy of Sleep Medicine. Portable Monitoring Task Force of the American Academy of Sleep Medicine. J Clin Sleep Med 2007; 3: 737-747.
12) American Academy of Sleep Medicine: International classification of sleep disorders, 3rd ed, American Academy of Sleep Medicine, Darien, IL, 2014.
13) 日本睡眠学会エキスパートコンセンサス2 (EC2) (http://jssr.jp/data/pdf/EC2.pdf, Accessed in Sept.2017)
14) ASMBS Clinical Issues Committee. Peri-operative management of obstructive sleep apnea. Surg Obes Relat Dis 2012; 8(3): e27-e32.
15) Hallowell PT, et al. Potentially life-threatening sleep apnea is unrecognized without aggressive evaluation. Am J Surg 2007; 193(3): 364-367.
16) Lockhart EM, et al. Obstructive sleep apnea screening and postoperative mortality in a large surgical cohort. Sleep Med 2013; 14(5): 407-415.

1章　肥満とその病態生理

17) Shepard JW Jr. Hypertension, cardiac arrhythmias, myocardial infarction, and stroke in relation to obstructive sleep apnea. Clin Chest Med 1992; 13(3): 437-458.
18) DeMaria EJ, et al. Perioperative management of special populations: obesity. Surg Clin North Am 2005; 85(6): 1283-1289.
19) Mokhlesi B, et al. Obestiy hypoventilation syndrome: prevalence and predictors in patients with obstructive sleep apnea. Sleep Breath 2007; 11(2): 117-124.
20) Chau EH, et al. Obesity hypoventilation syndrome: a review of epidemiology, pathophysiology, and perioperative considerations. Anesthesiology 2012; 117(1): 188-205.

〈西島嗣生，櫻井　滋〉

5 腎機能の変化

はじめに

> 肥満による腎障害は，①メタボリックシンドローム（MetS）による腎障害，②肥満に合併する糖尿病による腎障害，③肥満関連腎症（obesity-related glomerulopathy: ORG）と称される肥満固有の腎障害に大別される．
>
> 肥満により血行動態に変化が起き，代償性反応による糸球体過剰濾過が起き，糸球体が肥大し，一部の糸球体は硬化する．MetSでは，高血圧・耐糖能異常ならびに脂質代謝異常により糸球体硬化・尿細管萎縮・間質線維化および細動脈硬化などの組織変化が起こる．さらに糖尿病の進行により糸球体に特有の病変が出現する．
>
> 高度肥満症（BMI $\geq$ 40kg/m^2）による肥満関連腎症は，糸球体の自動調節能の閾値を超えた結果，糸球体腫大，巣状糸球体硬化症などの病変が出現するものと考えられ，組織学上，腎硬化症および糖尿病性腎症がないものと定義されており，肥満固有の腎病変として捉えられている．
>
> これらの病態は必ずしも独立して起きるとは限らず，肥満に関連する危険因子の集合体による腎障害として考えられ，肥満関連腎症も時間経過により腎硬化性病変は出現しうると考える．

1. 腎臓の血管構造

◆ 腎臓は約150gの臓器で，心拍出量の約25％，1分間に1リットルの血液が流入する．

◆ 腎動脈から複数の葉間動脈が分岐し，皮質部と髄質外層の境界を走行する弓状動脈を経て，小葉間動脈，輸入細動脈を経て糸球体に至る．

◆ 血液は糸球体毛細血管で濾過され，輸出細動脈を通して尿細管周囲の毛細血管網を介し静脈に入る．この輸出細動脈がある程度の血管抵抗をつくり，糸球体の血圧は通常の毛細血管よりもはるかに高い約50mmHgに制御されている．糸球体輸入細動脈には，腎灌流圧に依存せず糸球体血流量と糸球体濾過量（glomerular filtration rate: GFR）を一定に保持する自動調節能が付与されている．筋原反応，尿細管糸球体フィードバック，交感神経系活動，レニン・アンジオ

テンシン系がこの調節を担っている[1].

2. 糸球体の構造
◆ 糸球体は，毛細血管の糸玉である．糸球体係蹄壁は濾過障壁を持ち，内皮細胞層，基底膜，上皮細胞層の3要素から構成され，糸球体濾過は主にこの濾過障壁を通して行われる．
◆ 糸球体濾過を行うために，糸球体の内部には約50mmHgという高い圧力が封じ込められている．この圧力を封じ込めるための実質的な障壁は，糸球体全体を外から包む基底膜と足細胞であり，血圧による外向きの膨張力を受ける．これに抗して基底膜を内向きに牽引し，糸球体の複雑な形態を維持している主役がメサンギウム細胞である[1].

3. ネフロン数と体重のミスマッチ
◆ 通常，体血圧が90–180mmHgにあれば糸球体濾過量は自動調節能により一定に保たれる．しかし，ネフロン数の減少により代償性反応が起きる．低出生体重児はネフロン数が少なく[2]，そのため糸球体過剰濾過となり，糸球体肥大や糸球体硬化が起きる．
◆ 片側腎低形成患者における腎予後にbody mass index（BMI）が関係し，Chagnacらは高度肥満患者（BMI 48.0 ± 2.4 vs. 22.2 ± 0.6kg/m^2）で腎血流量および糸球体濾過量が増加することを報告している[3].

4. 肥満による腎障害のメカニズム
（1）血行動態の変化
◆ 糸球体過剰濾過が，肥満症における腎機能障害の一因と考えられる．
◆ 肥満による体循環の増加，内臓脂肪組織の蓄積による交感神経系の活性化やレニン・アンジオテンシン系の亢進により糸球体濾過量が増加する．自動調節による輸入細動脈の収縮機構が正常に作動せず，糸球体毛細血管濾過圧が上昇し，過剰濾過の状態になる．上昇した糸球体毛細血管濾過圧が血管壁を伸展させて内皮細胞障害を起こし，硬化性病変へと進行させる．足突起も伸展傷害を受け，足突起が癒合・消失する．
◆ 糸球体濾過量の増加により近位尿細管でのNa再吸収が亢進し，体液貯留や食

5. 腎機能の変化

塩感受性高血圧を引き起こす．

(2) インスリン抵抗性
- ◆ 肥満に伴う高インスリン血症やインスリン抵抗性が腎血行動態の変化，炎症性サイトカインの産生により腎障害を引き起こす可能性がある．
- ◆ インスリン抵抗性によりインスリン分泌が亢進し，近位尿細管でのNa再吸収の亢進，糸球体過剰濾過，血管内皮障害，糸球体内高血圧が起きる．
- ◆ Welshらは，糸球体係蹄壁上皮細胞におけるインスリン作用不全が糖尿病性腎症の発症，進行に関与していることを報告している[4]．

(3) アディポカイン
- ◆ メタボリックシンドローム（MetS）では内臓脂肪の蓄積によるアディポサイトカインの分泌異常からインスリン抵抗性が惹起され，高血圧・耐糖能異常ならびに脂質代謝異常などが起き，高尿酸血症が高頻度で合併する．これらの危険因子の総和により，糸球体硬化，尿細管萎縮・間質線維化，および細動脈硬化などの組織学的変化が起こる．
- ◆ 我々はMetSを有する腎移植ドナーの腎病変の有無を確認し，29％の腎移植ドナーに糸球体硬化，尿細管萎縮・間質線維化，および細動脈硬化のうち，2つ以上の組織学的変化がみられることを明らかにした[5]．
- ◆ 糖尿病の進行により糸球体に特有のびまん性病変，結節性病変，糸球体基底膜二重化・内皮下腔開大，滲出性病変，メサンギウム融解，輸出入細動脈の硝子化を認める．

(4) 肥満関連腎症
- ◆ 肥満関連腎症は，①高度肥満症（BMI $\geq$ 40kg/m^2），②浮腫を認めない蛋白尿，③血清アルブミン正常を特徴とし，腎硬化症や糖尿病性腎症が否定されるものと定義される．蛋白尿はネフローゼ症候群レベルのものから0.5g未満の軽度なものまである．
- ◆ 腎病理組織所見は糸球体腫大（糸球体直径200μm以上），巣状糸球体硬化病変，傍糸球体装置の過形成，軽度メサンギウム基質の拡大，および軽度の糸球体基底膜の肥厚などを特徴とする．

1章　肥満とその病態生理

5. 肥満と慢性腎臓病（CKD）

◆ 腎臓病の原因は多岐にわたるが，腎炎・ネフローゼ症候群，多発性囊胞腎に代表される遺伝疾患，加齢・高血圧に関連する腎硬化症，糖尿病，MetS に伴う腎障害に大別される．

◆ 慢性腎臓病（chronic kidney disease: CKD）は原因を問わず，① 尿，画像，病理組織において腎障害が明らかである，あるいは② GFR ＜ 60mL/ 分 /1.73m^2 が 3 ヵ月以上持続する状態と定義され，CKD は心血管病および末期腎不全のリスクとなる[6]．

◆ 肥満は蛋白尿や CKD 発症のリスクである．Chen らは 11,104 名の大規模なコホートを用いて 14 年間観察した研究で，肥満が CKD 発症のリスクが 1.32 倍高いと報告した[7]．メタアナリシスでは body mass index（BMI）25.0-29.9kg/m^2 群は BMI18.5-24.9kg/m^2 群に比し，CKD 発症のリスクが 1.40 倍，BMI ≧ 30kg/m^2 は 1.83 倍であったと報告され，先進国の CKD 患者において男性の 13.8％，女性の 24.9％が BMI 25 kg/m^2 以上の肥満に起因すると報告されている[8]．

◆ 一方で，肥満が末期腎不全のリスクになるかどうかの結論は得られていない．特に MetS のない肥満群は正常 BMI 群に比し，腎予後が同等かむしろよいという報告もある[9,10]．これは肥満による高血圧・代謝障害が CKD の重症化に強く関与していることを示唆している．また BMI と CKD には J-shape の関係を認める報告もあり[11]，心血管イベントもやせた患者に多いことが知られている[12]．

◆ 自検例では CKD 患者 306 名（年齢 65 ± 15 歳, GFR ＝ 36 ± 24 mL/ 分 /1.73m^2）において低栄養群（49 歳以下 BMI ＜ 18.5kg/m^2, 50-69 歳 BMI ＜ 20.0kg/m^2, 70 歳以上 BMI ＜ 21.5 kg/m^2 かつ Alb ＜ 3.8g/dL）と BMI ≧ 27kg/m^2 の過栄養群はそれ以外の正栄養群に比し，生命予後が悪く，腎予後が悪い傾向を示した（図 1）．

◆ これに関して，腎炎・ネフローゼ症候群，生活習慣病による腎障害，加齢に伴う腎障害に大別される CKD は同じ疾患カテゴリであっても，栄養学的に違う性質をもった母集団であることを理解する必要がある．また，CKD の時間経過のどのタイミングを観察しているのかも考慮すべきである．興味深いことに，20 歳時に肥満があるとその後 CKD を発症するリスクは 3 倍高いと報告され[13]，一方で，CKD におけるサルコペニアやフレイルは生命予後に強く影響する[14]．我々の施設では CKD 患者に対し，栄養状態に応じてタンパク質とエネルギーの設定を調整し，食事指導内容を選択している（表 1）．さらに高度

5. 腎機能の変化

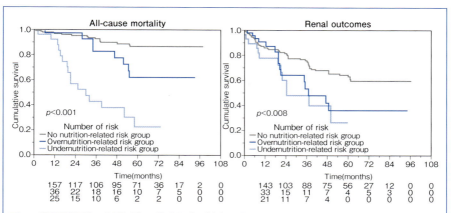

図1 栄養関連リスク群ごとの生命予後（左）と腎予後（右）
Undernutrition-related risk group; serum albumin of <3.8g/dL and lower body mass index of <18.5kg/m² in ≦49 years old, <20.0kg/m² in 50-69 years old, or <21.5kg/m² in ≧70 years old
Overnutirition-related risk group; higher body mass index of ≧27kg/m²
No nutrition-related risk group; Normal body mass index of 18.5-26.9kg/m² in ≦49 years old, 20.0-26.9kg/m² in 50-69 years old, or 21.5-26.9kg/m² in ≧70 years old without serum albumin of <3.8g/dL

表1 東邦大学医療センター佐倉病院における肥満と栄養状態に応じた食事指導基準

食箋	食事内容		タンパク質 (g)	エネルギー (kcal)	塩分 (g)
標準腎臓病食	蛋白0.6g × エネルギー 35 kcal	1800 低蛋白30 塩6	30	1800	5-6
		2000 低蛋白40 塩6	40	2000	5-6
		2200 低蛋白50 塩6	50	2200	5-6
標準DM腎臓病食	蛋白0.8g × エネルギー 30 kcal	1600 低蛋白40 塩6	40	1600	5-6
		1800 低蛋白50 塩6	50	1800	5-6
		2000 低蛋白60 塩6	60	2000	5-6
低BMI腎臓病食	蛋白1.0g × エネルギー 35 kcal	1800 低蛋白50 塩6	50	1800	5-6
		2000 低蛋白60 塩6	60	2000	5-6
		2200 低蛋白70 塩6	70	2200	5-6
高BMI腎臓病食	蛋白1.0g × エネルギー 25 kcal	1400 低蛋白50 塩6	50	1400	5-6
		1600 低蛋白60 塩6	60	1600	5-6
		1800 低蛋白70 塩6	70	1800	5-6

6. 肥満の改善と慢性腎臓病（CKD）重症化予防

- ◆ 食事および運動療法による減量は，インスリン抵抗性を改善させるとともに，肥満による糸球体過剰濾過を是正し，蛋白尿を減らす[3, 15-16]．
- ◆ sodium glucose cotransporte-2（SGLT2）阻害薬は近位尿細管のブドウ糖再吸収を阻害し，減量と高血糖を是正する．糖尿病患者においてCKDの進展・進行を遅らせる[17]．
- ◆ 高度肥満者では，肥満手術（bariatric surgery）による減量でアルブミン尿が減少し，少なくとも $GFR \geq 30 mL/分/1.73m^2$ 以上の腎機能を保持する症例において末期腎不全への進展を抑止しうる[18-20]．

7. 腎障害患者の周術期管理

(1) 術前評価

- ◆ 手術前に腎機能，電解質異常，代謝性アシドーシス，体液平衡状態の有無，および貧血を確認する．
- ◆ 心血管病を合併することが多く，心機能，冠動脈の評価が望ましい．
- ◆ 透析患者は手術前日に透析を行い，手術同日の透析を避けるほうがよい．

(2) 術中管理

- ◆ 腎毒性がなく，かつ腎排泄依存が少ない薬剤の選択を行う．
- ◆ 使用薬剤は腎機能に応じて投与量を調整する．腎機能はCockcroft-Gault（CG）式によるクレアチニンクリアランスが汎用されるが，肥満患者では腎機能を過大評価する可能性があるため，理想体重や標準体重で推算することが望まれる．estimated GFR mL/分 $/1.73m^2$ は体表面積補正されており，薬物投与設計を行う場合は適さない．体表面積未補正のestimated GFR mL/分 はそのまま用いることができる．
- ◆ 術中の血圧低下により腎血流が低下する可能性があるため血圧維持に留意する．心機能に問題なければ，術中尿量は2mL/kg/時を目安に輸液や輸血を行うことが望ましい．

5. 腎機能の変化

（3）術後管理

◆ 腎障害患者は易感染性で創傷治癒遷延が起きやすい．
◆ 抗生剤や輸液投与設計，NSAIDs など腎毒性のある薬剤の使用にも留意する必要がある．
◆ 肥満手術後，急性腎障害や腎結石，あるいは腸管吸収不良によるシュウ酸カルシウム腎症が起きることがある．

ポイント

- ☑ メタボリックシンドローム（MetS）による腎障害，肥満に合併する糖尿病による腎障害，肥満固有の腎障害は慢性腎臓病（CKD）の発症のリスクである．
- ☑ CKD の重症化は生活習慣の是正により予防できる．その一方で，重症化した CKD は栄養障害を伴いやすく健康が被害される．
- ☑ CKD の危険因子を同定し，肥満が腎機能に影響を及ぼしている場合，減量は効果的である．
- ☑ 高度肥満者では，肥満手術（bariatric surgery）により，少なくとも GFR ≧ 30mL/ 分 /1.73m^2 以上の腎機能を保持する症例において末期腎不全への進展を抑止しうる．
- ☑ 腎毒性がなく，かつ腎排泄依存が少ない薬剤の選択を行う．使用薬剤は腎機能に応じて投与量を調整する．
- ☑ 心機能に問題なければ，術中尿量は 2mL/kg/時 を目安に輸液や輸血を行うことが望ましい．
- ☑ 肥満手術後，急性腎障害や腎結石，あるいは腸管吸収不良によるシュウ酸カルシウム腎症が起きることがある．

引用文献

1) 坂井建雄．初心者のための腎臓の構造．日腎会誌 2001;43:572-579.
2) Hughson M, et al. Glomerular number and size in autopsy kidneys: the relationship to birth weight. Kidney Int 2003; 63: 2113-2122.
3) Changnac A, et al. The effects of weight loss on renal function in patients with severe obesity. J Am Soc Nephrol 2003; 14: 1480-1486.
4) Welsh GI, et al. Insulin signaling to the glomerular podocyte is critical for normal kidney function. Cell Metab 2010; 12: 329-340.

1章 肥満とその病態生理

5) Ohashi Y, et al. Association of metabolic syndrome with kidney function and histology in living kidney donors. Am J Transplant 2013; 13: 2342-2351.
6) 日本腎臓学会編. CKD診療ガイド2012. 東京医学社, 2012.
7) Chen J, et al. The metabolic syndrome and chronic kidney disease in U.S. adults. Ann Intern Med 2004; 140: 167-174.
8) Wang Y, et al. Association between obesity and kidney disease: a systematic review and meta-analysis. Kidney Int 2008; 73: 19-33.
9) Hashimoto Y, et al. Clin J Am Soc Nephrol 2015; 10: 578-583.
10) Panwar B, et al. Obesity, metabolic health, and the risk of end-stage renal disease. Kidney Int 2015; 87: 1216-1222.
11) Hallan S, et al. Obesity, smoking, and physical inactivity as risk factors for CKD: are men more vulnerable? Am J Kidney Dis 2006; 47: 396-405.
12) Obermayr RP, et al. Body mass index modifies the risk of cardiovascular death in proteinuric chronic kidney disease. Nephrol Dial Transplant 2009; 24: 2421-2428.
13) Ejerblad E, et al. Obesity and risk for chronic renal failure. J Am Soc Nephrol 2006; 17: 1695-1702.
14) Noori N, et al. Mid-arm muscle circumference and quality of life and survival in maintenance hemodialysis patients. Clin J Am Soc Nephrol 2010; 5: 2258-2268.
15) Morales E, et al. Beneficial effects of weight loss in overweight patients with chronic proteinuric nephropathies. Am J Kidney Dis 2003; 41: 319-327.
16) Saiki A, et al. Effect of weight loss using formula diet on renal function in obese patients with diabetic nephropathy. Int J Obes 2005; 29: 1115-1120.
17) Wanner C, et al. Empagliflozin and Progression of Kidney Disease in Type 2 Diabetes. N Engl J Med 2016; 375: 323-334.
18) Navarro-Díaz M, et al. Effect of drastic weight loss after bariatric surgery on renal parameters in extremely obese patients: long-term follow-up. J Am Soc Nephrol 2006; 17: S213-217.
19) Afshinnia F, et al. Weight loss and proteinuria: systematic review of clinical trials and comparative cohorts. Nephrol Dial Transplant 2010; 25: 1173-1183.
20) Imam TH, et al. Estimated GFR Before and After Bariatric Surgery in CKD. Am J Kidney Dis 2017; 69: 380-388.

〔大橋　靖〕

消化管および代謝の変化

はじめに

　肥満症は肥満に肥満関連健康障害を合併する病態である．その診断においては内臓脂肪の蓄積に重きが置かれており，消化器疾患とも密接な関係がある．また，非アルコール性脂肪性肝疾患（NAFLD）の発症には，内臓脂肪型肥満やインスリン抵抗性，メタボリックシンドロームが強く関わっている．胃食道逆流症（GERD）や食道裂孔ヘルニアは，内臓脂肪による腹腔内圧上昇とそれによる逆流防止機構の破綻が関連する．

1. 胃食道逆流症

◆ 胃食道逆流症（gastroesophageal reflux disease: GERD）とは，胃内容物の食道内への逆流により臨床症状や合併症を生じた病態の総称である．GERDのうち内視鏡で下部食道にびらんや潰瘍などの粘膜障害（mucosal break）を認めるものをびらん性GERD（reflux esophagitis: RE），胸やけなど症状を有するが内視鏡でmucosal breakを認めないものを非びらん性胃食道逆流症（non-erosive reflux disease: NERD）と分類する．

◆ 肥満がGERDを誘発する機序は以下の通りである（**図1**）．

　①一過性下部食道括約筋弛緩（transient lower esophageal sphincter relaxation: TLESR）の増加：嚥下と関係なく発生するLES（lower esophageal sphincter）の一時的な弛緩で，げっぷと同義で生理的なものである．過食は空気嚥下も伴い著明な胃の拡張を生じ，迷走神経作用によるTLESR増加を誘発する．また，高脂肪食は上部小腸でのコレシストキニン分泌亢進によるTLESR増加を誘発する．

　②LES圧の低下：LES圧が低いとGERが生じやすい．食道裂孔ヘルニア（hiatal hernia: HH）は食道裂孔から主に胃が胸腔内に脱出した状態であるが，HHによりLES圧機能が低下する．内臓脂肪蓄積による腹圧上昇は，加齢による横隔食道靭帯の脆弱化，脊柱側弯による前屈姿勢（亀背）などと並んでHHの誘因となる．

　③その他：高脂肪や高糖質などの高浸透圧性食物は胃排出能低下をきたし，食物の胃内停滞から胃酸分泌刺激が延長する．その結果，食道の酸曝露時間が長く

1章 肥満とその病態生理

なり，胃酸分泌量も増加する．さらに，肥満から糖尿病に至ると，自律神経障害による消化管運動低下から，TLESR増加やLES圧低下が認められる．

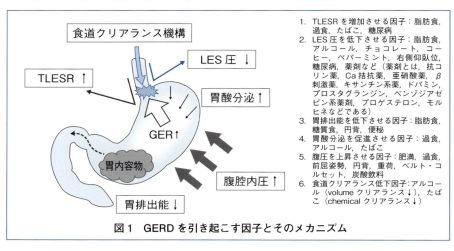

1. TLESRを増加させる因子：脂肪食，過食，たばこ，糖尿病
2. LES圧を低下させる因子：脂肪食，アルコール，チョコレート，コーヒー，ペパーミント，右側仰臥位，糖尿病，薬剤など（薬剤とは，抗コリン薬，Ca拮抗薬，亜硝酸薬，β刺激薬，キサンチン系薬，ドパミン，プロスタグランジン，ベンゾジアゼピン系薬剤，プロゲステロン，モルヒネなどである）
3. 胃排出能を低下させる因子：脂肪食，糖質食，円背，便秘
4. 胃酸分泌を促進させる因子：過食，アルコール，たばこ
5. 腹圧を上昇させる因子：肥満，過食，前屈姿勢，円背，重荷，ベルト・コルセット，炭酸飲料
6. 食道クリアランス低下因子：アルコール（volumeクリアランス↓），たばこ（chemicalクリアランス↓）

図1　GERDを引き起こす因子とそのメカニズム

2．非アルコール性脂肪性肝疾患

◆ 非アルコール性脂肪性肝疾患（non-alcoholic fatty liver disease: NAFLD）は組織診断あるいは画像診断で脂肪肝を認め，アルコール性肝障害など，他の肝疾患を除外した病態である．

◆ 組織学的に大滴性の肝脂肪変性を基盤に発症し，病態がほとんど進行しない

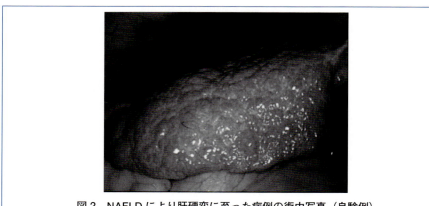

図2　NAFLDにより肝硬変に至った症例の術中写真（自験例）

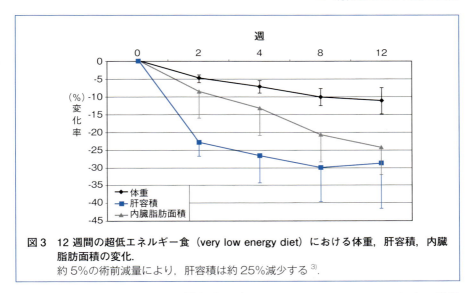

図3 12週間の超低エネルギー食(very low energy diet)における体重,肝容積,内臓脂肪面積の変化.
約5%の術前減量により,肝容積は約25%減少する[3].

と考えられる非アルコール性脂肪肝(non-alcoholic fatty liver: NAFL)と,進行性で肝硬変や肝癌の発症母地にもなる非アルコール性脂肪肝炎(non-alcoholic steatohepatitis: NASH)に分類される**(図2)**.

◆ NAFLDはメタボリックシンドロームの肝臓における表現型と捉えられており,肥満が発症に関連する最も重要な因子とされる.

◆ アジア人では欧米人と比較して,皮下脂肪蓄積型より内臓脂肪蓄積型肥満者が多く,高度肥満者を対象とした研究では,同程度のBMIであっても,NASHの発生頻度はアジア人が高い[1,2].

◆ 高度肥満症に対する外科手術(bariatric surgery: BS)においては,NAFLDが原因で腫大した肝臓(肝左葉)により,食道胃接合部(esophagogastric junction: EGJ)近傍の術野が妨げられ,手術操作が困難になる.そのため,BSに先駆けて,フォーミュラ食などを用いた術前減量(preoperative weight loss)が一般的に行われる**(図3)**[3].

◆ 肥満症に対する減量は組織学的にNASHを改善する.

3. 脂肪の分布

◆ 内臓脂肪は,消化管から肝臓に至る血管が通っている腸間膜や大網に付着している脂肪組織である.

1章　肥満とその病態生理

◆ 内臓脂肪は皮下脂肪に比べ代謝活性の高い脂肪組織である．
◆ 内臓脂肪が過剰に蓄積すると，腫大した脂肪細胞から血糖，脂質，血圧などの調整に関与しているアディポサイトカインの異常分泌が生じ，種々の疾患が派生する．
◆ 内臓脂肪の過剰蓄積を判断するには，腹部CT法を用い，臍レベルでスキャンし，腹腔内の脂肪部分の面積を測定する．$100cm^2$以上であれば内臓脂肪型肥満と判定される．簡便なスクリーニング法としてウエスト周囲長の測定が用いられており，男性で85cm，女性で90cm以上であれば，内臓脂肪面積が$100cm^2$以上に相当し，内臓脂肪の過剰蓄積が疑われる．
◆ 腹部CTによる内臓脂肪と皮下脂肪の面積比をv/s比（visceral/subcutaneous ratio）と呼び，0.4以上を内臓脂肪型肥満，0.4未満を皮下脂肪型肥満と分類することができる．
◆ 内臓脂肪型肥満をリンゴ型，皮下脂肪型肥満を洋ナシ型とも呼び，一般的にはリンゴ型はメタボリックシンドローム（MetS）や心血管系疾患のリスクが高くなると考えらえている．
◆ 腹腔鏡下肥満外科手術（laparoscopic bariatric surgery: LBS）においては，内臓脂肪過多の患者（**図4左**）では，過剰な内臓脂肪により術野が妨げられ，手術操作が困難になる．一方，皮下脂肪過多の患者（**図4右**）では，厚い腹壁によりトラカールの可動制限が生じ，やはり手術操作が困難になる．内臓脂肪は皮下脂肪に比べ減量により減少しやすいため，特にBSにおいては術前減量（preoperative weight loss）が手術の安全性を高めるために重要である．

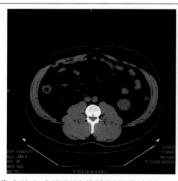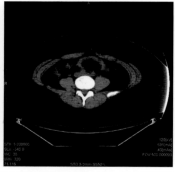

図4　代表的な内臓脂肪蓄積型肥満（左）と皮下脂肪蓄積型肥満（右）のCT画像（自験例）

6. 消化管および代謝の変化

4. メタボリックシンドローム

◆ メタボリックシンドローム（metabolic syndrome: MetS）は内臓脂肪蓄積が中心的な役割を果たし，高血糖や脂質代謝異常，血圧高値などの心血管疾患の危険因子が重積した病態である（**図5**）．

◆ 肥満症はBMI $25\text{kg}/\text{m}^2$ 以上の肥満者で，肥満に伴う11項目の健康障害を1

---

1. 必須項目：内臓脂肪（腹腔内脂肪）蓄積
   ウエスト周囲長：男性≧85cm，女性≧90cm（内臓脂肪面積，男女とも≧100cm^2に相当）
2. 上記1に加え，以下の3項目のうち2項目以上を満たすものをメタボリックシンドロームと診断する．
   1）脂質異常
      トリグリセライド値　≧150mg/dL　かつ／または
      HDL-C値　＜40mg/dL（男女とも）
   2）血圧高値
      収縮期血圧　≧130mmHg　かつ／または
      拡張期血圧　≧85mmHg
   3）高血糖
      空腹時血糖値　≧110mg/dL

＊CTスキャンなどで内臓脂肪量測定を行うことが望ましい．
＊ウエスト径は立位，軽呼気時，臍レベルで測定する．脂肪蓄積が著明で臍が下方に偏位している場合は肋骨下縁と前上腸骨棘の中点の高さで測定する．
＊メタボリックシンドロームと診断された場合，糖負荷試験が薦められるが，診断には必須ではない．
＊高トリグリセライド血症，低HDL-C血症，高血圧，糖尿病に対する薬物治療を受けている場合は，それぞれの項目に含める．
＊糖尿病，高コレステロール血症の存在はメタボリックシンドロームの診断から除外されない．

図5　メタボリックシンドロームの診断基準
（日本内科学会雑誌．2005：94：794-809）

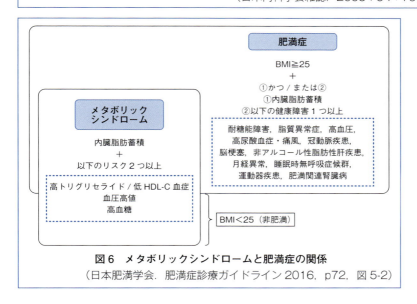

図6　メタボリックシンドロームと肥満症の関係
（日本肥満学会．肥満症診療ガイドライン2016, p72, 図5-2）

つ以上合併するか，内臓脂肪蓄積を伴う高リスク肥満と定義される．一方，MetS は内臓脂肪蓄積を基盤として，高血糖，脂質代謝異常，血圧高値などの心血管リスクを有する病態であり，BMI 25kg/m² 未満でも該当する場合がある．肥満症と MetS はオーバーラップするが，疾患概念が異なる (**図6**)．
◆ MetS は心血管疾患の発症リスクを増加させ，全死亡率も上昇させる．
◆ 治療の目的は食事療法，運動療法などの生活習慣改善により，体重および内臓脂肪を減少させ，高血糖，脂質代謝異常，高血圧を改善させることである．
◆ 肥満症診療ガイドライン 2016（日本肥満学会）では，MetS の減量治療目標を「現在の体重から 3-6 ヵ月で 3％以上減少」，高度肥満では「現在の体重から 3-6 ヵ月で 5-10％の減少」としている．
◆ 過栄養に対して十分に皮下脂肪を蓄えることができないのが日本人の特徴である．そのため，内臓脂肪優位の肥満になりやすく，低い BMI でも MetS などの合併症を生じやすい

5. 耐糖能障害（2 型糖尿病・耐糖能異常）

◆ 肥満，特に内臓脂肪型肥満は，インスリン抵抗性を惹起することにより糖代謝を悪化させ，MetS の原因となり，大血管合併症をはじめとする合併症の発症および進展リスクとなる．
◆ 診断は空腹時血糖値，75g 経口ブドウ糖負荷試験（OGTT）2 時間値の組み合わせにより，糖尿病型，正常型，境界型に分ける．随時血糖値 200mg/dL 以上，HbA1c 6.5％以上の場合も糖尿病型とする．さらに症状，臨床所見，家族歴，体重歴などを参考として総合的に診断する．

表 1 耐糖能異常の診断基準

	正常域	糖尿病域
空腹時血糖値	< 110	≧ 126
75g OGTT 2 時間値	< 140	≧ 200
75g OGTT の判定	両者を満たすものを正常型とする	いずれかを満たすものを糖尿病型*とする
	正常型にも糖尿病型にも属さないものを境界型とする	

*随時血糖値 ≧ 200mg/dL および HbA1c（NGSP）≧ 6.5％の場合も糖尿病型と見なす．
　正常型であっても，1 時間値が 180mg/dL 以上の場合には，180mg/dL 未満のものに比べて糖尿病に悪化するリスクが高いため，境界型に準じた取り扱い（経過観察など）が必要である．また，空腹時血糖値 100-109mg/dL のものは空腹時血糖正常域のなかで正常高値と呼ぶ．

6. 消化管および代謝の変化

- ◆ 肥満糖尿病患者では，第一に食事療法と運動療法による減量を図る．それでもコントロール不十分な場合は，体重を増加させないよう生活習慣への介入，治療薬の選択，低血糖への配慮を行いつつ，薬物療法を行う．
- ◆ 血糖コントロールの目標は，合併症予防の観点から，HbA1c は 7.0％未満とされる．ただし，年齢，罹病期間，臓器障害，低血糖の危険性，サポート体制などを考慮して，治療強化が困難な場合は 8.0％未満を目指す．
- ◆ 肥満症診療ガイドライン 2016（日本肥満学会）では，高度肥満の糖尿病患者では，外科治療が減量と糖尿病改善に有効である（Grade B，Level I）と記載されている．
- ◆ 内臓脂肪の蓄積によってインスリン抵抗性が増大することが解明されてきたが，日本人が糖尿病になりやすいのは低いインスリン分泌能とインスリン抵抗性の増大によるものである[4]．2 型糖尿病患者における BMI の平均は，欧米人で 31，日本人で 23 と言われている．

ポイント

- ☑ 肥満は胃食道逆流症（GERD）を誘発する．その機序は，一過性下部食道括約筋弛緩（TLESR）の増加と食道括約筋（LES）圧の低下である．また，内臓脂肪蓄積による腹圧上昇は食道裂孔ヘルニア（HH）の原因となる．
- ☑ 非アルコール性脂肪性肝疾患（NAFLD）はメタボリックシンドローム（MetS）の肝臓における表現型である．高度肥満患者の外科手術では，NAFLD により腫大した肝臓により手術操作が妨げられる．フォーミュラ食などを用いた術前減量は内臓脂肪ならびに肝容積を減少させ，手術の安全性を高める．
- ☑ 皮下脂肪過多の患者の腹腔鏡下外科手術では，厚い腹壁によりトロカールの可動制限が生じ，内臓脂肪過多の患者では，内臓脂肪により術野が妨げられる．
- ☑ 高度肥満の糖尿病患者では，外科治療が減量と糖尿病改善に有効である．
- ☑ 日本人は皮下脂肪よりも内臓脂肪優位の肥満になりやすく，欧米人よりも低い BMI で MetS や糖尿病などになりやすい．

1章　肥満とその病態生理

引用文献

1) Seki Y, et al. Prevalence of nonalcoholic steatohepatitis in Japanese patients with morbid obesity undergoing bariatric surgery. J Gastroenterol 2016; 51: 281-289.
2) Chisholm J, et al. Serologic predictors of nonalcoholic steatohepatitis in a population undergoing bariatric surgery. Surg Obes Relat Dis 2012; 8: 416-422.
3) Colles SL, et al. Preoperative weight loss with a very-low-energy diet: quantitation of changes in liver and abdominal fat by serial imaging. Am J Clin Nutr 2006; 84: 304-311.
4) 矢部大介ら．糖尿病におけるインクレチンの分泌と作用―日本人のインクレチン血中濃度を踏まえて．医学のあゆみ 2010; 223: 393-398.

参考文献

・日本糖尿病学会．糖尿病治療ガイド 2016-2017
・日本肥満学会．肥満症診療ガイドライン 2016
・日本肥満症治療学会．肥満症の総合的治療ガイド
・佐々木章，笠間和典編．肥満・糖尿病の外科治療．メディカ出版，2017
・肥満と消化器疾患．臨牀消化器内科，Vol. 28，No. 12，2013

（関　洋介）

7 血液の変化

はじめに

> 肥満は心筋梗塞，脳梗塞，静脈血栓塞栓症（VTE）などの血栓性疾患の主要な危険因子であると言われている．肥満患者は前血栓状態にあり，周術期には手術侵襲のほかに入院，長時間の不動化などのリスクが重なる．
>
> 肥満に関連した血液学的な知識は安全な周術期管理に必須である．ただ，周術期に用いられる抗血栓薬の投与量とその効果などに関する情報は非常に少なく，血栓症の有効な予防法や治療法は限られている（▶▶▶ **2章 5．抗血栓療法**）．

1．肥満と凝固

　肥満患者は肥満に起因した前血栓状態にあり，それを促進するものとして慢性炎症と線溶系の障害が挙げられている．これらは血管内皮細胞の機能不全や粥状硬化プラークの破綻，血小板の過活動，高凝固性，血栓溶解の遅延などを引き起こしうる．

（1）慢性炎症

◆ 脂肪細胞から炎症性サイトカインが分泌され，マクロファージが脂肪細胞，特に内臓脂肪に集積する[1]．そこでマクロファージが活性化され，さらに脂肪細胞からの炎症性サイトカインの分泌を促進し，炎症性サイトカインが全身に循環する．これが慢性炎症を説明する機序である．

◆ 慢性炎症の結果として，血管内皮細胞や血小板が活性化され，凝固促進物質や接着分子の発現が増える．また逆に，tissue factor pathway inhibitor やアンチトロンビンなどの抗凝固系が抑制され，全体として血栓症のリスクが高まる[2]．

◆ 炎症状態はフィブリノーゲンや von Willebrand 因子や第Ⅷ因子などの凝固因子の血漿中濃度上昇と関連する[3]．ただし，これらが直接血栓形成につながるのか，単なる炎症のバイオマーカーなのかははっきりしていない．

(2) 線溶系の障害

- プラスミノーゲンアクチベーターがプラスミノーゲンをプラスミンに変え線溶系が進行するが，PAI-1 (Plasiminogen activator inhibitor-1) はこの過程を強く阻止する．肥満者の内臓脂肪ではこの PAI-1 の発現が著明に増加するため，内臓脂肪型肥満の血漿中 PAI-1 濃度は増加している [4,5]．

2. 動脈血栓

- アテローム性動脈硬化症は血管内皮細胞の機能不全を伴う変性疾患で，プラークが形成されることにより動脈内腔が狭小化する．この一連の過程には肥満というよりは内臓脂肪型肥満とインスリン抵抗性が強く関連している．
- 冠動脈疾患も肥満患者で起こりやすいが，肥満患者に合併している高脂血症などが影響している．このことから，肥満は冠動脈疾患の主要な修飾的なリスクファクターと言われている [6]．
- スタチンは抗炎症作用を持ち，心血管系イベントと血栓リスクを減らすことが知られている [7]．

3. 静脈血栓

- 深部静脈（筋膜よりも深部を走行する静脈）に何らかの原因で血栓が形成されることを深部静脈血栓症 (deep vein thrombosis: DVT) という．また，肺動脈が何らかの塞栓子により閉塞されることを肺塞栓症 (pulmonary embolism: PE) といい，塞栓子が血栓であれば肺血栓塞栓症 (pulmonary thromboembolism: PTE) となる．下肢などの深部静脈に形成された DVT が遊離して PTE が発症するという考えから，静脈血栓塞栓症 (venous thromboembolism: VTE) という言葉が使われる．
- VTE は周術期の重大な合併症であるが，肥満患者は活動性の低下や線溶系の障害があり VTE のリスクが上昇する [8-10]．
- 2003 年，日本麻酔科学会肺塞栓症研究ワーキンググループ報告によると，周術期 PTE 発症 440 症例のうち，178 例 (40.5%) に高度肥満を含む肥満を認めた [11]．

4. 肥満と血液量，各血球の変化

◆ 非肥満者の推定血液量はおよそ 70mL/kg であるが，肥満患者にはこの直線的な比例式が当てはまらない．肥満患者の推定血液量は下記の通りである [12]．

$$\text{推定血液量 (mL/kg)} = \frac{70}{\sqrt{\dfrac{\text{BMI}}{22}}}$$

◆ OSA や OHS の結果，多血症になることがある．肥満手術後はビタミン B_{12} 不足から貧血になることが多い [13]．

ポイント

☑ 肥満患者は前血栓状態にある．

☑ 周術期は手術侵襲や不動化などのリスクが重なり常に VTE のリスクがある．

引用文献

1) Tchernof A, et al. Pathophysiology of human visceral obesity: an update. Physiol Rev 2013; 93: 359-404.
2) Levi M, et al. Infection and inflammation as risk factors for thrombosis and atherosclerosis. Semin Thromb Hemost 2012; 38: 506-514.
3) Tichelaar YI, et al. Infections and inflammatory diseases as risk factors for venous thrombosis. A systematic review. Thromb Haemost 2012; 107: 827-837.
4) Shimomura I, et al. Enhanced expression of PAI-1 in visceral fat: possible contributor to vascular disease in obesity. Nat Med 1996; 2: 800-803.
5) Alessi MC, et al. Association of vitronectin and plasminogen activator inhibitor-1 levels with the risk of metabolic syndrome and type 2 diabetes mellitus. Results from the D.E.S.I.R. prospective cohort. Thromb Haemost 2011; 106: 416–422.
6) Eckel RH, et al. American Heart Association call to action: obesity as a major risk factor for coronary heart disease. AHA Nutrition Committee. Circulation. 1998; 97: 2099-2100.
7) Ridker PM, et al. Rosuvastatin to prevent vascular events in men and women with elevated C-reactive protein. N Engl J Med 2008; 359: 2195-2207.
8) Darvall KA, et al. Obesity and thrombosis. Eur J Vasc Endovasc Surg 2007; 33: 223-233.

1章　肥満とその病態生理

9) Blaszyk H, et al. Factor V leiden and morbid obesity in fatal postoperative pulmonary embolism. Arch Surg 2000; 135: 1410-1413.
10) Tsai AW, et al. Cardiovascular risk factors and venous thromboembolism incidence: the longitudinal investigation of thromboembolism etiology. Arch Intern Med 2002; 162: 1182-1189.
11) Lemmens HJ, et al. Estimating blood volume in obese and morbidly obese patients. Obes Surg 2006; 16: 773-776.
12) Vargas-Ruiz AG, et al. Prevalence of iron, folate, and vitamin B12 deficiency anemia after laparoscopic Roux-en-Y gastric bypass. Obes Surg 2008; 18: 288-293.

〔上北郁男〕

8 心理状態

はじめに

　肥満患者の多くは，食事量をコントロールできない自分を恥じており，容姿の問題によって引け目を感じ，他者にどのように思われているかに敏感である．そのため，短時間の術前術後の診察であっても，心理状態への配慮が望まれる

　配慮する点は，医療の基本姿勢を守り，相手に不安や威圧感を与えず，麻酔を実施するに当たっての困難感といったこちら側の思惑を悟られず，患者に信頼される医療者として接することである．しかし中にはそのように接しているつもりでも肥満患者側の敏感さゆえに被害的に捉えられ，反応する患者に苦慮する場合もある．そのため診察中の雰囲気ややり取りから，相手の敏感さに気づいたらそれに見合った丁寧な対応をする必要がある．

　この様な対応は医療者側に余裕があり，医療人として患者を健康にしたいという基本姿勢があれば，自然とできるものである．しかし，「食べ続けて太った肥満症は自己責任であろう」という浅い理解のまま接すると，肥満患者はその医療者側からのネガティブな雰囲気を過敏に察知する．肥満患者が何に苦しみ，なぜ肥満症となってしまったかについての理解が深まれば，医療者としての態度も変わり，トラブルなくスムーズな術前術後の診察が可能となる．

1. 肥満症の成り立ちと，各患者の抱えるメンタル面の問題

◆ 肥満症となるような，自身の活動量の消費に釣り合わない過度な食行動が持続してしまう背景には，各個人の身体的問題だけでなく，精神心理社会的背景が複雑に関係しており，高度肥満症にはその傾向が特に強い（**図1**）[1]．

◆ 問題点としては大きく4つのポイントがある．どの患者にも必ず見受けられるのが，①心理社会面の問題である．その問題をうまくかわせない背景として，②性格面の特徴や③知的能力・教育の問題が潜在していることがある．また，このような状況が遷延すると④精神疾患に罹患しやすく，実際に高度肥満症には精神疾患が高率に合併する（**図2**）．これらの問題点が各個人によって微妙

1章　肥満とその病態生理

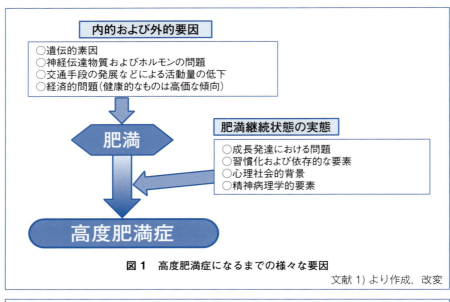

図1　高度肥満症になるまでの様々な要因

文献1)より作成，改変

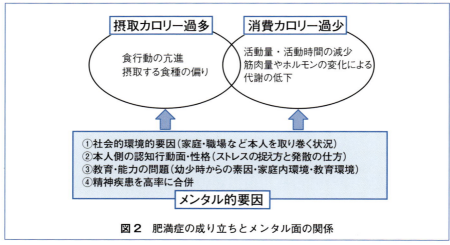

図2　肥満症の成り立ちとメンタル面の関係

に違う割合で存在し，複雑に絡み合っている．

◆ 心理社会面の問題はどの患者にも必ず見受けられる．その問題点は**図3**に示すように様々である．体重増加のきっかけになるライフイベントが認められることもあり，進学，就職，結婚，出産，育児，近親者の病気や死去などの強いストレスなどがきっかけとなる．

8．心理状態

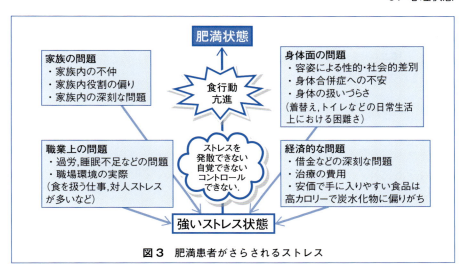

図3　肥満患者がさらされるストレス

◆ 性格面の特徴については様々な報告があるが，低い自己評価，困難な問題から回避する傾向，欲求や衝動のコントロールが不良という3点に集約できる[2]．具体的には，①刺激を単純化して受け取ることで，困難な問題と心理的な距離をとることで安定を図る，②感情がコントロールできなくなるのを恐れ，感情そのものを否認する，③他者とのかかわりを可能な限り回避する，などが挙げられ[3]，自分の中の困難，苦痛，葛藤を自覚せず，精神疾患の治療の必要性を感じないことも多い．そして自覚の乏しいまま，ネガティブな状態を少しでも緩和するために，食行動に走ってしまうと解釈できるのである．

◆ 肥満患者の中には，知的能力の低さや各能力のバランスの悪さ，または適切な教育が受けられなかったことから，自己コントロールが難しく，社会生活においてもストレスを感じやすいという問題を抱える患者もいる．Yuらのメタ解析によれば，肥満の小児は正常児より知能指数（IQ）が低く，また小児期のIQが低いほど成人後のBMIが高いと報告している．しかし，後に受ける教育によっては肥満が抑えられる傾向があることも述べている[4]．

◆ 高度肥満症には様々な精神疾患が多く合併するが，特にうつ病はその頻度が最も高い．そして，非肥満者に比べて肥満者はうつ病発症のリスクを55％高めていたと同時に，うつ病は肥満への進展のリスクを58％高めるといった双方向性の関係が指摘されている[5]．

1章　肥満とその病態生理

2. 肥満患者の診察

◆ 肥満患者に限らないが，特に彼らの診察には，「受容」「支持」「保証」を軸とする「一般心理療法」を意識するのがよい[6]．これは一般臨床医のだれもが診察の際，意識せずに行っている基本的対応であるともいえるが，特に手術という無意識の状況で相手に身を任せるには一定の不安があることを踏まえ，図4のような対応を行う．

◆ 治療に従わない，他人事のような反応を示すような患者に対しても，非を指摘するのではなく，小さなことでも患者が努力していることに目を向け，10誉めて1注意するようなイメージである．「結果を出せない患者の苦悩」に理解を示しながら，適切な距離感を持って，少しずつ良い方向に導くことを意識して，診療を続けることが求められる．

受容（Acceptance）
患者の訴えを遮らず,解釈せず,批判せず,そのまま聞き入れる
（うなづきながら傾聴する）．

支持（Support）
・麻酔をかけられることへの不安感を支え,持ちこたえさせること．
・それでも必要な治療を受けるという決断をサポートすること．
・術後であれば,困難な手術を乗り越えたことを称賛する．

保証（Reassurance）
・患者が麻酔のリスクとベネフィットを理解できるよう,わかりやすく説明し,最善の方法で対応することを保証し,患者の不安や緊張を和らげる．
・術後は,無事手術も麻酔も終了し安全であることを保証する．

図4　手術前後における一般心理療法
（筒井末春ら．新心身医学入門，p136，南山堂，1996をもとに著者作成）

8．心理状態

ポイント

- ☑ 肥満患者は，食事量をコントロールできない自分を恥じ，人にどう思われているかに敏感である．
- ☑ 食行動をコントロールできない背景には，心理社会面の問題としての抱えているストレスの存在，そのストレスをうまくコントロールできない性格面の特徴や知的能力・教育の問題が潜在していることがある．また，精神疾患の合併を高率に認める．
- ☑ 性格傾向としては，低い自己評価，困難な問題から回避する傾向，欲求や衝動のコントロールが不良などが認められる患者が多い．
- ☑ 術前術後での麻酔科医の診察においては，適切な距離感を持ちながらも，患者の苦悩を理解し，行動や認知の特徴への配慮が求められる．肥満に関して「自己責任の疾患」としてネガティブな印象を持ったまま患者に臨むと，円滑な診察が行えない．
- ☑ 様々な背景を考慮した上で，基本的な「一般心理療法」を意識した対応が望まれる．

引用文献

1) Swencionis C, et al. The psychology of obesity. Abdom Imaging 2012; 37: 733-737.
2) 堀川直史ら．肥満患者の心理の特徴．日本肥満症治療学会メンタルヘルス部会（編著）．肥満症治療に必須な心理的背景の把握と対応〜内科的・外科的治療の効果を上げるために〜．コンパス，2016. 12.
3) 林果林ら．肥満症患者の心理的側面の特徴—ロールシャッハ変数の比較分析から—．心身医 2016; 56: 920-930.
4) Yu ZB, et al. Intelligence in relation to obesity: a systematic review and meta-analysis. Obes Res 2010; 11: 656-670.
5) Luppino FS, et al. Overweight, Obesity, and Depression. A systematic Review and Meta-analysis of Longitudinal Studies. Arch Gen Psychiatry 2010; 67: 220-229.
6) 筒井末春ら．一般心理療法．新心身医学入門．南山堂，1996. 136.

参考文献

1) 日本肥満症治療学会治療ガイドライン委員会．肥満症の総合的治療ガイド．コンパス，2013.
2) 佐々木章ら（編）．手術テクニックからチーム医療の実際まで　肥満・糖尿病の外科治療．メディカ出版，2017.

Column ••• 肥満患者の心理を理解しよう

　肥満患者の前腕を見て，リストカット痕を持つ患者の多さに驚かされる．体重の増減と共に，苦悩も繰り返してきたのであろう．体重が増えても，「あまり食べていないんですけどねえ」と発言する．しかしさらによく聞いていくと，「宴会にどうしても出なくてはならなかった」，「これが最後の晩餐と思って」など言い訳が次々に出てくる．食べている自覚がうすく，自傷行為をするほどの苦痛をやわらげるために過剰な食行動を繰り返してしまっているのだろう．

　繰り返していくうちに過剰な食行動は快楽であるのと同時に自身の健康を害する自傷行為的側面も持ち合わせることとなり，断ち切れない悪循環となっていくのだ…．

（林　果林）

2章
術前評価と管理

2章　術前評価と管理

 術前評価

はじめに

　日本肥満学会は「肥満」を「脂肪組織に脂肪が過剰に蓄積した状態で，BMI 25kg/m² 以上のもの」と定義し，さらに肥満のうち治療対象となる肥満症を定義している．すなわち「肥満症」とは「肥満に起因ないし関連する健康障害を合併するか，その合併が予測される場合で，医学的に減量を必要とする病態」であり，疾患単位として扱われる[1]．

　肥満に関連する健康障害として耐糖能障害（2型糖尿病・耐糖能異常），脂質異常症，高血圧，高尿酸血症・痛風，冠動脈疾患（心筋梗塞・狭心症），脳梗塞（脳血栓症・一過性脳虚血発作），非アルコール性脂肪性肝疾患，月経異常・不妊，睡眠時無呼吸症候群・肥満低換気症候群，運動器疾患（変形性脊椎症・変形性膝関節症・変形性股関節症），肥満関連腎臓病がある[1]．さらに肥満はある種の癌などと関連することが知られている[2]．肥満が高度になるに従い，これら合併する疾患の数が増えるだけではなく，重症化する．

　上記の健康障害に該当する疾患（肥満関連合併症）のうち，耐糖能障害，脂質異常症，高血圧はメタボリックシンドローム（MetS）の診断基準とも重なり，周術期管理のうえでも大きな課題である．その他の肥満関連合併症も麻酔管理のうえで問題になるものが多く，それらの疾患のポイントを押さえておくことは診察や検査を進めるうえで重要である．

1. 肥満関連合併症
（1）メタボリックシンドローム（MetS）
◆ 日本では，ウエスト周囲長が男性 85cm 女性 90cm 以上で，血圧・血糖・血清脂質のうち2つ以上が基準値を超えると MetS と診断される（**表 1**）[3]．
◆ 蓄積した内臓脂肪が重要で，活性化された内臓脂肪組織から催炎症作用物質やアディポサイトカインが産生され，それが免疫系に作用し MetS 進展の主要な原因となる[4]．
◆ 高血圧・高血糖・脂質異常症が相互に作用して悪循環に陥り，心筋梗塞や脳卒中のリスクが高まり，死亡率も高くなる[5]．

表1 メタボリックシンドローム診断基準

必須項目		ウエスト周囲長	男性≧ 85cm 女性≧ 90cm
選択項目 3項目のうち 2項目以上	1	トリグリセリド値 かつ/または HDLコレステロール値	≧ 150mg/dL <40mg/dL
	2	収縮期血圧 かつ/または 拡張期血圧	≧ 130mmHg ≧ 85mmHg
	3	空腹時血糖値	≧ 110mg/dL

(日本内科学会雑誌. 2005;94:794-809)

- 合併する MetS の要素を知り,適切な検査と診断を行い,術前に最適化しておくことは重要と考えられる.ただ,どの程度最適化すると MetS に関連するリスクを減らせるかは明らかではない.

1) 高血圧

- 肥満症の主要な合併症で,BMI の増加に比例して高血圧に罹患しやすいと言われている[6,7].循環血液量の増加,心拍出量の増加,そして血管コンプライアンスの低下などの結果と考えられている.

2) 耐糖能障害

- 肥満が2型糖尿病や耐糖能異常の促進因子で,BMI ≧ 40 で2型糖尿病の罹患率が7倍という報告がある[8].内臓脂肪の増加がインスリン抵抗性と2型糖尿病に関連する.
- 手術ストレスによる神経内分泌反応が末梢のインスリン抵抗性と糖新生を招き,インスリン分泌も傷害し高血糖になる.極端な高血糖は高浸透圧と脱水を招くので注意が必要である.また,周術期高血糖は SSI の危険因子でもある.

3) 脂質異常症

- LDL コレステロール 140mg/dL 以上,HDL コレステロール 40mg/dL 未満,トリグリセライド 150mg/dL 以上,Non-HDL コレステロール 170mg/dL 以上のいずれかに当てはまれば,脂質異常症と診断される.
- BMI が高いほど高コレステロール血症になりやすく[9],中心性肥満(内臓脂肪蓄積型)で総コレステロールと LDL が高値,HDL は低値を示す[10].

(2) 閉塞性睡眠時無呼吸（OSA）

- ◆ 肥満患者に合併していることが多く，肥満手術をうける患者の70％に合併していたという報告がある[11]．
- ◆ OSA により頻回に引き起こされる低酸素血症・高二酸化炭素血症は心肺に影響し，高血圧，肺高血圧，左室や右室の肥大，不整脈，心不全を引き起こす可能性がある．よって OSA のスクリーニングは必須である（▶▶▶ 1章4．肥満と閉塞性睡眠時無呼吸）．

(3) 呼吸機能低下

- ◆ 代謝活性のある脂肪組織が増えると，呼吸仕事量の増加，酸素消費量の増加，二酸化炭素産生の増加をきたす．また，肥満は FRC 減少，肺・胸郭のコンプライアンス減少，PaO_2/PAO_2 の減少にも関連する．これらの変化は BMI の増加とともに顕著になり[12]，その結果，肥満患者では周術期呼吸器合併症のリスクが増える（▶▶▶ 1章3．肥満による呼吸機能の変化）．

(4) 心血管系疾患

1）冠動脈疾患

- ◆ 冠動脈疾患のリスクである脂質異常症，高血圧，2型糖尿病，炎症マーカーの上昇，前凝固状態はいずれも肥満，特に MetS と関連がある．心筋梗塞の予測因子としては BMI より中心性肥満が重要である，と言われている[13]．

2）心不全

- ◆ 代謝の増加から肥満患者では循環血液量が増え，一回拍出量，左室容量も増える．左室充満圧も増加し，結果として心室拡大が起こる．また，肥満による換気不全や OSA の影響もあり，左室壁の中心性肥大を引き起こし，拡張障害を起こす[14]．BMI 30 以上で左室肥大のリスクが 16 倍になると言われている[15]．
- ◆ 肥満心筋症とは長期にわたる肥満で血行動態が変化し両心室の構造変化をきたし，最終的に心不全に至るものである[16]．10 年以上の BMI 40 以上または理想体重より 75％増の肥満患者のほとんどで拡張能異常をきたしている[7]．

3）不整脈

- ◆ 心房細動などの不整脈は BMI が大きいほどその発生率が増加する[17]．
- ◆ 肥満は不整脈とそれによる突然死のリスクである．洞結節や房室結節，右脚への脂肪の蓄積により刺激伝導系が障害される[7]．

(5) 胃食道逆流症（GERD）

- 肥満患者の場合，非肥満患者よりも GERD の発症率は 2 倍になる[18]．
- 予定手術では誤嚥が起こることは稀である．肥満手術後には胃の解剖・生理の変化により誤嚥のリスクが増えるため，注意を要する[19]．

(6) 胆肝疾患

- 急速な体重減少は胆石症のリスクが増す[20]．胆汁が泥状になるため，また，コレステロール胆石ができやすいためと言われている．このことから，肥満手術後は胆石症のハイリスク群である．
- 肥満症に関連する肝疾患に非アルコール性脂肪性肝疾患（NAFLD）がある．罹患率は肥満患者の 60％ほどにも達するが[21]，ほとんど無症状・無徴候である．NAFLD は非アルコール性脂肪肝（NAFL）と非アルコール性脂肪肝炎（NASH）に分けられる（▶▶▶ 1 章 6．消化管および代謝の変化）．NASH はその 25％までが肝硬変になると言われている[22]．

(7) 腎機能異常

- 肥満は腎疾患の主要な原因である高血圧，糖尿病と関連するが，肥満自体も慢性腎臓病のリスクである[23]（▶▶▶ 1 章 5．腎機能の変化）．

(8) 神経系疾患

- 肥満患者には高血圧，糖尿病，脂質異常症，OSA など脳卒中になるリスクが重なっているが，肥満自体も脳卒中（脳梗塞，脳出血）の独立したリスクである[7]．

(9) 精神疾患

- 肥満はうつ病，双極性感情障害，不安神経症のリスクに関連する．肥満手術予定患者の半分の患者が何らかの向精神薬を内服していると言われている[24]（▶▶▶ 1 章 8．心理状態）．

2. 検査と診察

- 麻酔科医は高度肥満や中心性肥満をみれば，麻酔管理上重要な合併症があるという認識が必要である．MetS，OSA，心血管系疾患は周術期管理に大きく関わるものだが，無症状ないし非特異的症状しかない場合もあり，細心の注意をもって術前評価をしなければならない．

2章　術前評価と管理

表2　血液検査項目

末梢血一般検査	直接・間接型ビリルビン
BUN	AST
Cr	ALT
電解質	ALP
空腹時血糖	PT
HbA1c	コレステロール値
血清アルブミン値	動脈血血液ガス検査＊
血清グロブリン値	

＊肥満低換気症候群や肺疾患が疑われるとき

- 肥満患者には診察を進めるうえで難しい問題がある．例えば，高度肥満患者は身体的な活動性の低下により労作性呼吸困難などを起こすことがあるが，これを器官の機能低下からくる運動耐容能低下と区別することは難しい．また，厚い皮下脂肪の影響で体表の所見は不明瞭になり，怒張した内頸静脈などの観察が困難になり，肥大した肝臓の触診も難しくなる．
- このようなことから，できる検査をとりあえず全てしておこうという，いわば全臓器のスクリーニングにつながりやすい．スクリーニングには新たな異常の発見，術前のコントロールデータの収集，すでにある合併疾患の程度の判断などの意義があり，予定された肥満手術では正当化されうる．
- 反面，目的のない検査では異常を見出すことができず，もしあったとしても偽陽性の可能性もあり，さらなる侵襲的検査を要し，結果として予定手術が延期される可能性がある．そして，コストも増大する．
- 術前検査は周術期管理の最適化につながるものに絞ることが望ましい (**表2**)．言い換えれば検査結果によって麻酔方法が変わり，周術期の安全性が向上するものでなければならない．そのためには検査は欠損や異常の徴候がある器官に絞って進められるべきである．

(1) 耐糖能障害の検査と管理

- 術前検査として空腹時血糖値は必須である．HbA1cは血糖コントロールの程度をみるうえで測定意義がある．
- インスリン使用中の患者については，種類・レジメ・回数・インスリン投与後の血糖値・低血糖のエピソードについて確認する．
- 周術期血糖コントロールとしてどの程度がよいのか十分なエビデンスがあるわ

けではないが，安定して 200mg/dL 未満になればよいだろう．
◆ 経口糖尿病薬の継続・中止について，肥満患者に特別なものはなく，基本的に手術当日朝は中止する．長時間作用型の基礎インスリンは通常，周術期にも継続される．

(2) OSA の評価と管理
◆ OSA が麻酔導入時の困難気道のリスクか否かについては議論の余地があるが[25, 26]，気道の評価は常に重要で，そのうえでビデオ喉頭鏡やファイバースコープを用いるなどの気道管理計画を綿密に立てておく（▶▶▶ 2 章 3．気道の評価）．
◆ MetS と OSA は重なっている部分が多く，MetS をみたら OSA を連想し，OSA をみたら MetS も考え，追加検査を考慮しなければならない．高度肥満患者にルーチンに睡眠検査を推奨している報告もある[16, 27]．

(3) 呼吸機能の評価
◆ 喫煙歴，運動耐容能，低換気と日中の眠気についての問診が必要である．
◆ 肺合併症のある全ての患者には胸部 X 線写真が必要であろう．合併症がなくとも AHA は中〜大手術を受ける高度肥満患者の胸部 X 線写真撮影は合理的であるとしている．それは術後イベントが起こった時のベースラインにもなりうる[16]．
◆ 既知の肺疾患や OHS などの高二酸化炭素血症が疑われるときには動脈血血液ガス検査が必要である．
◆ 呼吸機能検査は術前検査としてルーチンに行われている検査のひとつである．肥満は肺容量の低下から拘束性障害が起こりやすい．

(4) 心血管系疾患の評価
◆ 心臓手術を受ける患者と違い，非心臓手術を受ける患者の場合，合併する心疾患に関する情報が不十分か，全くないことが多い．
◆ 合併する心疾患があれば「ACC/AHA 非心臓手術患者の周術期心血管系評価ガイドライン」にそって術前評価をすることが望ましい（▶▶▶ 2 章 2．心機能評価）．
◆ 心電図は非侵襲的で安価なのでほとんどの施設でルーチンに施行されている．肥満手術予定患者で，心電図異常が 62％ にあったという報告もある[27]．

（5）肝機能検査

- 肥満は NAFLD に関連するが，進行した肝疾患のリスク因子は術前の肝機能検査異常，脂質異常症，男性，中心性肥満である[28, 29]．
- 肝機能検査異常や，臨床症状があれば精査ないし，内科コンサルトが必要である．ほとんど無症状だが，疲労や右上腹部の鈍痛を訴える場合もある．
- すべての高度肥満患者では肝機能検査が必要である．具体的には血清アルブミン値，血清グロブリン値，AST，ALT，直接型・間接型ビリルビン，ALP，PT，コレステロール値を測定する．
- 肝逸脱酵素の上昇のみでは肝排泄性の薬物代謝に影響はないが，逸脱酵素以外の異常があれば，病変の広がりをみるために追加の検査として CT や超音波検査が必要になることもある．
- 肝硬変があれば，門脈圧の上昇の有無に関わらず予定手術は延期したほうが賢明である[24]．

（6）腎機能検査

- 腎機能低下症例では，薬物と輸液の管理に影響が出る．また術後急性腎障害にもなりやすいので，コントロールとして BUN/Cr は術前検査項目としてあった方がよい．
- 術前の電解質もわかっていた方が薬物投与や輸液管理に役立つだろう[30]．
- 肥満関連腎症の検査として，蛋白尿や血清アルブミンの値も確認したい（▶▶▶ 1 章 5．腎機能の変化）．

（7）末梢血液一般検査

- 出血が予想される場合や貧血や血小板減少症，白血球減少症などが疑われるときには測定した方が良い．ただ，肥満患者では手術の難易度が上がり，出血も増えることがあるので，必須の検査であろう．

3．リスク評価

- 一般的に肥満患者には多くの合併疾患がある．患者の属性やその合併疾患から，術後合併症のハイリスク患者を予測した報告がある．GERD と OSA が最も術後合併症の発生を予測できたというものもあれば[31]，50 歳以上，男性，ヒスパニック系，うっ血性心不全の既往，不整脈，神経系疾患，消化性潰瘍の合併が肥満手術後の合併症発生の増加に関連した因子であったという報告もある[32]．

1 術前評価

◆ OS-MRS というリスクスコアリングシステムがある[33]．BMI ≧ 50kg/m^2，男性，高血圧，PTE のリスク（血栓塞栓症の既往，IVC フィルター留置，OHS，肺高血圧），45 歳以上，の 5 項目に対し，該当すれば各々 1 ポイントが与えられる．肥満手術でその術後死亡ハイリスク患者の予測性の高さが示されている（**表3**）．

表3 OS-MRS

臨床的変数	ポイント
BMI ≧ 50	1
男性	1
高血圧	1
PTE リスク＊	1
年齢 ≧ 45 歳	1
計	

リスクの解釈	ポイント	死亡率%
低リスク	0, 1	0.26
中リスク	2, 3	1.33
高リスク	4, 5	4.34

＊血栓塞栓症の既往，IVC フィルター留置，肺高血圧，OHS

ポイント

- [✓] 肥満に関連する健康障害の多くは周術期管理に影響するものが多い．
- [✓] 術前評価で重要なものは MetS，OSA，心血管系疾患の有無である．
- [✓] BMI ≧ 50kg/m^2，男性，高血圧，PE のリスク，45 歳以上は術後死亡予測因子である．

引用文献

1) 日本肥満学会編集．肥満症診療ガイドライン 2016．ライフサイエンス出版株式会社．2016 年．
2) Kyrgiou M, et al. Adiposity and cancer at major anatomical sites: umbrella review of the literature. BMJ 2017; 356: j477.
3) メタボリックシンドローム診断基準検討委員会．メタボリックシンドロームの定義と診断基準．日本内科学会雑誌．2005; 94: 794-809．
4) Shah A, et al. Managing cardiometabolic risk. An evolving approach to patient care. J Parenter Enteral Nutr 2008; 32: 638-644.

2章 術前評価と管理

5) Laurent G, et al. Perioperative outcomes among Patients with the modified metabolic syndrome who are undergoing noncardiac surgery. Anesthesiology 2010; 113: 859-872.
6) Flegal KM, et al. Prevalence and trends in obesity among US adults, 1999-2000. JAMA 2002; 288: 1723-1727.
7) Poirier P, et al. Obesity and cardiovascular disease: pathophysiology, evaluation, and effect of weight loss: an update of the 1997 American Heart Association Scientific Statement on Obesity and Heart Disease from the Obesity Committee of the Council on Nutrition, Physical Activity, and Metabolism.
8) Mokdad AH, et al. Prevalence of obesity, diabetes, and obesity-related health risk factors, 2001. JAMA 2003; 289: 76-79.
9) Brown CD, et al. Body mass index and the prevalence of hypertension and dyslipidemia. Obes Res. 2000; 8: 605-619.
10) Canoy D, et al. Serum lipid concentration in relation to anthropometric indices of central and peripheral fat distribution in 20,021 British men and women: results from the EPIC-Norfolk population-based cohort study. Atherosclerosis 2006; 189: 420-427.
11) Sareli AE. Obstructive sleep apnea in patients undergoing bariatric surgery--a tertiary center experience. Obes Surg 2011; 21: 316-327.
12) Pelosi P, et al. The effects of body mass on lung volumes, respiratory mechanics, and gas exchange during general anesthesia. Anesth Analg 1998; 87: 654-660.
13) Yusuf S, et al. Obesity and the risk of myocardial infarction in 27,000 participants from 52 countries: a case-control study. Lancet 2005; 366: 1640-1649.
14) Alpert MA. Obesity cardiomyopathy: pathophysiology and evolution of the clinical syndrome. Am J Med Sci 2001; 321: 225-236.
15) Lauer MS, et al. The impact of obesity on left ventricular mass and geometry. The Framingham Heart Study. JAMA 1991; 266: 231-236.
16) Poirier P, et al. Cardiovascular evaluation and management of severely obese patients undergoing surgery: a science advisory from the American Heart Association. Circulation 2009; 120: 86-95.
17) Wanahita N, et al. Atrial fibrillation and obesity--results of a meta-analysis. Am Heart J 2008; 155: 310-315.
18) Hampel H, et al. Meta-analysis: obesity and the risk for gastroesophageal reflux disease and its complications. Ann Int Med 2005; 143: 199-211.
19) Jean J, et al. The risk of pulmonary aspiration in patients after weight loss due to bariatric surgery. Aneth Analg 2008; 107: 1257-1259.

20) Everhart JE. Contributions of obesity and weight loss to gallstone disease. Ann Int Med 1993; 119: 1029-1035.
21) Angulo P. Nonalcoholic fatty liver disease. New Engl J Med 2002; 346: 1221-1231.
22) Sachdev MS, et al. Nonalcoholic fatty liver disease of obesity. Obes Surg 2006; 16: 1412-1419.
23) Praga M, et al. Obesity, proteinuria and progression of renal failure. Curr Opin Nephrol Hypertens 2006; 15: 481-486.
24) Collazo-Clavell ML, et al. Assessment and preparation of patients for bariatric surgery. Mayo Clin Proc 2006; 81: S11-7.
25) Siyam MA, et al. Difficult endotracheal intubation in patients with sleep apnea syndrome. Aneth Analg 2002; 95: 1098-1102.
26) Neligan PJ, et al. Obstructive sleep apnea is not a risk factor for difficult intubation in morbidly obese patients. Aneth Analg 109: 1182-1186.
27) Catheline JM, et al. Preoperative cardiac and pulmonary assessment in bariatric surgery. Obe Surg 2008; 18: 271-277.
28) Kroh M, et al. Laparoscopic bariatric surgery: what else are we uncovering? Liver pathology and preoperative indicators of advanced liver disease in morbidly obese patients. Surg Endosc 2007; 21: 1957-1960.
29) Ong JP, et al. Predictors of nonalcoholic steatohepatitis and advanced fibrosis in morbidly obese patients. Obes Surg 2005; 15: 310-315.
30) Smetana GW, et al. The case against routine preoperative laboratory testing. Med Clin North Am 2003; 87: 7-40.
31) Cawley J, et al. Predicting complications after bariatric surgery using obesity-related co-morbidities. Obes Surg 2007; 17: 1451-1456.
32) Waller WE, et al. Predictors of in-hospital postoperative complications among adults undergoing bariatric procedures in New York state, 2003. Obes Surg 2006; 16: 702-708.
33) Thomas H, et al. Systematic review of obesity surgery mortality risk score--preoperative risk stratification in bariatric surgery. Obes Surg 2012; 22: 1135-1140.

〔上北郁男〕

2章　術前評価と管理

2 心機能評価

はじめに

　肥満患者の心機能評価にあたってはまず，肥満に関連した心血管系疾患について知っておくことが必要で，特にメタボリックシンドローム（MetS）との関連についても理解しておかなければならない．
　心血管系疾患の既往のある患者の評価については，その検査結果からわかる重症度に応じて麻酔方法や術中術後のモニタリング方法が変わるか，術式や手術範囲が変わるか，さらには術後のアウトカムが向上するか，結果によっては追加の術前治療が必要になるかを常に考える必要がある．この点は肥満患者も非肥満患者も同じで，「ACC/AHA 非心臓手術患者の周術期心血管系評価ガイドライン」に沿って評価するのがよい．

1. 肥満に関連する心血管系の問題

◆ 糖尿病や高血圧のない肥満患者は非心臓手術の周術期死亡率が普通体重の患者より低いことが示されている[1]．しかし，同じBMIでもメタボリックシンドローム（MetS）の有無で心臓イベントの起こり方が異なり，アテローム形成性の脂質異常症，高血圧，インスリン抵抗性，高血糖，前血栓状態，前炎症状態などのMetS合併肥満患者の手術予後は悪い[2]．

◆ MetSを合併する肥満患者によくある心疾患として，アテローム硬化性冠動脈疾患，左室収縮能・拡張能低下，体高血圧，肺高血圧，PTE，右室機能不全，心筋症，刺激伝導系異常がある．

◆ 最近の心筋梗塞や狭心症を含む冠動脈疾患の既往，うっ血性心不全の既往，脳卒中の既往，インスリンの使用，血清クレアチニン＞ 2.0mg/dL の腎機能障害，体・肺高血圧，末梢血管障害，慢性閉塞性肺疾患（COPD）などは非心臓手術後の悪いアウトカムに関連する[3]．長期の肥満とMetSがあれば多くの場合，これらの1個以上には該当し，相乗的に悪影響を及ぼす．

2. 2014 ACC/AHA 非心臓手術患者の周術期心血管系評価ガイドラインに沿った心機能評価[4]

(1) 評価の流れ

- まず緊急手術か否かを決定し，次に急性冠動脈イベントがあったか否かの評価を行う．最後に周術期の主要心血管イベント（major adverse cardiac event：MACE）発生リスクの計算を行う．MACE 発生予想が低ければそれ以上の検査や評価は必要なく，手術を予定通り行う．リスクが高ければ運動耐容能などの客観的な判断が推奨される．
- MACE 発生のリスクが高い患者でも 4METs 以上の運動耐容能があればそれ以上の評価は不要であるが，4METs 以下や不明な場合はさらなる検査が必要になる．ただし，その検査結果によって手術時期の変更や心疾患への介入（薬剤負荷テスト，冠動脈再建術）が加わると考えられる場合に限り検査を施行する．
- 管理の選択については医療従事者のみならず患者も交えて議論されるべきであるとされる．
- ハイリスク患者で運動耐容能が低い患者でも，ルーチンに新たな検査を行うことはない．かわりに，医療従事者と患者は，新たな検査結果が手術や周術期管理に影響するか否かを十分に議論し，その検査が手術や周術期管理に何も影響を与えないと考えるなら，ハイリスク患者でもそのまま手術を行ってもよいし，保存的な治療を選択してもよい．

(2) 病歴と身体所見

- 患者やその家族から直接聞き取ることが基本で，心疾患の種類や他院での治療経過・検査結果などの情報を得る．この際，重症度の高い心臓の状態 (**表1**) を念頭に，息切れ・胸痛・動悸・失神などの症状が短期間で悪化していないか，症状の変化も確認する．
- 日常での活動が急に障害されたりすることが進行する左室不全や目前の心不全の兆候であることがある．狭心症様の胸痛が身体活動を制限すれば心筋虚血があることを示す．
- 高度肥満患者では心・肺機能が不十分なため労作性呼吸困難と浮腫は非特異的な症状として認められることがある．しかし，心不全症状としても認められるので症状が軽くとも要注意である．
- 夜間覚醒や無呼吸は OSA に関連する症状であることが多い．安静時呼吸困難・起坐呼吸・夜間の無呼吸発作は左心不全と関連するが，それが機械的な呼吸障害による低酸素の症状であることもある．

2章 術前評価と管理

- ◆ 息切れを伴う間欠的な動悸はAFの頻脈発作や発作性上室性頻拍に伴う症状を疑う．
- ◆ 下肢痛は下肢静脈血栓の存在を，息切れや胸痛はPTEを，間欠的な胸部放散痛は重度の冠動脈疾患をそれぞれ疑う．
- ◆ 血圧，脈拍，内頚静脈の怒張や拍動，胸部の聴診，腹部の聴診・視診，四肢の浮腫や血管病変など，通常の診察を行う．
- ◆ 肥満患者では厚い皮下脂肪により上記の診察がいずれも困難になる．

(3) リスク評価と治療のアルゴリズム

Step 1　非心臓手術の緊急性を決定する

- ◆ 6時間以内に手術が行われなければ生命や四肢を失う可能性がある場合，緊急性ありという．
- ◆ 緊急性があれば，それ以上の検査は正当化されない．ただし，臨床的なリスク因子は評価されるべきで，合併する心疾患に関する情報が収集されるべきである．
- ◆ 予定小手術や長い経過の心疾患で症状が安定していれば術前評価はこれで十分かもしれない．
- ◆ 緊急性がなければ⇒ **Step 2**

Step 2　重症度の高い心臓の状態がないかをチェックする

- ◆ 該当するものがあれば集学的なアプローチが必要になる（表1）．患者とその家族も交えて合併する心疾患を安定化させる方法について話し合う．
- ◆ 心疾患の治療を先にするか，非心臓手術を先にするかを話し合うことになるが，この際，両者の手順にあるリスク，抗凝固を含めた心臓への介入が非心臓手術

表1　重症度の高い心臓の状態

> 1）不安定な冠動脈疾患
>   不安定狭心症
>   発症後30日以内の心筋梗塞
> 2）非代償性心不全
> 3）重症不整脈
>   高度の房室ブロック
>   症状のある心室性不整脈
> 4）血行動態に影響を与える弁膜症
>   高度の大動脈弁狭窄症

2 心機能評価

に及ぼす影響などを考慮に入れなければならない．
◆ 重症度の高い心臓の状態に該当しなければ⇒ Step 3

Step 3 非心臓手術を行った場合の心臓リスクを評価する
◆ 非心臓手術を行った場合の心血管系合併症発生のリスクを評価する．ほとんどの場合リスクスコアやアルゴリズムを用いるが，最も有効なものが RCRI と ACS-NSQIP である．

① RCRI（revised cardiac risk index）
◆ 6 つの主要なリスク予測因子を用いる[3]．スコアの合計が 0–1 ならば MACE 発生の可能性は低い．2 以上はリスクが上がる（**表 2**）．
◆ 簡便で，しかも他の研究によって検証を受けており，腹部大動脈瘤手術以外のすべての主要な非心臓手術で有益な予測ができる[5]．
◆ 術式に特異的な心臓リスクを推定することができないことと，血管手術が行われている患者のリスクを過小評価することがある．また，全死因を予測できるわけではなく，周術期死亡原因の心臓原因（周術期全死亡原因の約 1/3）しか捉えることができない[5]．
◆ 1–2 ポイントの患者には周術期 β ブロッカーの使用を考慮する．3 以上の患者には非侵襲的なストレステストが必要である．

② ACS-NSQIP Surgical Risk Calculator
◆ 100 万人以上のデータに基づいており，包括的な評価を得ることができる．
◆ MACE や死亡を含む臨床的なアウトカムの術式特異的なリスクを算出することができる[6]．
◆ web 上にある calculator の使用が前提で，入力項目が多く煩雑なことと，他のコホート研究によって検証されていないことが弱点である（**表 4**）．
◆ リスク計算の結果，非心臓手術が行われた場合の MACE 発生予測値によって低（1%未満）・中（1–5%）・高（5%より高い）リスクグループに分かれる．リスクによって⇒ Step 4 か Step 5

2章 術前評価と管理

表2 RCRI

リスク因子	ポイント
高リスク手術（表3参照）	1
虚血性心疾患の既往（表3参照）	1
うっ血性心不全の既往	1
脳血管障害（TIA, 脳梗塞）の既往	1
インスリン使用中	1
血清クレアチニン >2mg/dL	1
合計	

合計ポイント	心血管合併症発生率（%）
0	0.5
1	1.3
2	3.6
≧3	9.1

表3 高リスク手術と虚血性心疾患の具体例

	具体例
高リスク手術	腹腔内手術
	胸腔内手術
	鼠径部より頭側の血管手術
虚血性心疾患	心筋梗塞の既往
	運動負荷試験陽性
	心筋虚血に起因すると考えられる胸痛
	亜硝酸薬の使用
	心電図で異常Q波

表4 ACS-NSQIP Surgical Risk Calcalator で用いられる変数

術式	播種性の癌
年齢	糖尿病
性別	内服を要する高血圧
機能状態（Functional Status）	うっ血性心不全（30日以内）
緊急度	呼吸困難
ASA分類	喫煙（1年以内）
ステロイド使用中	重症COPD
腹水（30日以内）	透析
敗血症（48時間以内）	急性腎障害
人工呼吸中	BMI

2 心機能評価

Step 4 MACE 発生のリスクが低い場合（1%未満）

◆ それ以上の精査は不要で，手術を続行する．ただし，患者の状態に応じて適切な，ガイドラインが推奨する薬物療法を実施する．
◆ CAD か心筋虚血のある患者では術前に β ブロッカーの導入を行う．少なくとも手術の 2 日以上前から開始する．低用量から開始し，心拍数 60–70 回，収縮期血圧 100mmHg 以上に収まるように調整していく．
◆ アテローム性動脈硬化性病変があるほとんどの患者，特に血管手術が予定されている患者ではスタチン療法が強く推奨される．
◆ 左室収縮能低下による心不全患者では ACE-I か ARB の使用が術前に考慮されるべきであるが，周術期に低血圧にならないように注意を要する．
◆ 抗血小板薬や抗凝固薬の中止の判断も必要で，中止する場合，代替療法も考慮する．

Step 5 MACE 発生のリスクが高い場合

◆ 運動耐容能（最大運動能力）の評価が必要である（METs で表現される[7, 8]）．これは日常生活の活動性からも判断できる．
◆ 4METs 以上あれば，周術期の心イベントが起こる可能性が低く，それ以上の精査をすることなく予定された非心臓手術を続行する．
◆ 肥満手術予定患者で 4.5METs を境に合併症の発生率が 2.8％から 16.7％に急増した[9]．このことから，4.5METs 以上あれば追加の検査は不要だろう．
◆ 4METs 未満か運動耐容能が不明な場合⇒ Step 6
◆ 高度肥満患者では下肢の皮膚摩擦，尿漏れ，静脈瘤，足・腰・膝の痛みで移動が制限され，正確な評価が難しいことがある．他の評価方法が必要になるが，さらなる検査をするからには術式変更（低侵襲の手術にするか，手術をしないという選択もするか）や生命を脅かす状態か否かを判断するために行うという理由が必要である（⇒ Step 6 ）．

Step 6 運動耐容能が低いか，不明な場合

◆ 追加の検査が患者の治療方針決定や周術期の治療に影響するかを考える（予定されていた術式を続行するか，検査結果によっては心臓の治療介入があるかなど）．
◆ 必要ならばストレステストを実施する．その結果が正常ならばガイドラインにのっとって非心臓手術を施行する．ストレステストの結果が異常ならば，異常の程度に応じて冠動脈造影や血行再建術を考慮する．患者は非心臓手術を続行

する選択をしてもよいし，侵襲の少ない治療方法を選択してもよい．

Step 7 ストレステストをしたとしても治療方針に変更がない場合
◆ ガイドラインにそって手術続行するか，侵襲の少ない代替方法を考慮する．

ポイント

- ☑ MetS を合併する肥満患者の手術予後は悪い．
- ☑ MetS を合併する肥満患者はアテローム硬化性冠動脈疾患，左室収縮能・拡張能低下，高血圧，肺高血圧，PTE，右室機能不全，心筋症，刺激伝導系異常が起こりやすい．
- ☑ 術前評価では重症度の高い心臓の状態の有無に注意する．
- ☑ 運動耐容能として 4METs 以上あることが大切である．

引用文献

1) Glance LG, et al. Perioperative outcomes among patients with the modified metabolic syndrome who are undergoing noncardiac surgery. Anesthesiology 2010; 113: 859-872.
2) Gami AS, et al. Metabolic syndrome and risk of incident cardiovascular events and death: a systematic review and meta-analysis of longitudinal studies. J Am Coll Cardiol 2007; 49: 403-414.
3) Lee TH, et al. Derivation and prospective validation of a simple index for prediction of cardiac risk of major noncardiac surgery. Circulation. 1999; 100: 1043-1049.
4) Fleisher LA, et al. 2014 ACC/AHA guideline on perioperative cardiovascular evaluation and management of patients undergoing noncardiac surgery: executive summary: a report of the American College of Cardiology/American Heart Association Task Force on Practice Guidelines. Circulation. 2014; 130: 2215-2245.
5) Ford MK, et al. Systematic review: prediction of perioperative cardiac complications and mortality by the revised cardiac risk index. Ann Intern Med. 2010; 152: 26-35.
6) Bilimoria KY, et al. Development and evaluation of the universal ACS NSQIP surgical risk calculator: a decision aid and informed consent tool for patients and surgeons. J Am Coll Surg. 2013; 217: 833-842.
7) Hlatky MA, et al. A brief self-administered questionnaire to determine

functional capacity (the Duke Activity Status Index). Am J Cardiol. 1989; 64: 651-654.
8) Goldman L, et al. Comparative reproducibility and validity of systems for assessing cardiovascular functional class: advantages of a new specific activity scale. Circulation. 1981; 64: 1227-1234.
9) McCullough PA, et al. Cardiorespiratory fitness and short-term complications after bariatric surgery. Chest. 2006; 130: 517-525.

〔上北郁男〕

2章 術前評価と管理

3 気道の評価

はじめに

麻酔準備の中で最も重要なのは，気道管理計画であろう．気管挿管の失敗や重篤な低酸素血症を回避するためには，肥満患者の解剖学的特徴を踏まえた術前の気道評価と気道管理計画を綿密に行うことが必要である．

1. 肥満患者の気道評価

◆ 肥満患者は軟部組織の増大が最大の特徴であるが，これは気道だけではなく，頭，顔，下顎，頸部にも認められることが多い．頸部後屈困難，閉塞性睡眠時無呼吸（OSA）の合併など，肥満患者は多くの要因から困難気道になりやすい．

◆ 気道管理計画のガイドラインとして広く知られているのは英国のDASガイドライン[1]，米国麻酔科学会（ASA）のガイドライン[2]などである（図1，図2）．2014年には日本麻酔科学会においても気道管理ガイドラインが発表された[3]．肥満患者にもおいても同様にこれらを適用して考えることができる．ASAガ

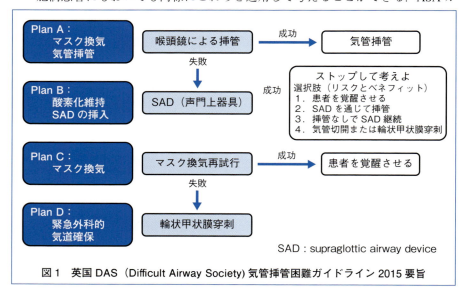

図1 英国DAS（Difficult Airway Society) 気管挿管困難ガイドライン2015 要旨

3 気道の評価

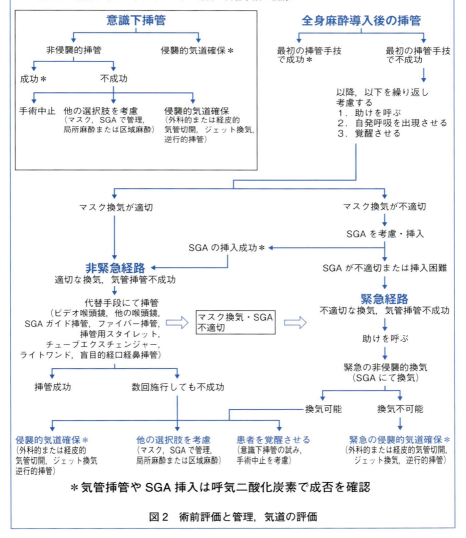

図2 術前評価と管理，気道の評価

2章 術前評価と管理

> - マランパチ（Mallampati）分類：Ⅲ-Ⅳ
> - 男性
> - ひげあり
> - 年齢＞55歳
> - 肥満 BMI ＞26
> - いびき睡眠時無呼吸あり
> - 総義歯
> - 歯列不整
> - 前歯突出下顎の後退
> - 下顎突出制限：上口唇咬合テスト ULBT（Upper Lip Bite Test）：Ⅲ度
>   下顎を突き出し，下の前歯で上唇がどこまで咬めるかを評価
>   Ⅰ度：すべて，Ⅱ度：途中まで，Ⅲ度：まったく咬めない
> - 甲状切痕オトガイ間距離（Thyromental Distance:TMD）：6cm 未満
> - 最大開口門歯間距離（Inter-Incisor Distance:IID）：3cm 以下
> - 頚部周囲長の増大：43cm 以上
> - 頭部後屈制限および頚部可動性制限

マランパチ分類

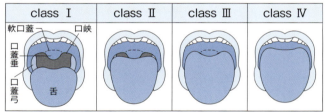

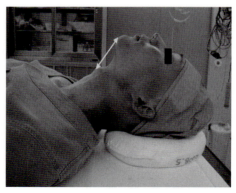

甲状切痕オトガイ間距離

図3　困難気道の主な評価項目

イドラインでは，挿管困難の術前評価として，門歯の長さ，前歯の突出，下顎突出制限，開口制限，マランパチ（Mallampati）分類，口蓋の形状，甲状切痕オトガイ間距離，頸部の太さや長さ，頸部の可動域制限などを挙げている[1]．**図3**は困難気道（マスク換気困難および挿管困難）評価の主な項目を示す．肥満患者では下顎の前方移動後も軟口蓋後壁気道の開通性が改善しないことが報告されており、注意を要する[4]．

◆ Brodskyらは，BMI＞40の100例を対象にした研究で，気管挿管困難を予測する因子は体重やBMIよりもマランパチ分類と頸部周囲長（40cm以上で要注意，60cm以上で危険）であると報告した[5]．肥満患者において特にこの2つの項目は注意が必要である．

◆ 肥満患者に対して急速導入後挿管とするか意識下挿管とするかは，常に議論となる問題であるが，挿管方法に関して明らかな基準はない[6]．

◆ ASAガイドラインでは，困難気道（DA）が予測される場合に意識下挿管を推奨している．DAとは，①マスク換気困難，②喉頭展開困難，③気管挿管困難，④気管挿管失敗の4つである．ビデオ喉頭鏡を使用することで②–④のリスクが減り，DAはマスク換気の可否によるところが大きくなった．

◆ マスク換気の困難性においては，頸部周囲長や顎の大きさだけでなく，ヒゲや義歯なども判断項目となる．Leoniらは肥満患者を対象に調査し，マスク換気困難予測の危険因子として，下顎後退，マランパチ分類（≧Ⅲ），頸部周囲長＞46cm，そして男性であることを挙げている（**表1**）[7]．

表1 肥満患者のバッグマスク換気困難予測因子

下顎後退
マランパチ分類≧Ⅲ
頸部周囲長≧46cm
男性

◆ 予測因子を総合的に評価し，マスク換気困難が強く予測される場合は，気管支ファイバーやビデオ喉頭鏡などを用いた意識下挿管を行うことを検討すべきであろう（**方法の詳細 ▶▶▶ 3章3．全身麻酔導入**）．筆者が意識下挿管を行った症例を**図4**に示す．

◆ いずれのガイドラインにおいても，危機的状況に陥った場合は，輪状甲状膜穿刺による外科的気道確保が選択される．これは日常よりトレーニングを行っておくことが重要である．また肥満患者においては，頸部が太く，超音波ガイド下で同定することが推奨される．

2章 術前評価と管理

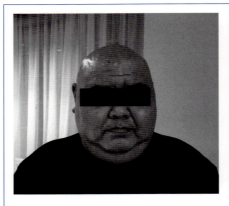
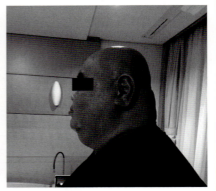

図4 マスク換気困難を予測し意識下挿管を行った1例
51歳,男性.BW 163kg, BMI 55, Mallampati Class III, 頚部周囲長 53cm.

S	Snoring	いびきはかきますか?
T	Tiredness	疲れやすいですか?
O	Observed apnea	家族や友人に「寝ている間に呼吸が止まっている」と言われたことはありますか?
P	Pressure (hypertension)	高血圧はありますか?
B	BMI >35	BMI は35より大きいですか?
A	Age>50	年齢は50歳を超えていますか?
N	Neck Circumference >40cm	首の周囲長は40cmより大きいですか?
G	Gender male	男性ですか?

＊BANG は特異度が高い.

図5 STOP-BANG

◆ また術前に OSA の評価を行うことは重要であるが,OSA 評価としては STOP-BANG が広く用いられている.特に BANG はスクリーニングにおいての特異度が高いといわれる.STOP-BANG の評価項目を**図5**に示す.各項目を1点とし合計3点以上で OSA を疑う.また当施設における OSA 評価のフローを**図6**に示す.OSA については,その有無だけでなく重症度(STOP-BANG が高値,無呼吸低呼吸指数〔AHI〕が高値)の評価が重要で,重症度が高ければ,より

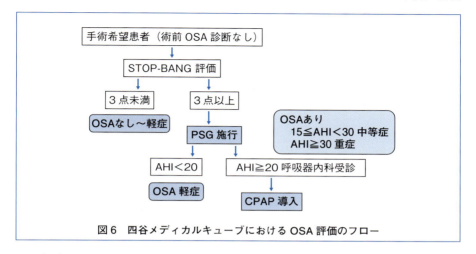

図6 四谷メディカルキューブにおける OSA 評価のフロー

気道のリスクも高いと考えられる.

◆ 術前評価において見逃されがちであるが,OSA と同時に肥満低換気症候群（OHS）の評価も必要である.できるだけ血液ガス検査を行いたい.OHS（BMI ≧ 30 かつ $PaCO_2 > 45$,SDB あり,$PaCO_2$ の上昇をきたす他疾患除外）の存在は,術後合併症の大きなリスクファクターである.心不全や呼吸不全の発症,集中治療の必要性,呼吸抑制に注意したオピオイドの投与,さらに退院後の死亡率にも関連する.OHS があると,術後に CPAP では肺胞低換気を回避できない可能性があり,二相性陽圧換気（BIPAP）の導入を検討する.

ポイント

- ☑ 肥満患者は困難気道となりやすい.
- ☑ 困難気道の術前評価は ASA などのガイドラインが非肥満患者と同様に適用可能である.マランパチ分類,甲状切痕オトガイ間距離,開口制限,下顎後退の有無などの評価項目がある.
- ☑ 肥満患者においては,気管挿管困難を予測する因子として,体重や BMI よりもマランパチ分類と頚部周囲長（40cm 以上で要注意,60cm 以上で危険）が重要と考えられている.
- ☑ 肥満患者の挿管方法に関して,明らかな基準はないが,マスク換気困難が強く予測される場合は,意識下挿管が推奨されるであろう.

2章 術前評価と管理

- [✓] マスク換気困難予測の危険因子として，下顎後退，マランパチ分類（≧Ⅲ），頸部周囲長＞46cm，そして男性であることの4点が挙げられる．
- [✓] STOP-BANGを用いて，OSAのスクリーニングを行うことが重要である．
- [✓] OHSのスクリーニングも合わせて行いたい．

引用文献
1) Frerk C, et al. Difficult airway society 2015 guidelines for management of unanticipated difficult intubation in adults. Br J Anaesth 2015; 115: 827-848.
2) Apfelbaum JL, et al. Practice guidelines for management of the difficult airway: an updated report by the American Society of Anesthesiologists Task Force on Management of the Difficult Airway. Anesthesiology 2013; 118: 251-270.
3) Japanese society of Anesthesiologists. JSA airway management guideline 2014: to improve the safety of induction of anesthesia. J Anesth 2014; 28: 482-493.
4) Isono S, et al. Pharyngeal patency in response to advancement of the mandible in obese anesthetized persons. Anesthesiology 1997; 87: 1055-1062.
5) Brodsky JB, et al. Morbid obesity and tracheal intubation. Anesth Analg 2002; 94: 732-736.
6) Lundstrom LH, et al. High body mass index is a weak predictor for difficult and failed tracheal intubation: a cohort study of 91,332 consecutive patients scheduled for direct laryngoscopy registered in the Danish Anesthesia Database. Anesthesiology 2009; 110: 266-274.
7) Leoni A, et al. Difficult mask ventilation in obese patients: analysis of predictive factors. Minerva Anestesiol. 2014 ;80:149-157.

（白石としえ）

4 術前内科管理

はじめに

> 肥満患者は糖尿病や高血圧，虚血性心疾患などといった肥満に関連する様々な疾患を重複して持つことが多い．そのため，多様な常用薬を使用していることも稀ではない．術前内科管理のポイントは可能な範囲で減量を行い周術期の合併症を減らすこと，そして肥満に伴う合併症の評価・管理である．減量のために食事・運動療法を行うとともに，心理面で周術期問題が生じる可能性のスクリーニングを行う．
>
> 術前の内科管理で特に問題となるのは糖尿病の血糖コントロールだろう．糖尿病内科などと連携し，内服薬からインスリンへの切り替えを行う．その他の併存疾患治療薬についても疾患の重症度などをもとに個別に検討する必要がある．

1. 術前内科管理

(1) 病態の把握

◆ 肥満とは脂肪組織にトリグリセライドが過剰に蓄積した状態である．肥満は糖尿病や脂質異常症などの代謝異常や冠動脈疾患，脳血管障害といった様々な疾患の誘因になるほか，外科手術時には麻酔時の気道トラブルや術後感染の増加といった問題が生じる．

◆ 術前入院管理の目的は，①減量を行い周術期合併症の発症リスクを低減させること，②肥満に伴う合併症の確認ならびにその管理である．当院では，表に示すようなチェックリストを用いて，もれなく術前管理を行えるよう工夫している (**表1**)．

◆ 肥満には原発性肥満（単純性肥満）だけでなく，内分泌性，遺伝性，視床下部性，薬剤による肥満などの二次性肥満（症候性肥満）があり，その鑑別はその後の治療に重要である (**表2**)．初診時または入院時に疾患を意識した問診や身体診察を行うとともに，TSH，遊離T4，ACTH，コルチゾールなどの血液検査を行い二次性肥満の鑑別を行う．

◆ 原発性肥満は摂取したエネルギーが消費されるエネルギーを上回ることから生

2章　術前評価と管理

表1　当院の肥満患者の内科入院時術前チェックリスト

- ☐ 血液・画像検査
- ☐ 動脈血液ガスの測定
- ☐ 75gOGTT
- ☐ （糖尿病があれば）血糖4検
- ☐ 術前中止薬の同定と切り替え
- ☐ 食道胃腸外科へのコンサルト（腹部超音波検査，上部消化管内視鏡などの依頼）
- ☐ 循環器内科へのコンサルト（心臓超音波検査，心臓CT検査などの依頼）
- ☐ 呼吸器内科コンサルト（ポリソムノグラフィー検査，呼吸機能検査などの依頼）
- ☐ 麻酔科へのコンサルト（挿管困難の有無の判定）
- ☐ 精神科へのコンサルト（不安定な精神状態の有無を判定）
- ☐ 運動外来へのコンサルト

じる．そのため，治療の基本は摂取エネルギーの改善（食事療法），消費エネルギーの改善（運動療法）となる．また，肥満症患者には食行動の異常を伴うことも少なくなく，その把握は術後の肥満症治療に重要である．食行動の問題点を明らかにする方法として食行動質問票があり，「早食いである」，「甘いものが好き」などの質問に4段階で答える形式である．患者はこれらの質問に答えながら自らの食行動を振り返ることができるほか，治療者もその患者がどの

表2　代表的な二次性肥満

1）内分泌性肥満	3）視床下部性肥満
① Cushing症候群	① 間脳腫瘍
② 甲状腺機能低下症	② Frolich症候群
③ 偽性副甲状腺機能低下症	③ Empty sella症候群
④ インスリノーマ	4）薬物による肥満
⑤ 性腺機能低下症	① 向精神薬
⑥ Stein-Leventhal症候群	② 副腎皮質ホルモン
2）遺伝性肥満（先天異常症候群）	（日本肥満学会，肥満症診療ガイドライン 2016, xii, 表C）
① Bardet-Biedl症候群	
② Prader-Willi症候群	

ような食行動を有しているか知ることで,有効な介入方法を知ることができる.
◆ 肥満者は体重を測る習慣がないことが多い.しかし,体重を測る頻度が多いほど体重のコントロールはよいことが示されており[1],また患者に自らの体重は自らでコントロールするという意識を持ってもらうためにも自己体重測定はきわめて重要である.
◆ 体重変化を記録する様式としてグラフ化体重日記があり,起床直後,朝食直後,夕食直後,就寝直前の1日4回,体重を測定し,それが記載できるようになっている.起床直後の体重をベースとし,食後の体重を記録することでどのような食事が体重変化につながるのか,振り返ることができる.特に外科手術直前の入院時においては食事のカロリーが規定されており,多くの場合,体重減少が起こるため,患者のモチベーションを高めることに活用できる.

(2) 食事療法

◆ 肥満症における食事療法の目的は摂取エネルギー制限により体重の減少を目指し,脂肪細胞の質的異常と脂肪組織の量的異常に起因する健康障害を改善することである[2].具体的には1日の摂取エネルギー量を肥満症では25kcal/kg×標準体重,BMIが35 kg/m^{2}を超える高度肥満症では20–25kcal/kg×標準体重以下の食事に設定して,術前に少しでも体重減少がえられるようにする.
◆ 栄養素のバランスは総エネルギー量の50–60%を糖質,15–20%をタンパク質,20–25%を脂質とするのが一般的である.エネルギー制限食においてはタンパク質や微量元素,ビタミンが不足しやすいが,筋肉維持・代謝活性維持のため,これらの欠乏が生じないように注意を行う.フォーミュラ食とは必須アミノ酸を含むタンパク質,ビタミン,ミネラルなどを含み,糖質と脂質を少なくした補助食品であり食事療法の際に活用できる.

(3) 運動療法

◆ 運動は減量・肥満予防・減量体重の維持に有効である.さらに血圧や脂質プロファイルの改善効果があることも知られており,積極的な導入が望ましい[3,4].一方で,運動は筋骨格系の障害や,頻度は低いものの不整脈や心筋虚血,心停止などを起こす可能性がある.運動療法導入前にはメディカルチェックを行い,個別にリスクを評価した上で,軽度〜中等度の運動療法から導入している.
◆ 運動は最大強度の50%程度,脈拍100–120/分程度の運動を週に3-5回実施することが推奨される.腰痛や膝痛で陸上歩行が困難な場合は水中運動や自転車運動を勧める.

（4）心理行動特性の把握

- 肥満患者の心理行動特性として複雑な刺激を単純化しやすい性質があり，BMIが高いほどその傾向が強いことがロールシャッハ・テストを用いた検査で示されている[5]．また，むちゃ食い障害や過食性障害のほか，うつ病性障害，不安障害を高率に合併する[6]．これらの要因が周術期および術後の管理を困難にする場合もあり，必要に応じて臨床心理士，精神科へのコンサルトを行う．
- 肥満手術では減量に伴って精神症状の悪化を認める例も存在する．肥満手術後に自傷行為が増加したとする報告もあり，術後にも注意を要する[7]．

2．肥満に合併する疾患の術前管理

　肥満症では耐糖能障害をはじめとした様々な疾患を合併しやすい．内服薬に関して肥満症独自の継続・中止基準はなく，一般の継続・中止基準に準拠のうえ，個々の症例に応じて個別に検討する必要がある．

（1）糖尿病

- 耐糖能障害はインスリン作用の不足に基づく代謝異常であり，インスリンの供給不全とインスリンが作用する臓器におけるインスリン感受性の低下（インスリン抵抗性）によって生じる．肥満患者では肥満に伴う高度なインスリン抵抗性を有する症例も少なくない．
- 術前コントロールの目標は空腹時血糖 100–140mg/dL，もしくは食後血糖 160–200mg/dL，尿糖 1＋以下または 1 日の糖質摂取量の 10％以下の尿糖排泄，尿ケトン陰性とすることである[8]．
- 周術期における糖尿病治療をどのように切り替えるかについては明確なコンセンサスはないが，わが国では日本糖尿病学会が推奨する方法をとることが多い．
- 糖尿病が食事療法のみでコントロールされており，かつ絶食期間が短い場合はインスリン投与を要しない場合もあるが，薬物療法を行っている症例では周術期はインスリン治療を行うことが原則である．肥満糖尿病患者では複数の血糖降下薬を内服していることも多く，術前のインスリンへの切り替えが必要となることが多い．
- 肥満患者では摂取カロリー過多であることが多く，術前入院で食事療法が開始されると急激な血糖低下を生じる可能性もあり，頻回の血糖測定を行うと共に薬剤の調整を行う．特に血糖低下をきたしやすいインスリンや SU 薬の使用があれば優先的に減量する．

4. 術前内科管理

（2）脂質異常症

- BMI が上昇するほどトリグリセライドが増加し，反対に HDL コレステロールが低下する[9]．また飽和脂肪酸の摂取過多により高 LDL コレステロール血症を有することもあり，HMG-CoA 阻害薬やフィブラート系薬，ニコチン酸などの治療薬を内服している症例が多い．
- 脂質異常症は心血管・脳血管疾患の主要なリスクファクターの1つであり，HMG-CoA 阻害薬は非心臓手術の 30 日内死亡率を減少させる可能性が示唆されており[10]，特別な理由がなければ継続する．一方で，フィブラート系薬やニコチン酸は周術期のミオパチーを増幅するリスクがあり，中止が望ましいと考えられる．

（3）高血圧

- 肥満患者では高血圧の発症率が非肥満者の 2-3 倍とされ，高血圧罹患患者が多い[11]．
- 「高血圧治療ガイドライン 2014」には肥満高血圧患者の具体的な降圧目標は設定されていないため，一般的な降圧目標に従い若年から前期高齢患者では診察室血圧＜ 140/90mmHg，家庭血圧＜ 135/85 を，後期高齢者では診察室血圧＜ 150/90mmHg，家庭血圧＜ 145/85mmHg を目標とする[12]．糖尿病や CKD を合併する場合は診察室血圧＜ 130/80mmHg，家庭血圧＜ 125/75mmHg が目標値となる．
- 肥満症診療ガイドラインでは，肥満患者の糖代謝異常／インスリン抵抗性の改善から ACE 阻害薬または ARB を第一選択とし，降圧不十分な症例では Ca 拮抗薬あるいは少量のサイアザイド利尿薬の追加を推奨している[2]．
- 周術期における ACE 阻害薬あるいは ARB の使用は周術期の遷延する低血圧の原因ともなり，また術後の高血圧を予防する効果もあり，その使用については議論が多い．ACC/AHA のガイドラインでは心不全あるいは高血圧患者で ACE 阻害薬を継続することは合理的だとしている[13]．カルシウム拮抗薬や利尿薬もエビデンスは乏しいが，低血圧を除けば周術期のリスクは低く，継続することが多い．

（4）高尿酸血症

- 肥満患者では尿酸排泄障害が主因となる高尿酸血症が多いとされている[14]．
- 食事療法で行う超低エネルギー食では尿酸が上昇しうるため，初診時に尿酸が高い症例では注意が必要である．また，無酸素運動ではプリンヌクレオチド分

2章　術前評価と管理

解が亢進して尿酸産生が増大するので，この点も注意して観察する．
◆ 尿酸降下薬使用中の患者における適切な薬剤調整は明らかでない．しかし，手術は痛風発作を引き起こす一因であるため，通常手術当日まで内服し，術後経口内服が可能となった時点で再開することが多い．

（5）冠動脈疾患，脳梗塞

◆ 米国の研究では，非心臓手術において周術期心血管・脳血管障害が約3％に生じたと報告されている[15]．肥満は加齢や喫煙，糖尿病，脂質異常症とは独立した冠動脈疾患の危険因子であり，脳梗塞も増加させる．したがって，手術患者全例で心血管障害のリスク評価を行い，必要に応じて専門科へのコンサルトを行う．
◆ 肥満が冠動脈疾患や脳梗塞の二次予防のリスク因子となるかについては議論のあるところである．
◆ 冠動脈疾患や脳梗塞の二次予防で使用される抗血栓薬の一般的な中止基準について**表3**に示す．しかしながら，手術にあたっては個々の症例にあわせて循環器内科，神経内科，外科，麻酔科などで十分に協議する必要がある．

表3　当院における出血傾向をきたす主な薬剤の中止基準

薬剤名	中止日
P2Y12受容体拮抗薬	チクロピジン　手術14日前 プラスグレル　手術14日前 クロピドグレル　手術14日前
アスピリン	手術7日前から中止
EPA製剤（イコサペント酸エチル，オメガ-3脂肪酸エチル）	手術7日前から中止
ワルファリン	手術5日前から中止，必要に応じてヘパリン化
ダビガトラン	手術2日前から中止（腎機能により調整が必要），必要に応じてヘパリン化
アピキサバン	手術2日前から中止，必要に応じてヘパリン化
シロスタゾール	手術2日前から中止
エドキサバン	手術前日から中止，必要に応じてヘパリン化
リバロキサバン	手術前日から中止，必要に応じてヘパリン化
ヘパリンナトリウム	手術6時間前から中止

（6）睡眠時無呼吸症候群

- 肥満患者では頸部の脂肪沈着などを背景に睡眠時無呼吸症候群を起こしやすい．睡眠時無呼吸症候群患者は全身手術において鎮静による気道閉塞のリスクが生じ，また術後の呼吸器合併症発症率増加をもたらす．その結果，ICU 入室率や入院期間延長にもつながる．
- 睡眠時無呼吸症候群では CPAP が適応となる症例もあり，睡眠時無呼吸症候群のスクリーニングが行われていない症例は STOP-BANG での評価やポリソムノグラフィーを行い，必要に応じて呼吸器内科に治療を依頼する．

（7）精神疾患

- 肥満症では気分障害や不安障害などの罹患率が高いことが知られており，特にうつ病性障害は非肥満者に比べ 55％ 高いといわれている[16]．その治療として薬物療法が行われる患者がいるが，周術期の向精神薬の調節について明確なエビデンスは存在しないのが現状である．三環系抗うつ薬の継続は不整脈を誘発する可能性があり，またセロトニン再取り込み阻害薬は出血リスクを増大させるとされる．一方で，向精神薬の中止は精神病を悪化させる可能性もある．精神科コンサルトを行い，個々の症例にあわせて調節する必要がある．

（8）その他肥満に伴う疾患の薬剤調整

- BMI が高くなるほど気管支喘息発症のリスクが高くなることが知られている[17]．
- 気管支喘息や慢性閉塞性肺疾患に用いる吸入 β 刺激薬や抗コリン薬は周術期の呼吸器合併症を減少させることが知られており，周術期も基本的に継続する．テオフィリンは周術期呼吸器合併症を減少させるというデータに乏しく，治療域を超えた場合不整脈を誘発する可能性があるため，基本的には手術前に中止する．ロイコトリエン拮抗薬は急性期のコントロールには利用されず，半減期は短いものの中止後 3 週間は喘息症状を抑える薬効が持続するとされており，手術当日まで内服し，術後内服可能になった段階で再開されることが多い．
- 肥満は下部食道括約筋圧の低下や腹腔内圧の上昇などを介して GERD のリスクとなる．GERD に頻用されるプロトンポンプインヒビターや H_2 ブロッカーは通常術直前まで使用して差し支えない．

2章 術前評価と管理

ポイント

- ☑ 術前入院管理の目的は,減量による周術期合併症発症リスクの低減と,肥満に伴う合併症の確認ならびにその管理である.
- ☑ 1日の摂取エネルギー量を肥満症では25kcal/kg×標準体重,BMIが35kg/m²を超える高度肥満症では20-25kcal/kg×標準体重以下の食事に設定する.タンパク質,ミネラル,ビタミン類の欠乏を防ぐためにはフォーミュラ食も有用である.
- ☑ 運動としては,禁忌がない場合,最大強度の50%程度,脈拍100-120/分程度の運動を週に3-5回実施することが推奨される
- ☑ 肥満患者では気分障害をはじめとした精神疾患を合併している症例も多く,必要に応じて精神科と連携して治療を行う.
- ☑ 術前血糖コントロールの目標は空腹時血糖100-140mg/dL,もしくは食後血糖160-200mg/dL,尿糖1+以下または1日の糖質摂取量の10%以下の尿糖排泄,尿ケトン陰性である.通常,周術期はインスリン療法に切り替えを行う.
- ☑ 睡眠時無呼吸症候群を見落とさないため,STOP-BANGでの評価やポリソムノグラフィーを行う.
- ☑ 肥満に伴う合併症治療のための薬剤は個々の患者の状態や各施設での基準を踏まえ,個別に調整を行う.

引用文献

1) Linde JA, et al. The impact of self-efficacy on behavior change and weight change among overweight participants in a weight loss trial. Health Psychol 2006; 25(3): 282-291.
2) 日本肥満学会編. 肥満症診療ガイドライン2016
3) Fagard RH. Physical activity in the prevention and treatment of hypertension in the obese. Med Sci Sports Exerc 1999; 31(11): S624-630.
4) Gordon B, et al. The effects of exercise training on the traditional lipid profile and beyond. Curr Sports Med Rep 2014; 13(4): 253-259.
5) 小山朝一ら:ロールシャッハ・テストを用いた肥満症患者の性格特性分析:ハイラムダスタイルについて.肥満研究, 2009; 15(1): 39-44.
6) Kalarchian MA, et al. Psychiatric disorders among bariatric surgery candidates: relationship to obesity andfunctional health status. Am J Psychiatry 2007; 164(2): quiz 374.
7) Bhatti JA, et al. Self-harm Emergencies After Bariatric Surgery: A Population-

Based Cohort Study. JAMA Surg 2016; 151(3): 226-232.
8) 糖尿病専門医研修ガイドブック 改訂第7版　日本糖尿病学会専門医取得のための研修必携ガイド
9) Lamon-Favas S, et al. Impact of body mass index on coronary heart disease risk factors in men and women. The Framingham Offspring Study. Arterioscler Thromb Vasc Biol 1996; 16(12): 1509-1515.
10) London MJ, et al. Association of Perioperative Statin Use With Mortality and Morbidity After Major Noncadiac Surgery. JAMA Intern Med 2017; 177(2): 231-242.
11) 平成2年版国民栄養の現状—昭和63年国民栄養調査成績—
12) 日本高血圧学会高血圧治療ガイドライン作成委員会編．高血圧治療ガイドライン 2014
13) Fleisher LA, et al. 2014 ACC/AHA guideline on perioperative cardiovascular evaluation and management of patients undergoing noncardiac surgery: a report of the American College of Cardiology/American Heart Association Task Force on Practice Guidelines. Circulation 2014; 130(24): e278-333.
14) Yamashita S, et al. Studies on the impaired metabolism of uric acid in obese subjects: marked reduction of renal urate excretion and its improvement by a low-calorie diet. Int J Obes 1986; 10(4): 255-264.
15) Smilowitz NR, et al. Perioperative Major Adverse Cardiovascular and Cerebrovascular Events Associated With Noncardiac Surgery. JAMA Cardiol 2017; 2(2): 181-187.
16) Luppino FS, et al. Overweight, obesity, and depression: a systematic review and meta-analysis of longitudinal studies. Arch Gen Psychiatry 2010; 67(3): 220-229.
17) Ford ES. The epidemiology of obesity and asthma. J Allergy Clin Immunol 2005; 115(5): 897-909; quiz 910.

（山本　雅，北原　綾，小野　啓，横手幸太郎）

2章　術前評価と管理

5 抗血栓療法

はじめに

> 肥満患者は前血栓状態にあり，特に周術期は静脈血栓塞栓症（VTE）のリスクに曝されている．VTEの予防法には機械的予防法と抗血栓療法があり，これらを適宜使用してVTE予防に努める必要がある．
>
> 抗血栓療法について，非肥満患者の場合は多くの抗血栓薬が使用できる一方，肥満患者の場合は投与量や副作用に関する情報が非常に少なく，安全・有効に使用できる薬剤は限られている．

1. VTEの診断

◆ 深部静脈血栓症（DVT）の症状には下肢に急速に発症した腫脹，疼痛，浮腫，色調変化，表在静脈の怒張などがある．足関節の背屈による腓腹部の疼痛，腓腹筋の圧迫による疼痛を訴えることがある．ただし，これらの症状は静脈が血栓で完全閉塞した場合にのみ見られ，そうでなければ無症状のことが多い．

◆ ルーチンでの超音波検査の有効性や必要性に関するエビデンスはない．

◆ PTEの所見・症状はSpO_2低下が最多で，冷汗，胸痛，呼吸困難，血圧低下，ショック，心停止，失神などがある[1]．離床にあわせてそのような症状があればPTEを強く疑う．

2. VTEの予防

予防法には早期離床，弾性ストッキングや間欠的空気圧迫法などの機械的な予防法と，抗凝固療法がある．

（1）機械的予防法

早期離床と膝下圧迫弾性ストッキングはDVT発生率を低下させたという報告がある[2]．弾性ストッキングや間欠的空気圧迫法などの機械的な予防法が致死的なPTEの発生を減少させたということは示されていないが，抗凝固療法と組み合わせて行われるべきである[3]．

5. 抗血栓療法

① 離床
- 離床とは単にベッドから降りて座っていることではない．頻回に立位をとるか，歩行して初めて静脈還流が増加する．逆に，離床できないのであればベッド上で足関節の底屈・背屈運動を行うか，下肢の自動運動を行うと静脈還流量が増加する[4]．

② 弾性ストッキング
- 表在静脈を圧迫して静脈の体積を減少させ，深部静脈の血流速度を上げてDVTを予防するしくみである．サイズの選択が重要で，しわやゆるみがないように注意する．しわにより血流障害，腓骨神経麻痺が起こる可能性がある．コンパートメント症候群発生の報告もある．
- 閉塞性動脈硬化症の患者では使用しない方がよい．

③ 間欠的空気圧迫法
- 足底ポンプタイプやふくらはぎタイプがあるが，予防効果の差は明らかでない．
- 抗凝固療法ができない出血リスクのある患者での使用や抗凝固療法との併用が推奨されている[3,5]．
- 腓骨神経麻痺，コンパートメント症候群，そして，すでにある血栓が遊離してPTEが発生する可能性がある[6]．
- 長期臥床患者やすでに血栓がある患者では原則的に使用しない．

④ IVCフィルター
- 超音波ガイド下穿刺で安全に留置できるようになったが，適応に関しては定まっていない．BMI > 60の中心性肥満，OSA，静脈うっ滞疾患，VTEの既往，既知の凝固亢進状態がある患者には留置したほうがよいという報告がある[7,8]．その一方で，多くの合併症の報告があり，確たる有効性も示されていないので推奨もされていない[9]．

(2) 抗血栓療法

抗血栓薬の臨床試験で肥満患者は除外されることが多く，肥満患者での薬物動態や用法・用量，安全性に関する情報は少ない．また，肥満であればVTE予防のためにルーチンに抗血栓療法を行うべきか否かについては未解決の問題である．

① ワルファリン
- 内服を開始しても，すでに血中にある凝固因子が代謝されて消失するまでは効果を得られないため，目標INRに到達するまでに高用量かつ時間を要する[10]．内服開始後3-5日間で効果が発現するので，それまでは未分画ヘパリン（UFH）か低分子量ヘパリン（LMWH）をブリッジングとして使用する必要がある[11]．

2章 術前評価と管理

◆ ワルファリンは手術5日前に中止し、術後12-24時間で再開する。

②標準ヘパリン（未分画ヘパリン）

a. 低用量未分画ヘパリン

◆ 非肥満患者では8時間ごとまたは12時間ごとに5000単位を皮下投与する。術後に止血を確認して投与を開始する。モニタリングが不要で、安く、安全な方法とされている。

◆ 長期使用でヘパリン起因性血小板減少症（HIT）が起こりうる。特にHIT抗体が産生され血小板を活性化し血栓を形成するII型が重要で、未分画ヘパリン投与後5-14日後に起こりうる。よって長期投与を避け、血栓予防のための使用としてはワルファリンの効果発現までのブリッジングとして投与する。

◆ HITの早期発見のために、定期的に血小板数のモニタリングを行う。

◆ 肥満患者に対するVTE予防のための用量に関して、標準的な投与量では不十分という点では異論がないようだが報告は少ない。1つの大規模な後方視研究でBMI 40以上の患者では7500単位×3回皮下注でVTE発生が低かったと報告されている[12]。

b. 用量調節未分画ヘパリン

◆ APTTをモニタリングしつつ、APTTが正常値上限となるよう未分画ヘパリンの投与量を調節する方法である。煩雑ではあるが効果はより確実になる。

◆ 非肥満患者では最初に3500単位の未分画ヘパリンを皮下投与し、4時間後のAPTTが正常値上限となるように、8時間ごとに未分画ヘパリンを前回投与量±500単位で皮下投与する[13]。

③低分子量ヘパリン (LMWH)

◆ わが国でVTE予防のためのLMWHはエノキサパリンのみである。

◆ 肥満手術後でもLMWHとUFHでは効果と副作用に有意差がなかったという報告がある[14]。しかし、①LMWHのほうが皮下投与時の生物学的利用率が90％で抗凝固作用の予測可能性が高いこと、②半減期が長く1日1回の投与も可能なこと、③ワルファリンやUFHのようにモニタリングが不要なこと、④HITなどのヘパリン起因性の合併症が少ないことなどが使用上有利な点ではある。

◆ わが国での使用量は体格を考慮して2000単位を1日2回と少なく設定されている（米国では3000単位を1日2回）。

◆ 血栓予防のためのLMWHの肥満患者に対する投与量は、非肥満者に対し「高用量定量」が支持されているが、正式な推奨投与量はない。

◆ 肥満患者での投与量に関しては報告が限られているが、BMIの増加に従って

5. 抗血栓療法

用量を増やす方法でも出血リスクが増えないことが示されている [12, 15]．BMI 30–40 の患者に関しては，通常用量では必ずしも VTE の予防効果を得られるとは限らないが，信頼できるデータがなく具体的な用量の推奨はなされていない．ただ，VTE の既往や悪性腫瘍などハイリスク肥満患者については，40mg を 1 日 2 回か 30mg を 1 日 2 回投与は正当なものであろう．BMI 40 超では 40mg を 1 日 2 回が最も有効である．BMI 50 以上に関しては 60mg を 1 日 2 回という報告がある（1mg は 100 単位に相当）[16]．

◆ LMWH やフォンダパリヌクスの効果をモニターするために抗 Xa 因子の定量が行われることがある．しかし抗 Xa 因子濃度と出血または血栓リスクの関連や，血漿中の目標抗 Xa 因子濃度も決まっておらず，標準体型の人でも抗 Xa 因子のモニタリングを行うこと自体に疑問が残っている．肥満患者でモニタリングを行う意義はさらに薄いと言える [17]．

◆ 腎排泄性の薬剤であり，Ccr が 30mL/ 分未満の腎機能障害がある肥満患者ではエノキサパリンの代わりに UFH の使用を考慮すべきである [11]．

◆ 血栓治療のためには LMWH を TBW に基づき投与する [11]．

④フォンダパリヌクス

◆ アンチトロンビンと結合し活性化凝固第 10 因子（Xa）の作用を阻害する作用が主体で，トロンビンや血小板への直接作用がなく，出血リスクは低い．皮下投与時の生物学的利用率が 100％であり，モニタリングが不要である．半減期が 17.2 時間と長いため，1 日 1 回の投与でよい．

◆ 術後 24 時間以降，創部からの出血がないことを確認して投与を開始する．

◆ 活性体が腎排泄されるので，腎機能障害がある肥満患者では出血のリスクが増す可能性がある．クレアチニンクリアランスに応じて減量（1.5mg 製剤を使用）を考慮する．

◆ 肥満患者にフォンダパリヌクスの使用は推奨されていない．

◆ 45 名の肥満患者（平均 BMI 51.2kg/m^2）に標準用量（2.5mg，1 日 1 回）を用いたが，抗 Xa 因子が目標範囲内に至ったのは半数ほどであった [18]．その他，肥満患者で用量を増量した場合の有効性と安全性に関するデータはない．現状ではエノキサパリンや UFH での代替を考慮する．ただし，HIT の既往がある場合など，フォンダパリヌクスを使用せざるを得ない場合，現状では標準用量を使用する．

⑤ NOAC

◆ 肥満患者に対して NOAC を定量または高用量投与し，その有効性と安全性をみた研究がないため，肥満患者に NOAC の使用は推奨されていない [19]．

◆ 体重による効果の差はないとされているが [20]，それでも体重により血漿中濃度

- ◆ ダビガトラン使用中の肥満患者に血栓塞栓症が発生した報告があるが，血漿中濃度が有効濃度を下回っていた．肥満患者で腎機能障害がない場合にはCcrが高いことがあり，ダビガトランのような腎排泄が85％と高い薬剤では効果が得られていないことがある [22, 23]．
- ◆ ワルファリンで代替する方が無難であるが，NOACを使用するのであれば，腎機能障害のない肥満患者に対してはアピキサバンやエドキサバンのように腎排泄の低い薬剤を投与する方が合理的であろう [24]．

⑥アスピリン
- ◆ 抗血小板薬であり，脳梗塞や心筋梗塞といった動脈系血管の血栓イベントを低下させることが知られているが，VTE予防にも有効であるという報告がある [25]．ただし，わが国ではVTE予防としての保険適応はない．
- ◆ アスピリン単独での効果は不明で，現状では間欠的空気マッサージとの併用が必要である．

ポイント

- ☑ VTEの予防には機械的予防法と抗血栓療法があり，両者を適宜織り交ぜて使用する．
- ☑ 頻回に立位をとるか歩行して初めて離床したことになり，下肢からの静脈還流が増加する．
- ☑ 肥満患者に対する抗血栓療薬の使用に関する情報は少なく，フォンダパリヌクスとNOACの使用は推奨されていない．
- ☑ ワルファリンは効果をモニターしつつ使用できるが，効果発現まではUFHかLMWHをブリッジングとして用いる．ただし，UFHとLMWHの推奨使用量は定まっていない．

5. 抗血栓療法

引用文献
1) 黒岩政之ほか：2003年周術期肺血栓塞栓症発症アンケート調査結果調査結果からみた本邦における発症頻度とその特徴―（社）日本麻酔科学会肺塞栓症研究ワーキンググループ報告―. 麻酔 2006；55：1031-1038.
2) Gonzalez QH, et al: Incidence of clinically evident deep venous thrombosis after laparoscopic Roux-en-Y gastric bypass. Surg Endosc 2004; 18: 1082-1084.
3) Geerts WH, et al: Prevention of venous thromboembolism: American College of Chest Physicians Evidence-Based Clinical Practice Guidelines (8th Edition). Chest 2008; 133: 381S-453S.
4) 黒岩政之：肺血栓塞栓症. 麻酔 2011；60：S55-S68.
5) Jacobs JJ, et al: American Academy of Orthopaedic Surgeons clinical practice guideline on: preventing venous thromboembolic disease in patients undergoing elective hip and knee arthroplasty. J Bone Joint Surg Am 2012; 94: 746-747.
6) Siddiqui AU, et al: Pulmonary embolism as a consequence of applying sequential compression device on legs in a patient asymptomatic of deep vein thrombosis. Anesthesiology 2000; 92: 880-882.
7) Sapala JA, et al: Fatal pulmonary embolism after bariatric operations for morbid obesity: a 24-year retrospective analysis. Obes Surg 2003; 13: 819-825.
8) Keeling WB, et al: Current indications for preoperative inferior vena cava filter insertion in patients undergoing surgery for morbid obesity. Obes Surg 2005; 15: 1009-1012.
9) Thorell A, et al: Guidelines for Perioperative Care in Bariatric Surgery: Enhanced Recovery After Surgery (ERAS) Society Recommendations. World J Surg 2016; 40: 2065-2083.
10) Wallace JL, et al: Comparison of initial warfarin response in obese patients versus non-obese patients. J Thromb Thrombolysis 2013; 36: 96-101.
11) Guyatt GH, et al: Executive summary: Antithrombotic Therapy and Prevention of Thrombosis, 9th ed: American College of Chest Physicians Evidence-Based Clinical Practice Guidelines. Chest 2012; 141: 7S-47S.
12) Wang TF, et al: Efficacy and safety of high-dose thromboprophylaxis in morbidly obese inpatients. Thromb Haemost 2014; 111: 88-93.
13) 肺血栓塞栓症／深部静脈血栓症（静脈血栓塞栓症）予防ガイドライン作成委員会（編）：肺血栓塞栓症／深部静脈血栓症（静脈血栓塞栓症）予防ガイドライン　ダイジェスト版. (http://www.jsth.org/com/c1/c1-7/)
14) Shepherd MF, et al: Heparin thromboprophylaxis in gastric bypass surgery. Obes Surg 2003; 13: 249-253.
15) Scholten DJ, et al: A comparison of two different prophylactic dose regimens

of low molecular weight heparin in bariatric surgery. Obes Surg 2002; 12: 19-24.
16) Borkgren-Okonek MJ, et al: Enoxaparin thromboprophylaxis in gastric bypass patients: extended duration, dose stratification, and antifactor Xa activity. Surg Obes Relat Dis 2008; 4: 625-631.
17) Vandiver JW, et al: Chemical prophylaxis to prevent venous thromboembolism in morbid obesity: literature review and dosing recommendations. J Thromb Thrombolysis 2016; 41: 475-481.
18) Martinez L, et al: Effect of fondaparinux prophylaxis on anti-factor Xa concentrations in patients with morbid obesity. Am J Health Syst Pharm 2011; 68: 1716-1722.
19) Buckley LF, et al: Direct oral anticoagulants in patients with atrial fibrillation and renal impairment, extremes in weight, or advanced age. Clin Cardiol 2017; 40: 46-52.
20) Kubitza D, et al: Body weight has limited influence on the safety, tolerability, pharmacokinetics, or pharmacodynamics of rivaroxaban (BAY 59-7939) in healthy subjects. J Clin Pharmacol 2007; 47: 218-226.
21) Upreti VV, et al: Effect of extremes of body weight on the pharmacokinetics, pharmacodynamics, safety and tolerability of apixaban in healthy subjects. Br J Clin Pharmacol 2013; 76: 908-916.
22) Rafferty JA, et al: Acute pulmonary emboli in a patient on long-term dabigatran therapy. Ann Pharmacother 2013; 47(4):e20.
23) Safouris A, et al: Rivaroxaban presents a better pharmacokinetic profile than dabigatran in an obese non-diabetic stroke patient. J Neurol Sci 2014; 346: 366-367.
24) Güler E, et al: A review of the fixed dose use of new oral anticoagulants in obese patients: Is it really enough? Anatol J Cardiol 2015; 15(12): 1020-1029.
25) Deirmengian GK, et al: Aspirin Can Be Used as Prophylaxis for Prevention of Venous Thromboembolism After Revision Hip and Knee Arthroplasty. J Arthroplasty 2016; 31: 2237-2240.

〔上北郁男〕

6 物品準備

はじめに

> 手術室をはじめとして病院の設備・備品のほとんどは規格品であり，必ずしも肥満患者に適合したものではない．そのようなものを肥満患者が使用した時，最悪の場合，破損に伴い患者が思わぬ怪我をすることがある．また，怪我がなくとも壊したことにより患者が大きな羞恥心を抱き，自尊心を損なうことさえある．
>
> 肥満患者が使用する可能性のある設備・備品は，安全のためにあらかじめチェックされる必要がある．その際，重要なのは「耐荷重」と「サイズ」であり，リストにしておくと再チェックの際に便利である．

1. 物品準備の注意点

- 肥満患者に使用する物品・設備はすべて，前もってチェックする．その際，「耐荷重」と「サイズ」に留意する．
- まず，現時点で各施設にある物品・設備についてチェックする（耐荷重を満たさないものは使用できないので新たに購入する必要がある）．
- 一般的に必要とされる物品・設備の例を**表1**に示した（各施設の事情に合わせてチェックリストを作成しておくとよい）．患者に関わるすべてのスタッフがこのチェックリストの内容を熟知しておく必要がある．
- チェックされたもの以外は使用しない．例えば，近くにある小さな丸椅子を親切心で何気なく勧めることは危険行為である．チェックリストの内容と意味を知っていれば，このようなことは起こりにくいであろう．

2章　術前評価と管理

表 1　準備物品，設備

外　来
☐　広く耐荷重性のある椅子
☐　耐荷重性のある処置台
☐　スケール幅のある体重計
☐　CT，MRI 装置のサイズと耐荷重のチェック
☐　耐荷重性のある便器（床設置型）と丈夫な手すり

病　棟
☐　広く耐荷重性のある肘掛け椅子
☐　広く耐荷重性のあるベッド（体圧分散マット、電動装置付き）
☐　床設置型の便器と頑丈な手すり
☐　手すり付きのシャワー室
☐　広く耐荷重性のある車椅子
☐　広く耐荷重性のあるストレッチャー
☐　大きいガウン（手術着）
☐　弾性ストッキングないし弾性包帯
☐　大きい間欠的空気圧迫装置
☐　CPAP 装置
☐　high-flow oxgen delivery device（高流量酸素供給装置）

手　術　室
☐　広く耐荷重性のある手術台
☐　手術台に装着できる手台・足底板・肩当・砕石位用器具
☐　患者固定用の幅のあるベルト
☐　褥瘡予防効果のあるマット
☐　ジェルパッドやスポンジパッド
☐　Ramp 体位作成用の枕・タオルなど
☐　足台（患者用・術者用・麻酔科用）
☐　移乗装置（スライドシートやホバーマット®）
☐　大きい非観血的血圧測定用カフ
☐　動的指標モニター
☐　処理脳波モニター
☐　筋弛緩モニター
☐　DAM カート（ビデオ喉頭鏡・ブジー・甲状輪状間膜穿刺キット）
☐　超音波装置（コンベックスプローベが望ましい）
☐　神経ブロック用の長い針
☐　デスフルラン気化器

6. 物品準備

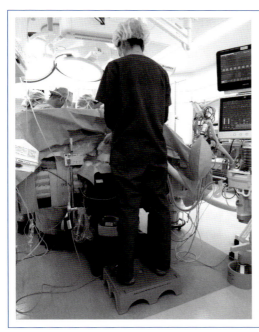

図1　手術室でのセッティングの1例
Ramp体位では患者の上半身が高くなるため，麻酔科医用の足台が必要である．

2. 実際の運用

◆ 物品・設備が揃い，実際に使用するにあたっては必ずシミュレーションを行う．シミュレーションには出棟から手術室入室，退室後の移動までが含まれることが理想で，患者に関わる多くのスタッフが参加するようにする．

◆ 手術前日に患者が入院しているならば，患者にも協力してもらうとよい．特に手術台のセッティングは重要である．正確なRamp体位をとり，各部位に負荷のかからないようにするため，前日に看護師・外科医・麻酔科医が集まり意見を交わしつつ，実際の手術室で患者とともに微調整するとよい．

ポイント

- ☑ 肥満患者が使用しうる物品・設備は,「耐荷重」と「サイズ」の観点からチェックされるべきである.
- ☑ 安全に使用できる物品・設備のチェックリストを作成し,肥満患者に関わるスタッフはその内容を熟知しておく.そして患者安全のために,リスト以外のものを使用しないようにする.
- ☑ 物品・設備が揃ったら,実際に運用できるかシミュレーションを行う.

Column ●●● Ramp体位のセッティング,最初は難しいけれど…

　スタッフが慣れてくると患者の身長やBMIの情報だけで適切な高さの枕を調整してくれるようになるが,時折来るBMI 50以上の患者や高身長の場合は今でも前日に患者とともに微調整している.

　この枕作成技術の向上は驚くべきで,現在では緊急手術でも患者の身長とBMIの情報を伝え,「ランプ体位準備して〜」と言うと「あ,ミニランプね」と返され,絶妙な高さのものを短時間で準備してくれる.有難いことである.

（上北郁男）

3章
術中管理

3章 術中管理

1 前投薬および絶飲食

はじめに

> 肥満患者はメンタル面の問題を抱えていることが少なくない．メンタル面の問題から鎮静剤の前投薬を行いたい場合もあるが，気道閉塞や呼吸抑制のリスクから，前投薬は避けた方が安全である．絶飲食については，肥満患者の胃排出は遅延しないとの報告が増えているが，糖尿病（自律神経障害の合併）や胃食道逆流症の合併も多いことから，慎重に検討すべきであろう．

1. 肥満患者への前投薬および内服

◆ 不安の大きい患者に対しては少量のミダゾラム経口投与などを考慮しても良いが，基本的には，肥満患者への鎮静剤の前投薬は避けた方が良いと考えられている．閉塞性睡眠時無呼吸（OSA）の高い合併率を考えると，術前の鎮静は気道閉塞，呼吸抑制のリスクとなる．

◆ 術前内服薬を周術期にどのように扱うかについては，これまで明らかな見解はなく，非肥満者と同様に経口糖尿病薬は当日休止すべきであろうし，ACE阻害薬やアンジオテンシンII受容体拮抗薬（ARB）についても，非肥満者で前日休止しているのであれば，同様に行うのがよいと考えている．

2. 肥満患者への絶飲食

◆ これまで肥満患者には胃排出遅延があるのではないかという懸念があり，麻酔導入時の誤嚥の危険性の観点から，術前の絶飲食を非肥満者と同様に扱うべきか，議論がなされてきた．

◆ 米国の絶飲食ガイドラインにおいては非肥満者と同様に扱うことを可とし，欧州の絶飲食ガイドラインにおいては，はっきりとした見解を示していない．以前はフルストマックと考えてクリコイドプレッシャーをかけた迅速導入や，意識下挿管を行うべきという意見もあったが，近年，肥満患者においても胃排出は遅延しないという報告が増えてきた[1]．筆者らは，MRIを用いて経口補水液500mL摂取後の胃内水分量を測定し，肥満患者の胃排出は遅延しないことを報

1. 前投薬および絶飲食

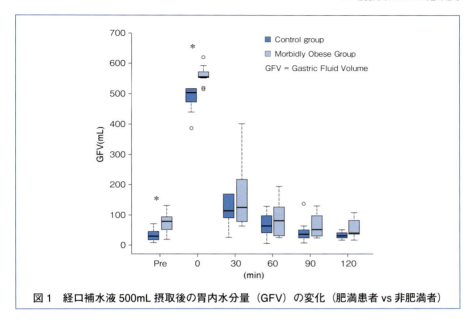

図1 経口補水液500mL摂取後の胃内水分量（GFV）の変化（肥満患者 vs 非肥満者）

告し，非肥満者と同様に2時間前までの飲水を可とできることを示唆した[2]．
図1は胃内水分量の推移である．

- ◆ 筆者らの同研究において，肥満患者の空腹時胃液量が非肥満者より有意に多いことが認められ（肥満患者：73mL，非肥満者：30mL），注意が必要と考えられる．
- ◆ 自律神経障害のある糖尿病患者や胃食道逆流症（GERD）のある患者は，2時間前までの飲水可を除外すべきであろう．

ポイント

> ☑ 肥満患者の呼吸抑制，気道閉塞の可能性から，鎮静剤の前投薬は避けた方が安全である．
>
> ☑ 肥満患者の胃排出は遅延しないとの報告が増え，非肥満患者同様に2時間前までの飲水を可とする傾向にある．しかし，糖尿病やGERDの合併，また空腹時胃液量が多いことから，絶飲食時間は慎重に考えるべきである．

3章 術中管理

引用文献

1) Maltby JR, et al. Drinking 300mL of clear fluid two hours before surgery has no effect on gastric fluid volume and pH in fasting and non-fasting obese patients. CanJ Anaeth 2004; 51: 111-115.
2) Shiraishi T, et al. Gastric Fluid Volume Change After Oral Rehydration Solution Intake in Morbidly Obese and Normal Controls: A Magnetic Resonance Imaging-Based Analysis. Anesth Analg 2017; 124(4): 1174-1178.

（白石としえ）

2 手術室のセッティング，モニタリング

はじめに

> 肥満患者の全身麻酔管理に必要なモニタリング，過体重を考慮した手術室のセッティングをあらかじめ計画する必要がある．耐荷重を満たした手術台，気道開通性改善のための枕（Ramp 体位用の枕），神経圧迫を防止するパッド，周径の大きな血圧測定カフなどを準備する．DAM カートは必須である．輸液管理は動的指標モニターの使用が推奨される．

1. 手術室セッティング

- 手術台が耐荷重を満たしたものかを確認する．手術台が1台で不十分な場合は，2台を横に並べる方法もある．神経圧迫を防止するパッド，身体を固定するストラップは非肥満患者に比べ多く必要である．
- Ramp 体位を作るための枕は最も重要で，肥満度や頸部周囲の皮下脂肪に合わせて厳密に作成する必要がある．Ramp 体位を作成するためのデバイスとして，Troop Elevation Pillow®，RAMP®，Oxford HELP®などいくつかのデバイスが市販されているが，タオルを重ねて高さを調整し作成できる．Ramp 体位は外耳道と胸骨が水平になる体位であり，頭部の下だけでなく上半身（背部）の下に

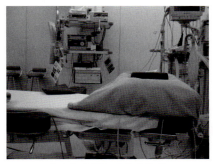
タオルを重ねて枕を作成

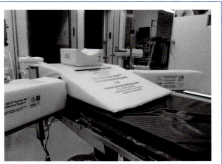
Oxford HELP®
〔Alma Medical（英国）〕

図1 Ramp 体位のための枕

3章 術中管理

も枕が必要である(図1, 図2)(Ramp体位 ▶▶▶ 3章5. 術中体位).

◆ DAMカート(ビデオ喉頭鏡,ラリンジアルマスク,経口・経鼻エアウェイ,ガムエラスティックブジー®,輪状甲状膜切開セットなどが入っている)の準備は必須である.

◆ 肥満患者の移動を容易にすることのできるシーツ様のデバイスがある(ホバーマット®).患者の下にシーツを敷き,シーツ内にエアを注入して膨らませる空圧式マットであるが,ホバークラフトのように軽く患者を持ち上げることが

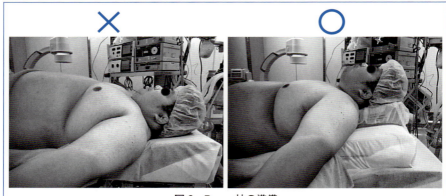

図2 Ramp枕の準備
気道開通性を改善させるため,外耳道と胸骨の高さが水平となるよう枕の高さを調整する.

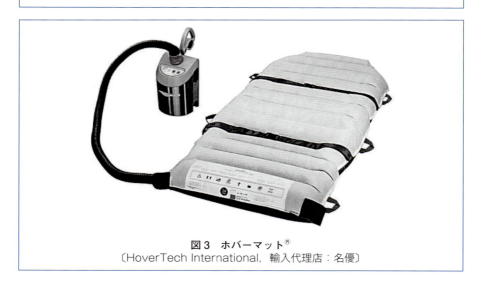

図3 ホバーマット®
〔HoverTech International, 輸入代理店:名優〕

2. 手術室のセッティング, モニタリング

可能となる(図3, 図4).

2. モニタリング

◆ モニターは通常の手術と同様に心電図, 血圧計, カプノメーター, パルスオキシメーターを基本とし, 可能であれば, 観血的動脈圧測定ラインや輸液管理に有用な動的指標モニターを準備する.

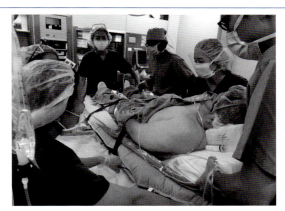

図4 ホバーマット®を使った患者の移動

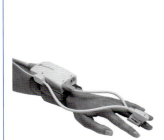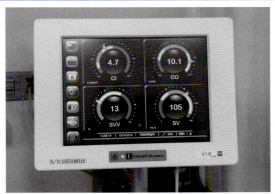

図5 非侵襲的血行動態モニタークリアサイトシステム®〔エドワードライフサイエンス〕
クリアサイトフィンガーカフを手指に巻いて, 非侵襲的かつ連続的に血圧と心拍出量(CO)・1回拍出量(SV)・1回拍出量変化(SVV)などの血行動態パラメータを測定する.

3章 術中管理

◆ 尿量は肥満による静脈還流減少や気腹による腎血流の低下などの要因で少なくなる傾向にあり，尿量を考慮しながらの輸液管理は困難となるが，モニタリングすることは重要であろう．

◆ 輸液量の評価として，動脈圧ラインや指動脈圧からの脈波の呼吸性変動を数値化し，脈圧変動（PPV）や一回拍出量変化（SVV）などを算出する非侵襲的血行動態モニター（クリアサイトシステム®など）が有用である．これらの動的指標を用いて，輸液反応性の有無を評価しながら輸液管理を行う **(図5)**．

◆ 麻酔深度モニター（BISモニター®），筋弛緩モニターがあれば，鎮静や筋弛緩薬のコントロールが容易になる．筋弛緩モニターは，厚い皮下脂肪組織によって正確に算出されない可能性がある．手関節周径が18cmよりも大きい場合，顔面でのモニタリングが推奨されるという報告がある[1]．

◆ カプノメーターにおいては，肥満患者は$PaCO_2$と$EtCO_2$の差（Δ a-$ETCO_2$）が肺胞死腔増大により開大しやすいので注意が必要である．

◆ 非観血的血圧測定においては，カフの内袋の幅と長さは，それぞれ上腕周囲長の40％，80％が理想的であるといわれている．カフは**図6**のようなサイズを目安として選択する．**図6**のように適用腕径がカフに記載されている製品があり分かりやすい．血圧が実測値よりも高く算出されるのは，カフが小さい場合，あるいはマンシェットがゆるい場合であろう．またBMIが高いと上腕が脂肪によって円錐型となっていることがあり，カフがうまくフィットしないことがある．この場合，モニター値は正しく算出されない．

上腕周囲長（cm）	カフ幅（cm）	内袋のサイズ（cm）
23–33	13	13 × 29
33–45	16	16 × 38
45–55	19	19 × 44

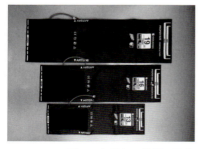

適用腕径がカフに記載されている

一般的にはカフ幅は
13cm：標準
16cm：大
19cm：大腿用
とされている

図6 血圧カフ選択の目安（YAWARAカフ®〔日本光電〕）

2. 手術室のセッティング，モニタリング

◆ 観血的動脈圧測定や中心静脈カテーテル挿入は，肥満患者には手技的に困難なことが多く，必要性が高い場合には超音波ガイド下での挿入が推奨される．

ポイント

- ☑ 手術台の耐荷重を確認する．
- ☑ 気道開通性を改善させるための枕（Ramp 枕）のセッティングは最重要である．
- ☑ DAM カートを準備する．
- ☑ 麻酔深度モニター，筋弛緩モニターの使用が推奨される．
- ☑ 非侵襲的血行動態モニターを用いて，動的指標に基づいた輸液管理が推奨される．
- ☑ 血圧測定のカフの大きさは上腕周囲長によって決定される．
- ☑ 中心静脈カテーテル挿入は手技的困難性が高く，ルーチンには行わない．

引用文献
1) Cullen A, et al. Perioperative management of the severely obese patient: a selective pathophysiological review. Can J Anaesth 2012; 59: 974-996.

Column ••• "ramp" って何？

"ramp" という英語は，日本人にはあまり馴染みのない単語であるが，名詞であれば「傾斜」である．動詞になると「傾斜をつける」という意味で，"ramping" や "ramped" も使われる．

肥満患者に適したポジションは，ramped position という言葉が一般化し，まさに傾斜をつけた体位ということになるが，Ramp 体位を作るために市販されている製品（枕）は多少混乱を招く商品名がつけられている．RAMP®は，Rapid Airway Management Pillow である．Ramp 体位は，HELP(Head Elevated Laryngoscopy Position) と同義であるが，Oxford HELP®は，Head Elevated Laryngoscopy Pillow である．ポジションンと枕，混同しないよう注意されたい．

（白石としえ）

3章　術中管理

3 全身麻酔導入

はじめに

> 肥満患者の全身麻酔において，麻酔科医が最も緊張するのは，急速な SpO_2 の低下が懸念される全身麻酔導入であろう．肥満患者にどのように挿管をするかは，常に議論となる問題であるが，悩ましい選択である．
>
> Brodsky らは，挿管方法の最終判断は，個人の経験や技量，ガイドライン，使用可能なデバイスによると述べている．また，意識下挿管が必要な肥満患者は全体の 6-7％，通常は BMI > 40 であり，残りの 93-94％はポジションの適正化などにより，困難気道とはならないという[1]．意識下挿管は，マスク換気困難が予測される場合，また誤嚥の危険性がある場合に選択すべきであろう．

1. 急速導入

- 急速導入において念頭に入れるべき重要事項は，無呼吸による急速な SpO_2 低下（常に考慮），マスク換気困難（高頻度），気管挿管困難（可能性あり），そして気管挿管後の換気困難である．
- 急速導入を行う場合，SpO_2 低下を回避するために，まず前酸素化を厳密に行うことが必要である．マスクを密着させ100％酸素下で，3分間の自然呼吸，あるいは60秒間の深呼吸8回を行ったのち，鎮静薬を投与する[2]．このとき，100％酸素とし，マスクと顔面の間に隙間（リーク）がないよう注意する．そして呼吸回路内で再呼吸をつくらないためには，純酸素10Lのフレッシュガスが必要であると言われている．
- 前酸素化後，SpO_2 が100％を維持していることを確認し，麻酔導入を開始する．全身麻酔導入において，最も重要なのは，ポジショニングである．頭の下だけでなく，外耳道と胸骨が水平になるよう上半身（背部）の下にも枕を入れ，気道開通性を改善する Ramp 体位を作ることは必須である（ ▶▶▶ 3章5. 術中体位）．Ramp 体位に加え，約25度の頭高位とすることで，機能的残気量（FRC）や気道開通性を維持させることができる．
- 全身麻酔薬投与後は，無換気の時間を最小限とし，早期にマスク換気を開始す

3. 全身麻酔導入

る．筋弛緩薬投与のタイミングについては，肥満患者においても，より早期に投与した方がマスク換気がやさしくなるという意見が多い．

◆ マスク換気においては，2人法（two hands technique または両手法とも呼ばれる）とすることがより安全である．1名はバッグを押し，1名は両手で顎を持ち，マスクを保持するが，熟練者が行うことが肝要である．マスク保持においては Triple Airway Maneuver（下顎挙上，頚部伸展，開口）が有用である **(図1)**．頭部後屈と下顎挙上は咽頭の開通性を改善させるために重要であり，OSA においても有効と考えられている．ただし肥満患者においては，BMI が大きいほど，頭部後屈，下顎挙上は困難になりやすい．

◆ 経口（経鼻）エアウェイも準備しておく．2人法と Triple Airway Maneuver でも気道の開通性が不十分な場合，有用なデバイスとなる．

◆ McGrath®，AWS（Airway Scope®），Glidescope®など，ビデオ喉頭鏡の普及は，肥満患者の挿管に大きな恩恵をもたらした．口腔内，咽頭部の気道が狭く，顔，頭，舌が大きいなどの特徴を有し，喉頭展開困難となりやすい肥満患者に対しては必須のデバイスである．肥満患者の解剖学的特徴を考慮すると，ガイド溝に気管チューブをセットでき，気道の自然なカーブを維持したまま挿入できる AWS®は特に有効なデバイスと考えられる **(図2)**．

◆ 声門上器具において，その管を通じて気管挿管が可能，かつシール圧の高いラリンジアルマスク（ILMA®，Air-Q®）や，i-gel®は，肥満患者に有用である**(図3)**．

◆ 鼻カニューレより十分に加温・加湿した高流量（10–60L/分）の酸素を投与す

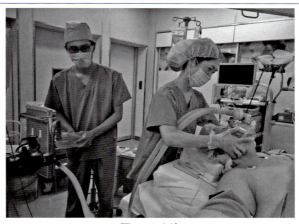

図1　2人法
1名はバッグを押し，1名は両手で顎を持ちマスクを保持する．

3章 術中管理

るハイフロー療法(HFT, ネーザルハイフロー®)は, 通常 COPD や気管支喘息などが適応疾患であるが, 高流量であるため 3-6cmH$_2$O の PEEP 様呼気圧がかかり, OSA 患者の術後管理において CPAP の代用として有用であることが報告されるようになった[3]. 肥満患者の全身麻酔導入時の前酸素化, 気管チューブ抜管後の酸素投与としても, SpO$_2$ 低下を回避する手段として, その効果が期待されている[4].

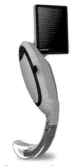 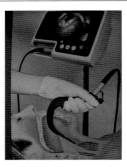 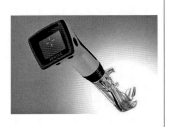

①マックグラス (McGrath™)　②グライドスコープ (GlideScope®)　③エアウェイスコープ (AirwayScope®)

図2　ビデオ喉頭鏡
グライドスコープやエアウェイスコープは咽頭のカーブを維持したまま挿入できる.
〔①メドトロニック, ②ベラソンメディカル, ③日本光電〕

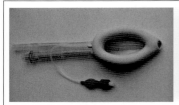 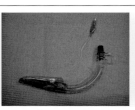 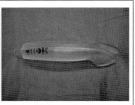

①LMA プロシール (LMA Proseal®)　②エアキュー (AirQ®)　③アイジェル (i-gel®)

図3　シール圧の高い声門上器具
エアキューやアイジェルは管を通じて気管チューブを挿入することが可能である.
〔①テレフレックスメディカル, 販売:泉工医科工業〕
〔②マーキュリーメディカル, 販売:インターメドジャパン〕
〔③インターサージカル, 販売製造:日本メディカルネクスト〕

2. 意識下挿管

- 困難気道（DA），特にマスク換気困難が予測される場合，または誤嚥の危険性が高いと判断すれば，意識下挿管を行う（▶▶▶ 2章3．気道の評価）．
- 従来，意識下挿管は，挿管の補助器具として気管支ファイバーを用いることが標準であった．しかしビデオ喉頭鏡の普及と共に，意識下挿管はビデオ喉頭鏡を使って行うことが可能となった．Moore らは，ビデオ喉頭鏡による意識下挿管は肥満患者にも有用であることを報告している[5]．咽頭，喉頭部への表面麻酔を十分に行い少量の鎮静薬を投与した状態でビデオ喉頭鏡を挿入しても，エアウェイスコープ（AWS：Airway Scope®），グライドスコープ（Glidescope®）などは特に，声門視認までに展開操作の力が加わらず，患者に大きな苦痛は伴わない．ビデオ画面で声門を確認し，そのまま挿管を行う．Aceto らは，肥満患者に対する軽い鎮静および鎮痛は，レミフェンタニル $0.05-0.1\mu g/kg(IBW)/$ 分を勧めている[6]．
- 気管支ファイバーによる意識下挿管は，ビデオ喉頭鏡使用の意識下挿管同様に表面麻酔を十分に行い，軽度の鎮静をしながら行うことで易しくなる．肥満患者は咽頭が狭いため，非肥満患者よりも気管支ファイバーを進める操作は困難になりやすい．また，肥満患者には酸素投与をしながら行えるエンドスコピーマスク®や，ネーザルハイフロー®の併用が有用である（図4）．
- 意識下挿管においても体位が重要である．急速導入時と同様に，Ramp 体位あるいはビーチチェア体位として行い，気道閉塞や酸素化能の低下をできるだけ避けたい．

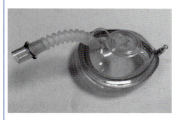

エンドスコピーマスク®
マスクの中央に気管支ファイバーを挿入できるよう穴が開いている
〔スミスメディカル・ジャパン〕

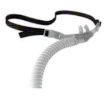

ネーザルハイフロー®

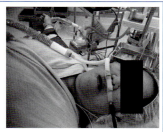

高流量であるため PEEP 様呼気圧がかかる

図4　意識下挿管時に有用な酸素投与デバイス

3章　術中管理

3. 迅速導入

◆ 迅速導入の絶対的適応は，誤嚥のリスクがある場合である．しかし欧米の肥満外科手術を行う施設において，迅速導入を通常の挿管方法として好む麻酔科医は少なくないと言われている．マスク換気を避けるためであろう．Ramp 体位とし，前酸素化を厳密に行った後，非肥満患者と同様にプロポフォールやロクロニウムを用いて全身麻酔導入を行う．クリコイドプレッシャーは，肥満患者においては挿管時の視野を悪くする可能性があり，リスクとベネフィットを考慮して行う必要がある．

ポイント

- [✓] 挿管方法について明らかな推奨はない．
- [✓] 急速導入を開始する前に，無呼吸による急速な SpO_2 低下，マスク換気困難，気管挿管困難，そして気管挿管後の換気困難を想定しておく．
- [✓] 急速導入後挿管には，厳密な前酸素化，高流量のフレッシュガス，Ramp 体位，2 人法によるマスク保持，Triple Airway Maneuver などが重要となる．
- [✓] ビデオ喉頭鏡は，困難気道が予測される肥満患者に有用なデバイスである．
- [✓] マスク換気困難が強く予測される場合や誤嚥の危険がある場合には意識下挿管を選択すべきであろう．
- [✓] 意識下挿管には，気管支ファイバーを用いる方法とビデオ喉頭鏡を用いる方法がある．どちらも十分な表面麻酔と軽度鎮静を行うと患者の苦痛を軽減できる．

引用文献

1) Brodsky JB, et al. Morbid obesity and tracheal intubation. Anesth Analg 2002; 94: 732-736.
2) Nimmagadda U, et al. Preoxygenation with tidal volume and Deep breathing techniques: the impact of duration of breathing and fresh gas flow. Anes Analg 2001; 92: 1337-1341.
3) Stéphan F, et al. High-Flow Nasal Cannula Therapy Versus Intermittent Noninvasive Ventilation in Obese Subjects After Cardiothoracic Surgery. Respir Care 2017; 62: 1193-1202.

3. 全身麻酔導入

4) Heinrich S, et al. Benefits of heated and humidified high flow nasal oxygen for preoxygenation in morbidly obese patients undergoing bariatric surgery: a randomized controlled study. J Obes Bariatrics 2014; 1(1): 7.
5) Moore AR, et al. Awake videolaryngoscopy-assisted tracheal intubation of the morbidly obese. Anaesthesia 2012; 67: 232-235.
6) Aceto P, et al. Airway management in obese patients. Surg Obes Relat Dis 2013; 9: 809-815.

（白石としえ）

4 薬剤投与量

はじめに

> 肥満患者の薬剤投与に禁忌となるものはない．作用発現と消失が早く，簡単に拮抗できる薬剤を選択することが重要である．脂溶性の高い薬剤は実体重（TBW），脂溶性の低い薬剤については除脂肪体重（LBW）を基準にして投与することが基本である．しかし，肥満患者は循環血液量や心拍出量の増大により分布容積（VD），クリアランス（CL）が共に大きく，TBW での投与は過量となる懸念がある．吸入麻酔薬は体重計算が必要なく，脂肪組織への移行が少ないセボフルランやデスフルランは肥満患者に使いやすい．薬剤投与経路は経静脈的投与が推奨され，筋肉内投与は避けるべきである．

1. 肥満患者の薬物動態（PK）/ 薬物力学（PD）

◆ 肥満患者は薬剤投与における安全域が狭く，速やかに全身麻酔から覚醒し，術後呼吸器合併症を避けられるものが理想である．

◆ 基本的な考え方として，初回投与量は薬物の VD に基づいた投与，維持投与量は CL に基づいた投与とすべきであるが，肥満においては脂肪組織の増加と身体的変化によって，麻酔薬の PK が変化し，予想外の個体差や反応を示す可能性がある．

◆ コンパートメント解析の観点から，体重あたりの循環血液量が相対的に減少している肥満において，中心コンパートメントの分布容積は小さく，末梢コンパートメントの分布容積は大きいことが推測される．また心拍出量が増大すると，CL も増大すると考えられる．

＊循環血液量：非肥満患者は 60–70mL/kg，肥満患者は 40–50mL/kg と考えられている（▶▶▶ 1 章 2．肥満による心血管系の変化）．

2. 薬物投与における体重指標

◆ 薬剤投与の目安となる体重指標の計算式を表 1 に示す．実体重（TBW：Total Body Weight），理想体重（または標準体重）（IBW：Ideal Body Weight），実体

4. 薬剤投与量

表1 体重に基づく薬剤投与（Weight Based Drug Dosing）

TBW (Total Body Weight) 実体重
IBW (Ideal Body Weight) 理想体重
（BMI法）身長（m）×身長（m）× 22 （ブローカ法）男性：身長（cm）− 100　　女性：身長（cm）− 105
LBW (Lean Body Weight) 除脂肪体重
（生体検査より算出）実体重（kg）−［実体重（kg）×体脂肪率］ （James式計算法） 　　（男性）$1.1 \times TBW(kg) - 128[TBW/身長(cm)]^2$ 　　（女性）$1.7 \times TBW(kg) - 148[TBW/身長(cm)]^2$ FFM(FreeFatMass)（Janmahasatian式計算法） 　　（男性）9270 × TBW（kg）/6680 +（216 × BMI） 　　（女性）9270 × TBW（kg）/8780 +（244 × BMI）
DW(Dosing Weight) または ABW（Adjusted Body Weight）補正体重
IBW + 0.4［TBW(kg) −IBW(kg)］

重から脂肪量を除いた除脂肪体重（LBW：Lean Body Weight），実体重と除脂肪体重の間で設定された補正体重（DW：Dosing Weight または ABW：Adjusted Body Weight），などを指標とする．

◆ IBWの計算式はBMI法が一般的であるが，ブローカ法もしばしば用いられている（**表1**）．

◆ LBWはあくまで予測値であり，正確な値を決定することは難しい．

◆ LBWは生体検査による体脂肪率予測値から算出することができる．生体インピーダンス検査は最も簡便で普及しているが，ばらつきがあり正確とは言えない．CTやMRI検査，DEXA検査などからの体脂肪率予測値は精度が高いといわれる．

◆ LBWを計算式によって，予測値を算出するにはJames式計算法（予測式）が広く用いられている（**表1**）[1]．しかし150kgを超えるような高度肥満にJames式計算法を用いると，体重が過小評価され，予測濃度が実測濃度を上回る可能性が指摘されている[2]．JanmahasatianらはLBWの計算式としてFFM（Free Fat Mass）を提唱し（**表1**），これを用いて高度肥満患者へ精度の高い予測値が得られることを示した[3]．

◆ 高度肥満患者においてLBWはIBWのおおよそ120％と推測される．

◆ LBWは男性においては100kg，女性においては75kgを超えることはないと考えてよい．

◆ 臨床においては，IBWの算出が簡易であり，LBWの代用として用いられるこ

3章 術中管理

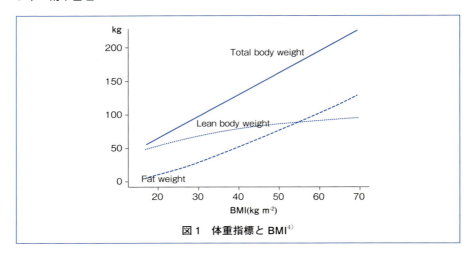

図1 体重指標とBMI[4]

表2 体重に基づく薬剤投与例

IBWは算出が簡易であり，LBWの代用として用いられることが多い．

	薬剤名	ボーラス投与	持続投与
オピオイド	フェンタニル	LBW または PK mass	LBW
	レミフェンタニル	LBW	LBW
	モルヒネ	LBW	LBW
鎮静剤	プロポフォール	IBW または DW	DW または TBW
	ミダゾラム	TBW	LBW
	ケタミン	LBW	LBW
	デクスメデトミジン		0.2mcg/kg (TBW) / 時
筋弛緩薬	ロクロニウム	LBW	
	ベクロニウム	LBW	
	サクシニルコリン	1mg/kg (TBW) ≦ 150mg	
筋弛緩拮抗薬	スガマデクス	TBW または IBW + 40%	
	ネオスチグミン	0.05mg/kg (TBW)	
その他	リドカイン	TBW	LBW
	ステロイド	LBW	
	βブロッカー	LBW	LBW
	ヘパリン	DW	DW
	抗菌薬	TBW	
	アセトアミノフェン	15mg/kg (IBW)	

とが多い．
- 初回投与においては，脂溶性の高い薬剤については TBW に基づき，脂溶性の低い薬剤については，LBW に基づいた計算をすることが基本である．**図1**は，TBW, LBW, 脂肪量と BMI の関係を示したものである[4]．LBW は心拍出量と相関するといわれ，薬物の早期の分布に重要な因子となる．
- 薬剤投与における目安，体重に基づく薬剤投与（weight based drug dosing）を**表2**に示す[4-6]．
- 通常用いられている TCI はあくまで非肥満患者での PK/PD モデルに基づいており，肥満患者については濃度にずれが生じる可能性がある．一般的には推奨されない．将来的に肥満において，より予測精度の高いモデルが作成されることが期待されている．

3. プロポフォール

- プロポフォールは頻用されている麻酔薬であるが，いまだに肥満患者への投与量については議論が大きい薬剤である．プロポフォールは脂溶性が高く，血中から末梢組織への分布が早い．そして効果部位からの再分布も早く，速やかな覚醒が得られる．また心拍出量が血中濃度を左右する重要因子となる．
- Servin らはプロポフォールの PK の調査において，DW を肥満患者に用い，TBW を非肥満患者に用いて研究し，覚醒時に両群の血中濃度が同様で，覚醒遅延はなかったことを報告した[7]．しかし，DW を指標とすると，高度の肥満では実体重との差が大きくなる．DW で術中覚醒したという報告もあり，注意を要する[8]．
- Cortinez らが肥満患者のプロポフォール血中濃度のデータをもとに作成した PK モデルは，予測精度のよいシミュレーションである[9]．Eleveld らの PK モデルは，肥満患者においては Schnider や Marsh モデルよりも適していると報告されている[10]．
- Ingrande らは全身麻酔導入における投与量は，IBW または LBW を推奨している．非肥満患者を TBW で，肥満患者を LBW で投与し全身麻酔導入したとき，入眠に要する時間が同様であったと報告した[11]．
- 持続投与の量については VD, CL, 共に増大していることから，理論的には TBW で投与すべきともいわれているが，議論は大きい．

4. オピオイド

- オピオイドは，肥満患者においては過鎮静や呼吸抑制を起こさぬよう，過量投与への注意が必要である．特に閉塞性睡眠時無呼吸（OSA）を合併する患者には，できるだけオピオイドを少なくすることが推奨されている．
- 肥満患者において，過鎮静や呼吸抑制の発生を最小限にする鎮痛薬や鎮静薬の至適投与量のレンジが狭いともいわれている[12]．
- オピオイドの感受性は個体差が大きく，まずは低濃度から投与し，効果を確認しながら少しずつ増量することがすすめられる[13]．
- オピオイドなしの全身麻酔として，リドカイン，ケタミン，α_2アゴニストの持続静脈内投与レジメンが提案されており，欧米で拡大しつつある（▶▶▶コラム：オピオイドなしの術後静脈内鎮痛）．

a）フェンタニル

- オピオイドの中でも多く使用されているフェンタニルについては，肥満患者においても多くのPK/PDモデルが報告されているが，まだ議論が大きい．
- ShibutaniらはShaferの薬物動態モデルをもとに肥満患者へフェンタニルを投与した研究において，"PK mass"という体重指標を提唱した．そしてPK massとTBWの投与と比較し，TBWでの投与は過量になることを示し，肥満患者において，フェンタニルのクリアランスはPK massと線形に相関していること

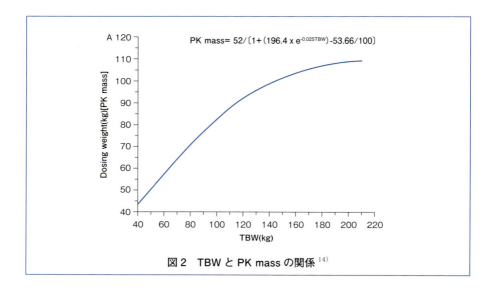

図2　TBWとPK massの関係[14]

を報告した（図2）[14]．

◆ PK mass の計算式は PK mass= 52/〔1 +（196.4 × e-0.025TBW）− 53.66/100〕であるが，下記のように簡易的に計算できる．

52kg ＜ TBW ＜ 100kg	PK mass = 52kg + 0.65（TBW − 52kg）
100kg ＜ TBW ＜ 140kg	PK mass = 83kg + 0.4（TBW − 83kg）
TBW ＞ 140kg	PK mass = 100 − 108kg の間で選択

◆ この PK mass での体重指標は LBW とよく相関している．
◆ フェンタニルの添付文書には，「肥満患者：実体重に基づき投与した場合，過量投与となり呼吸抑制が発現するおそれがある」と記載されている．

b）レミフェンタニル
◆ レミフェンタニルは脂溶性であるが，非特異的エステラーゼによって急速に加水分解され，再分布は考慮する必要がない．一般的に，肥満患者には LBW あるいは IBW で投与することが推奨されている．
◆ 作用発現と代謝が早いため，肥満患者に使いやすい．約1分で効果がピークとなり，投与終了から5-10分で効果消失することについては，肥満患者も非肥満患者も同様である．
◆ Egan らは，レミフェンタニルを実体重で肥満群と非肥満群に投与し，肥満群においては血中濃度が上昇し，過量投与になることを報告した[15]．
◆ Kunisawa らの研究では，BMI ≧ 25（過体重）の患者にレミフェンタニルを理想体重にて投与，18 ≦ BMI ＜ 25（非肥満）の患者に実体重にて投与し，過体重群において，循環動態の変動が非肥満群よりも大きかったことを報告した．BMI ≧ 25 において理想体重での投与は過小投与になる懸念がある[16]．

c）モルヒネ
◆ モルヒネは，作用発現と消失が遅いため，肥満患者には慎重投与が必要である．

5. 筋弛緩薬および拮抗薬
◆ 筋弛緩薬は，現在日本においてロクロニウムが最も多く使用されているが，作用発現が早く，またスガマデクスにて確実に拮抗できる点から，肥満患者に適している．ロクロニウムは脂溶性が低く，4級アンモニウム基によってイオン化され，細胞外液に分布する．肥満患者においては細胞外液も増加しているが，それがどのようにロクロニウムの投与に影響するかは解明されていない．

- ロクロニウムにおいて TBW, IBW での投与を比較した報告がいくつかあるが, 一般的には筋弛緩の遷延を避けるために IBW での投与が推奨されている.
- スガマデクスの体重指標についてはいくつかの見解があり, DW あるいは TBW での投与が推奨される報告が多い [6,17].
- Van Lecker らは 100 名の病的肥満患者を 4 群に分け, スガマデクスを IBW, IBW × 1.2, IBW × 1.4, TBW で投与し, 筋弛緩の回復時間を比較した. そして IBW × 1.4 での投与が最も速く回復したという結果を報告し, IBW × 1.4 での投与を推奨している [18].
- また全身麻酔導入後にマスク換気困難となった場合を想定すると, 迅速に筋弛緩を回復できるスガマデクスの有効性は高く, 投与量を事前に計算しておくことが望ましい (16mg/kg が推奨).
- 抜管は筋弛緩残存がないことを確認してから行うことが重要であり, 筋弛緩モニターによる TOF 比 0.9 以上の確認を行った後に抜管する.

6. 吸入麻酔薬

- 吸入麻酔薬は, 体重計算が不要である. 脂肪組織に吸入麻酔薬が溶けると覚醒が遅れる可能性があるが, 脂肪組織への取り込みが少ないといわれるデスフルラン, セボフルランは使用しやすい.
- デスフルランは血液/ガス分配係数が低く, 最も脂肪組織に溶け込みにくい吸入麻酔薬であり, 肥満患者に最も適したものであろう. 肥満患者において, デスフルランはセボフルランより早期覚醒・回復が認められることが多く報告されているが, McKay らは, 早期覚醒だけでなく, 咽頭筋, 気道反射の回復を早めることを報告している [19]. Bilotta らは肥満の脳外科患者の手術において, セボフルラン麻酔とデスフルランの麻酔を比較し, 麻酔終了から覚醒まで, 術後の認知機能の回復を調査した. そしてデスフルランで有意に早い回復を報告した [20]. また成田らは, 肥満者におけるデスフルラン麻酔は, セボフルラン麻酔よりも退室時の $PaCO_2$ が有意に低値であったことを報告し, より安全性が高いことを示唆した [21].
- Leeson らは吸入麻酔薬を単独で使用した麻酔後に, 低換気から再麻酔に陥る可能性を示唆している. 1 MAC での 4 時間麻酔後に筋組織の濃度が 0.8 MAC に達し, 筋コンパートメントからの吸入麻酔薬再分布の可能性を示唆した [22]. 筋組織からの再分布についてはこの報告のみであるが, 高い MAC での長時間手術, 術後の低換気が懸念される肥満患者には注意が必要と考えられる.

Column ••• レミフェンタニルは理想体重で計算してよいのか

　理想体重とは，BMI が 22 になると「高血圧，脂質異常症，肝障害，耐糖能異常の有病率が最も低くなる」というところから定義されたものであり，身長 (m)^2 × 22 の計算式（BMI 法）が世界で広く用いられている．
　レミフェンタニルの添付文書には"理想（標準）体重に基づいた投与が望ましい"と記されているが，これは本来，除脂肪体重で計算すべきところ，計算が簡便な理想体重で代用している．肥満患者において，理想体重で投与すると体重が過小評価されることとなり，注意を要する．

ポイント

- ☑ 肥満患者に禁忌となる薬剤はないが，作用発現と消失が早く，簡単に拮抗できる薬剤が推奨される．
- ☑ 肥満患者は循環血液量の増大により VD と CL が共に大きく，静脈麻酔薬を実体重で投与することは過量となる懸念がある．
- ☑ TBW, IBW, LBW, FFM, DW の体重指標に基づき，薬剤の特性に応じて，適した投与量を選択する．
- ☑ 脂溶性の高い薬剤については TBW，脂溶性の低い薬剤については LBW を基準にした投与量を基本とするが，オピオイドの過量投与には十分な注意を要する．
- ☑ プロポフォール，フェンタニルの体重指標に基づいた投与量については今も議論が大きい．
- ☑ フェンタニルには PK mass という体重指標があるが，LBM とよく相関している．
- ☑ レミフェンタニルは LBW あるいは IBW で投与する．
- ☑ ロクロニウムは LBW あるいは IBW，スガマデクスは TBW あるいは IBW × 1.4 を投与する．
- ☑ 吸入麻酔薬は体重計算が必要なく，脂肪組織への移行が少ないセボフルランやデスフルランは肥満患者に使いやすい．

3章 術中管理

引用文献

1) Bouillen T, et al. Dose size matter? Anesthesiology 1998; 89: 557-560.
2) Green B, et al. What is the best size descriptor to hse for pharmacokinetic studies in the obese? Br J Clin Pharmacol 2004; 58: 119-133.
3) Janmahasatian S, et al. Quantification of lean bodyweight. Clin Pharmacokinet 2005; 44: 1051-1065.
4) Ingrande J, et al. Dose adjustment of anaesthetics in the morbidly obese. Br J Anaesth 2010; 105 Suppl 1: i16-23.
5) Pieracci FM, et al. Critical care of the bariatric patient. Crit Care Med 2006; 34: 1796-1804.
6) Cullen A, et al. Perioperative management of the severely obese patient: a selective pathophysiological review. Can J Anaesth 2012; 59: 974-996.
7) Servin F, et al. Propofol infusion for maintenance of anesthesia in morbidly obese patients receiving nitrous oxide. A clinical and pharmacokinetic study. Anesthesiology 1993; 78: 657-665.
8) 五十嵐妙ら．高度肥満患者にプロポフォール静脈麻酔を行い術中覚醒を来した2症例．麻酔 2002; 51: 1243-1247.
9) Cortinez LI, et al. Influence of obesity on propofol pharmacokinetics: derivation of a pharmacokinetic model. Br J Anaesth 2010; 105: 448-456.
10) Eleveld DJ, et al. A general purpose pharmacokinetic model for propofol. Anesth Analg 2014; 118: 1221-1237.
11) Ingrande J, et al. Lean Body weight scalar for the anesthetic induction dose of Propofol in morbidly obese subjects. Anesth Analg 2011; 113: 57-62.
12) Choi YK, et al. Efficacy and safety of patient controlled analgesia for morbidly obese patients following gastric bypass surgery. Obes Surg 2000; 10: 154-159.
13) Bouillon T, et al. Does size matter? Anesthesiology 1998; 89: 557-560.
14) Shibutani K, et al. Pharmacokinetic mass of fentanyl for postoperative analgesia in lean and obese patients. Br J Anaesth 2005; 95: 377-383.
15) Egan TD, et al. Remifentanyl pharmacokinetics in obese vs lean patients. Anesthesiology 1998; 89: 562-573.
16) Kunisawa T, et al. Ideal body weight-based remifentanil infusion is potentially insufficient for anesthetic induction in mildly obese patients. J Anesth 2012; 26: 790-793.
17) Nightingale CE, et al. Peri-operative management of the obese surgical patient 2015: Association of Anaesthetists of Great Britain and Ireland Society for Obesity and Bariatric Anaesthesia. Anaesthesia 2015; 70: 859-876.
18) Van Lancker P, et al. Ideal versus corrected body weight for dosage of sugammadex in morbidly obese patients. Anaesthesia 2011; 66: 721-725.

19) McKay RE, et al. Effect of increased body mass index and anaesthetic duration on recovery of protective airway reflexes after sevoflurane vs desflurane. Br J Anaesth 2010; 104: 175-182.
20) Bilotta F, et al. Early postoperative congnitive recovery and gas exchange patterns after balanced anesthesia with sevoflurane or desuflurane in overweight and obese patients undergoing craniotomy: a prospective randomized trial. J Neurosurg Anesthesiol 2009; 21: 207-213.
21) 成田浩江ら．肥満患者におけるデスフルラン麻酔の有用性の検討．MASUI 2018；67.
22) Lesson S, et al. Hypoventilation after inhaled anesthesia results in reanesthetization. Anesth Analg 2014; 119: 829-835.
23) De Oliveira GS Jr, et al. Systemic lidocaine to improve quality of recovery after laparoscopic bariatric surgery: a randomized double-blinded placebo-controlled trial. Obes Surg 2014; 24: 212-218.
24) Kaba A, et al. Intravenous lidocaine infusion facilitates acute rehabilitation after laparoscopic colectomy. Anesthesiology 2007; 106: 11-18.

Column ●●● オピオイドなしの術後静脈内鎮痛

　リドカイン静脈投与による鎮痛は以前から行われてきた方法であるが，オピオイドを減らすという観点から，最近，肥満患者の全身麻酔において見直されている．肥満手術後に良好な鎮痛を得たとする報告では，全身麻酔導入後に1.5mg/kgをボーラス投与した後，2mg/kg/時にて持続投与したと述べている（すべて体重指標はDW）[23]．

　また非肥満患者に対するリドカイン持続静注については多くの報告があるが，Kabaらは，全身麻酔導入後に1.5mg/kgをボーラス投与，2mg/kg/時にて持続投与，術後24時間まで1.33mg/kg/時で持続投与し，術後鎮痛に有効であったことを示した[24]．

　リドカインの持続静注は，腸管機能回復を促進し，麻痺性イレウスや術後嘔気嘔吐の発生頻度を減らすといわれ，今後，肥満外科手術においては特に，鎮痛の選択肢になり得る．

（白石としえ）

3章　術中管理

5 術中体位

はじめに

　肥満患者の手術において，ポジショニング不適正は，生理学的にも身体的にも重大な障害を招く．ポジショニングが麻酔の安全性を左右すると言っても過言ではない．すべての体位に共通することであるが，呼吸器系および心血管系の負担軽減，また神経障害が起こらない体位にするよう注意が必要である．

1．肥満と頭高位 / 頭低位

◆ 横隔膜や肺を圧排せず，腹腔および胸腔内圧を上昇させないような体位とし，機能的残気量（FRC）と肺容量の低下を防ぐこと，そして心負荷を最小限とし，静脈還流を維持することが重要である[1]．肥満があるとFRCはクロージングキャパシティ（CC）を下回り，気道は虚脱し，無気肺が簡単に起こる[2]．

◆ 図1は肥満と体位によるFRCとCCの影響を示したものである．頭高位＞仰

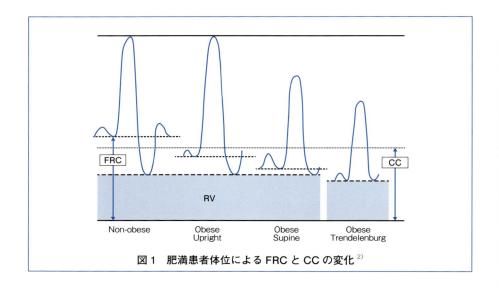

図1　肥満患者体位によるFRCとCCの変化[2]

臥位＞頭低位の順序で肥満患者には有利であることを示している．できるだけ頭低位を避け，頭高位で手術を行いたい．
◆ また**図2**は体位による酸素飽和度の低下や回復，気道内圧を比較したものである．それぞれ逆トレンデレンブルグ体位およびビーチチェア体位の優位性が示されている[3]．

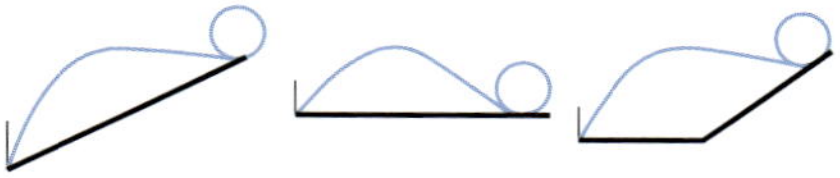

	1	2	3
年齢（歳）	42±1	40±2	43±3
BMI（kg/m^2）	56±8	59±10	53±9
ウェストヒップ比	0.9±0.04	0.9±0.06	0.9±0.05
Safe Apnea Period（秒）(1 vs 3：p＜0.05)	178±55	123±24	153±63
Recovery Time（秒）(2 vs 1：p＜0.001　2 vs 3：p＜0.001)	80±30	206±64	97±41
SpO$_2$最低値	83±4	82±5	83±4
最高気道内圧（cmH$_2$O）	39.2±3.9	47.6±5.4	31.9±1.6
N=	9	9	9

(Mean±SD)

図2　体位による呼吸指標の変化
1：逆トレンデレンブルグ体位（30度），2：仰臥位，3：ビーチチェア体位（30度）
Safe Apnea Period：無呼吸開始からSpO$_2$が92％以上を維持した時間
Recovery Time：SpO$_2$が最低値から97％へ回復した時間

2. 肥満と神経障害

◆ 神経障害は麻酔における合併症として大きな割合を占めているが，肥満患者は非肥満患者よりも神経障害を起こしやすい（**表1**）．患者が入室して手術台に臥床したら，患者自身に体位をとってもらい，圧迫されている神経がないか，四肢の過伸展はないかなどの確認をする．
◆ 過体重の負荷に加え，糖尿病による神経障害も忘れてはならない．腕神経叢の過伸展による上肢の不全麻痺，尺骨神経麻痺が肥満患者の手術において最も多くみられる．BMI＞38の肥満男性には特に注意が必要という報告もある[4]．
◆ 特に砕石位において下肢の神経は障害を受けやすく，腓骨神経，坐骨神経，大

3章 術中管理

表1 肥満と神経障害

1）腕神経叢の過伸展による損傷．尺骨神経麻痺が最も多い．
2）外側大腿皮神経の圧挫傷（大腿部の知覚障害），砕石位や高い気腹圧にてリスクが高まる．
3）高度肥満の場合は，坐骨神経麻痺に注意が必要である．
4）迷走神経障害，嘔気嘔吐，それに続く胃の蠕動低下によって診断する．迷走神経を過度に刺激した場合は，徐脈や心停止．

腿神経，閉鎖神経などが挙げられる．腓骨神経麻痺は最も多く認められる障害であり，圧迫に弱い神経である．膝の伸展や股関節の屈曲は，坐骨神経麻痺に注意する．

◆ 大腿神経麻痺は物理的な圧迫よりも血流障害の要因が大きいと言われている．
◆ 高度肥満の場合は，注意を払っていても，体重の影響だけで坐骨神経麻痺が起こったという報告もある[5]．長時間手術になる場合は，途中で体位を変えることがすすめられる．

3. 肥満と横紋筋融解

◆ 肥満患者のポジショニングの不適性は神経障害だけでなく，横紋筋融解のリスクになる．横紋筋融解は術後の合併症であるが，術中から予防をする必要がある．肥満患者においては，BMI > 40，長時間手術（4時間以上），糖尿病がリスク因子となる[6]．
◆ 下肢，臀部，腰部の圧迫が原因となることが多い．臀部の筋肉から生じたと考えられる横紋筋融解によって腎不全を発症したという高度肥満患者の報告がある[7]．術中の脱水を避けることは予防になる．CPK上昇，ミオグロビン尿に注意が必要である．

4. 仰臥位

◆ 気道管理を行う上で"Ramp"体位を作成することは最も重要である．気道開通性を改善させる基本的な体位としてスニッフィングポジション（Sniffing Position）はよく知られているが，これは①下顎挙上，②下部頸椎の屈曲，③上部頸椎の伸展，④環椎後頭関節の伸展が定義である．しかし，肥満患者は頭頸部が大きい，下顎挙上や頸椎の伸展が難しいなどの要因から，体位を最適化するためにはスニッフィングポジションにRampを加えることを基本とする．

5. 術中体位

- Ramp という単語は，"傾斜" を意味するが，上半身を傾斜させることから，このような呼び方をするようになった．Ramp は頭部と上半身（背部）の下に枕を重ね，外耳道と胸骨を水平にする体位である（**図3**）．Ramp 体位は HELP（head elevated laryngoscopy position）とも呼ぶ．この体位によって，より上気道の開通性を改善し，マスク換気を容易にし，喉頭展開時の視認性を向上させることができる．Ramp 体位とする専用のデバイスがいくつか市販されており，**図3**で使用しているものはそのうちの1つ，Oxford HELP（Head Elevated Laryngoscopy Pillow®）である．

- 麻酔導入時だけでなく術中，抜管時もできるだけ頭高位を維持したままの体位としたい（**図4**）．20–25度の頭高位が推奨されている．頭高位は肺容量を増加させ，胃食道逆流を防ぎ，また上気道の開通性も改善する．ただし血圧低下や静脈還流の悪化には注意が必要となる．肥満患者が立位から臥位になると，突然の心停止をきたすという報告があり，これを "obesity supine death syndrome" と呼んでいる．その詳細な機序は明らかではないが，急激な心臓，肺，気道へ

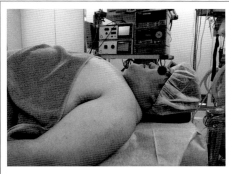

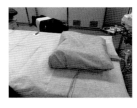

通常の枕

前胸部と下顎部の皮下脂肪が多く，頚部がはっきりしない（BMI 50，男性）．

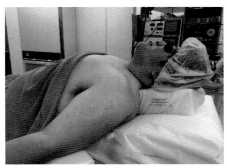

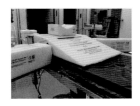

Ramp 体位用の枕

外耳道と胸骨が水平になるよう，頭と上半身の下に枕を入れている（BMI 50, 男性）．

図3　Ramp 体位

の負荷増大が，致死的な機能不全をもたらすものと推測されている[8]．

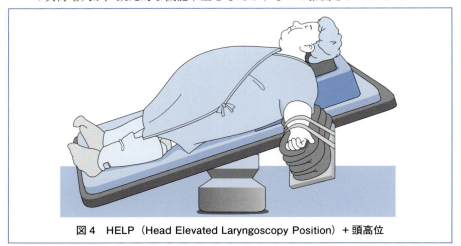

図4　HELP（Head Elevated Laryngoscopy Position）＋頭高位

5. 側臥位

◆ 呼吸器系への負の影響は，仰臥位よりは小さいと考えられている．内臓が片側（下側）に偏位し，横隔膜や胸腔の圧排は避けられ，FRC の低下も最小限となる．ただし，左右肺の換気血流の不均等による酸素化能低下には注意が必要である．

◆ 筋肉や神経圧迫がないよう，頚部，四肢の除圧には細心の注意を図り，ストラップやパッドを利用して落ちることのないよう固定をしなくてはならない．

◆ 右側臥位になった場合は，下大静脈の還流低下に注意する．

6. 腹臥位

◆ 腹臥位は，肥満による身体的影響が最大となる．腹部臓器が圧排されて腹腔内圧は増大，下大静脈の還流を悪化させる．横隔膜は頭側へ圧排されて胸郭の動きを制限し，さらなる胸腔内圧や気道内圧の上昇をもたらす．そして心拍出量の減少，血圧低下が助長される．

◆ 体重による筋肉や神経の圧迫はさらに大きな負荷となる．腹部の内臓脂肪による横隔膜そして肺の圧排，また静脈還流の低下を防ぐため，胸部と骨盤にパッドを置いて，腹部の除圧をすることが重要である．英語では "hang free" と表現されている[9]．図5 は BMI 50 の男性に除圧パット（補助枕）をセットしたベッドである．腹臥位の全身麻酔において，いくつかの報告では，意識下挿管を行っ

5. 術中体位

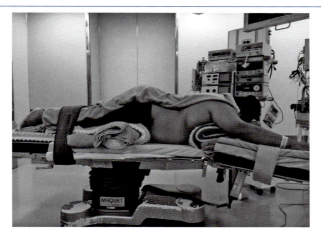

図5 腹部を除圧している（BMI 50，男性）

た後に，患者自ら独力で腹臥位へと体位を変える方法が示されている[10]．意識下で腹臥位へ変換後，患者の体位による負荷が最小限となっていることを確認ののち，全身麻酔薬を投与し，入眠するというものである．
◆ BMI 65 の患者を全身麻酔導入後に，仰臥位から腹臥位に体位変換したという報告では，体位変換に 12 名のマンパワーを要したと述べている[11]．

7. 砕石位
◆ 砕石位は，頭低位と同様の変化をきたす可能性があり，肥満患者においてはできるだけ避けたい体位である．横隔膜が挙上し腹腔内圧が上がり，静脈還流は低下する．
◆ 基本的には仰臥位と同様に考え，呼吸器系，心血管系への影響を最小限とするよう，できるだけ頭高位を維持したい．また Ramp 枕も作成する．
◆ 臀部から下肢の圧迫による影響は大きく，4 時間以上の手術となった場合は，術後の横紋筋融解や腎不全に注意が必要といわれている．また砕石位において最大の注意を払うべきは，四肢の皮膚循環障害や下肢の末梢神経の圧迫であり，足やパッドの位置を工夫しなくてはならない．
◆ 仰臥位から砕石位にしたときに気管チューブが遠位に動く（深くなる）可能性があり，片肺換気とならないよう注意したい．

3章　術中管理

ポイント

- ☑ 肥満患者の手術においてポジショニングの不適正は，呼吸器系，心血管系に大きな負担となる．
- ☑ 末梢神経の圧迫がないよう，身体のポジショニングやパッドの位置などに細心の注意を払う必要がある．
- ☑ 特に下肢，臀部，腰部の圧迫は術後の横紋筋融解のリスクとなる．
- ☑ 仰臥位ではできるだけRamp＋頭高位とする．Ramp枕は，外耳道と胸骨が水平になるよう患者の肥満度に合わせて作成する．これによって，より安全な気道管理，呼吸管理ができる．
- ☑ 肥満患者が立位から臥位になると，突然の心停止をきたすという報告があり，これを"Obesity Supine Death Syndrome"と呼んでいる．
- ☑ 腹臥位は，腹部を圧迫しないよう，胸部と骨盤に除圧パッドを置く．
- ☑ 砕石位は，呼吸器系，心血管系への影響が大きく，また下肢神経の圧迫が起こりやすいことから，できるだけ避けたい．

引用文献

1) Brodsky JB. Positioning the Morbidly obese Patient for Anesthesia. Obes Surg 2002; 12: 751-758.
2) Brown BR. Anesthesia and the Obese Patient. Contemporary Anesthesia Practice Series. Philadelphia, FA Davis, 1982, p26.
3) Boyce JR, et al. A preliminary study of the optimal anesthesia positioning for the morbidly obese patient. Obes Surg 2003; 13: 4-9.
4) Warner MA, et al. Ulner neuropathy: incidence, outcome, and risk factors in sedated or anesthetized patients. Anesthesiology 1994; 81: 1332-1340.
5) Yasin A, et al. Bilateral sciatic nerve palsy following a bariatric operation. Obes Surg 2007; 17: 983-985.
6) Lagandré S, et al. Predictive factors for rhabdomyolysis after bariatric surgery. Obes Srug 2006; 16: 1365-1370.
7) Bostanjian D, et al. Rhabdomyolysis of gluteal muscle leading to renal failure: a potentially fatal complication of surgery in the morbidly obese. Obes Surg 2003; 13: 302-305.
8) Garcia RM, et al. The obesity supine sudden death syndrome in the perioperative patient. Crit Care & Shock 2014; 4: 82-84.
9) Edgcombe H, et al. Anaesthesia in the prone position. Br J Anaesth 2008; 100: 165-183.

10) Douglass J, et al. Awake intubation and awake prone positioning of a morbidly obese patient for lumbar spine surgery. Anaesthesia 2014; 69: 166-169.
11) Brodsky JB, et al. Morbid Obesity and the Prone Position: A Case Report. J Clin Anesth 2001; 13: 138-140.

(白石としえ)

6 循環管理（輸液管理）

はじめに

> 肥満患者の循環動態を把握した管理は難しい．循環血液量の増大，心拍出量の増大，交感神経の緊張という特徴を踏まえて，心不全に注意した管理が必要となる．動的指標を用いた循環管理モニターの使用が望ましい．脱水の有無にかかわらず，尿量低下は肥満患者の手術において起こりやすく，尿量を指標として循環動態を予測することは難しい．

1. 術中循環管理

◆ 肥満患者の心血管系変化としての3大特徴は，①循環血液量の増大，②心拍出量の増大，③交感神経の緊張である．心不全にならないよう，これらを踏まえた循環管理が必要である．

◆ 全身麻酔の導入により，心係数（CI）は低下する．非肥満患者において4–11％，肥満患者において17–33％の低下が認められ，術後も低下が続いたという報告がある[1]．

◆ 血圧上昇，心筋虚血，心房細動（AF）などに注意する（心房細動は合併しやすい）．（▶▶▶ 1章2．肥満による心血管系の変化）．

◆ 肥満者における循環血液量は，40–50mL/kg（実体重）であろうと推測されている．図1のようにmL/kgでの計算では，BMIが増大するほど体重あたりの循環血液量は低値になるという報告がある[2]．

◆ 実体重で考えると，総循環血液量は増大していると考えられるが，循環血液量の把握は難しく，輸液負荷の指標として，血圧，脈拍，尿量といった従来のパラメーターから判断することは困難である．

◆ 肥満患者への輸液管理に特記された推奨はないが，過剰な輸液は心不全の原因となり，輸液不足による脱水は，循環動態を不安定にさせる．動脈圧の脈圧変動（PPV），一回拍出量変化（SVV）などの動的指標を用いた循環管理モニターの使用が望ましい．PPVやSVVから容量反応性を予測し，周術期の輸液管理を適正化する目標指向型輸液治療（GDFT）によって過剰輸液を回避できたことが報告されている[3,4]．

6. 循環管理（輸液管理）

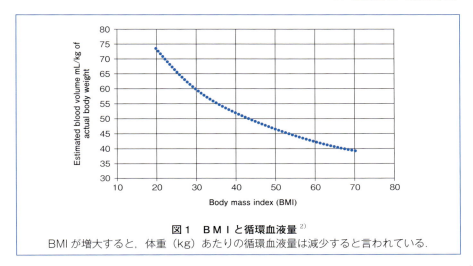

図1　BMIと循環血液量[2]
BMIが増大すると，体重（kg）あたりの循環血液量は減少すると言われている．

◆ Demirelらは，肥満手術においてCVPや血圧を指標とし，500mLの輸液後に4–8mL/kg/時で維持管理した対照群と，PVI（Pleth Variability Index）を指標とし，500mLの輸液後に2mL/kg/時で維持管理し，PVI＞14％となった場合に250mLの輸液負荷をしたGDFT群を比較した．輸液量は対照群で1499mL±517mL，GDFT群で1126mL±235mL，輸液量には有意差が認められたが，両群において術後の乳酸値やクレアチニン値に変化がなかったことを示した[5]．

◆ 術中は静脈還流，腎血流の低下や胸腔内圧の上昇などにより尿量が低下しやすく，尿量を輸液負荷すべきかどうかの指標にすることは難しい．輸液負荷の後でも乏尿が続くことは稀ではない．また輸液管理はまずはIBWを基本として考えるべきと言われている[6]．

◆ Matotらは，病的肥満患者に術中に4mL/kg/時で輸液を行った場合と10mL/kg/時で輸液を行った場合，尿量には有意差がなかったと報告した[7]．

◆ 肥満患者において，横紋筋融解を予防するため術中は適切な量の輸液を行うことが推奨されているが[8]，大量の輸液を行っても，横紋筋融解の予防にはならなかったと報告されている[9]．

◆ 非観血的血圧測定において，カフの大きさは上腕周囲長によって決定される．不適切な大きさのカフは，血圧が不正確となる可能性があるので注意が必要である（▶▶▶ 3章2．手術室のセッティング，モニタリング）．

◆ 肥満そのものは術後嘔気嘔吐（PONV）のリスクとは考えられていないが，脱水はリスクファクターとなる．Shusterらは肥満手術において多めの輸液によっ

3章 術中管理

て PONV の発生を減らしたことを報告した[10].

◆ 肥満患者の術中循環管理は，呼吸管理，薬剤管理，体位などを含め包括的に考えなくてはならない．まとめたものを**図2**に示す．

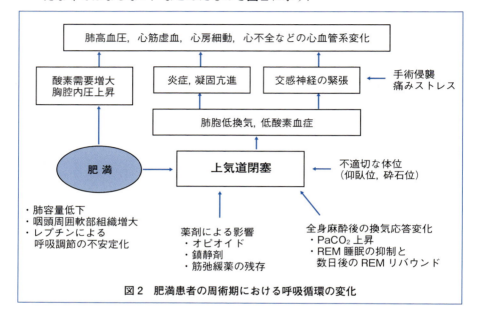

図2 肥満患者の周術期における呼吸循環の変化

ポイント

- [x] 肥満者における循環血液量は，40-50mL/kg（実体重）であろうと推測されている．
- [x] 輸液負荷の指標として，血圧，脈拍，尿量といった従来のパラメーターからの判断が難しく，輸液管理においては PPV や SVV などの動的指標を用いた GDFT が望ましい．
- [x] 術中は静脈還流，腎血流の低下，胸腔内圧上昇などにより尿量が低下しやすい．
- [x] 輸液の不足は横紋筋融解のリスクとなり避けるべきである．
- [x] 輸液の不足は PONV のリスクとなる．

6. 循環管理（輸液管理）

引用文献

1) Donohoe CL, et al. Perioperative evaluation of the obese patient. J Clin Anesth 2011; 23: 575-586.
2) Lemmens HJ, et al. Estimating blood volume in obese and morbidly obese patients. Obes Surg 2006; 16: 773-776.
3) Minoz JL, et al. Goal-Directed Fluid Therapy on Laparscopic Sleeve Gastrectomy in Morbidly Obese Patients. Obes Surg 2016; 26: 2648-2653.
4) Jain AK, et al. Stroke volume ariation as a guide to fluid administration in borbidly obese patients undergoing laparoscopic bariatric surgery. Obes Surg 2010; 20: 709-715.
5) Demirel I, et al. Efficacy of Goal-Directed Fluid Therapy via Pleth Variability Index During Laparoscopic Roux-en-Y Gastric Bypass Surgery in Morbidly Obese Patients. Obes Surg 31 July 2017 Published Online.
6) Pösö T, et al. Morbid obesity and optimization of preoperative fluid therapy. Obes Surg 2013; 23: 1799-1805.
7) Matot I, et al. Effect of the volume of fluids administered on intraoperative oliguria in laparoscopic bariatric surgery: a randomized controlled trial. Arch Surg 2012; 147: 228-234.
8) de Menezes Ettinger JE, et al. Prevention of rhabdomyolysis in bariatric surgery. Obes Surg 2005; 15: 874-879.
9) Wool DB, et al. Intraoperative fluid replacement and postoperative creatine phosphokinase levels in laparoscopic bariatric patients. Obes Surg 2010; 20: 698-701.
10) Schuster R, et al. Intra-operative fluid volume influences postoperative nausea and vomiting after laparoscopic gastric bypass surgery. Obes Surg 2006; 16: 848-851.

〈白石としえ〉

3章　術中管理

7 呼吸管理

はじめに

> 術中の人工呼吸管理は，術後の呼吸合併症の予防のためにも重要である．機能的残気量（FRC）を維持し，無気肺にならないよう管理しなければならない．PEEP付加とリクルートメントマニューバーの施行が，その戦略において鍵である．

◆ 気管チューブの選択は理想体重（IBW）を用いるとよい．また気管径はBMIの増加に反比例してやや細くなると考えられている．
◆ 肥満患者において全身麻酔導入後は，肺容量の低下，FRCがクロージングキャパシティー（CC）を下回り，細気道は容易に閉塞して無気肺となる．そして換気血流比の不均等分布を招き，酸素化能の低下をきたしやすい（▶▶▶ 1章3. 肥満による呼吸機能の変化）．
◆ 特に仰臥位や頭低位においてFRCの低下は著しい[1]．また無気肺によって，$EtCO_2$は$PaCO_2$と開大しやすく，念頭に入れておく必要がある．
◆ 1回換気量については，圧傷害を避けるために6-10mL/kg（理想体重）が推奨されている[2]．最高気道内圧は35cmH_2O以下が望ましい．また無気肺を予防し，FRCを維持するためには10-15cmH_2OのPEEPやリクルートメントマニューバーが必要である[3]．リクルートメントマニューバーは，維持圧，ホールド時間，

表1　術中呼吸管理戦略推奨事項

1）1回換気量6-10mL/kg (IBW) で，$PaCO_2$が正常範囲となるよう調整する．
2）リクルートメントマニューバー施行（40-50cmH_2O，7-8秒間） 　　全身麻酔導入後，抜管前，術中適時．
3）PEEP10cm H_2Oを抜管まで維持，高度肥満の場合は15cmH_2Oを考慮する．
4）FiO_2は0.4-0.8が推奨される．高濃度酸素は吸収性無気肺に注意する．
5）気管内吸引を行う際は，PEEPを維持できるよう注意する．
6）I：E比は1：1-1：3である．
7）最高気道内圧は30cm H_2O以下が望ましい．
8）抜管は，筋弛緩を完全拮抗してから行う． 　　逆トレンデレンブルグ体位を維持し，完全覚醒を確認する．

7. 呼吸管理

タイミングなど多くの報告がある[4]．肥満手術における無気肺予防に効果的な方法として，Talabらは40cmH_2Oを7-8秒間維持することを推奨している[5]．

◆ 高濃度酸素による吸収性無気肺にも注意が必要である．術中の酸素濃度は40-80％が推奨される．

◆ 術中の陽圧換気において従圧式，従量式，どちらが有利かにはさまざまな報告があり，明らかな推奨はない[6,7]．

◆ 人工呼吸管理の戦略をまとめたものを**表1**に示す．

ポイント

- ☑ 気管チューブの選択はIBWを用いる．気管径はBMIが増加すると細くなると考えられている．
- ☑ FRCを維持し，無気肺とならぬよう，PEEP付加やリクルートメントマニューバーを行う．
- ☑ 1回換気量は6-10mL/kg (IBW) が推奨されている．
- ☑ 高濃度酸素は吸収性無気肺を招く可能性があり，注意を要する．
- ☑ 陽圧換気のモードは，従圧式，従量式，どちらにすべきかの推奨はない．

引用文献

1) Brown BR. Anesthesia and the Obese Patient. Contemporary Anesthesia Practice Series. Philadelphia, FA Davis, 1982, p26
2) Acute Respiratory Distress Syndrome Network, Brower RG, et al. Ventilation with lower tidal volumes as compared with traditional tidal volumes for acute lung injury and the acute respiratory distress syndrome. N Engl J Med 2000; 342: 1301.
3) Pelosi P, et al. Positive end-expiratory pressure improves respiratory function in obese but not in normal subjects during anesthesia and paralysis. Anesthesiology 1999; 91:1221.
4) Forgiarini Júnior LA, et al. Alveolar recruitment maneuver and perioperative ventilatory support in obese patients undergoing abdominal surgery. Rev Bras Ter Intensiva 2013; 25: 312-318.
5) Talab HF, et al. Intraoperative ventilatory strategies for prevention of pulmonary atelectasis in obese patients undergoing laparoscopic bariatric surgery. Anesth Analg 2009; 109: 1511-1516.
6) Guenoun T, et al. Pressure-controlled ventilation improves oxygenation

during laparoscopic obesity surgery compared with volume-controlled ventilation. Br J Anaesth 2008; 100: 706-716.
7) De Baerdemaeker LE, et al. Comparison of volume-controlled and pressure-controlled ventilation during laparoscopic gastric banding in morbidly obese patients. Obes Surg 2008; 18: 680-685.

(白石としえ)

8 体温管理

　肥満患者は脂肪量が多く，これが断熱機能となり，非肥満患者のように手術環境の影響を受けにくいが，体温調節については明らかな見解はない．とはいえ，温風式加温装置の使用，輸液の温度管理，気管チューブの加湿など，体温低下を防ぐ対策をしなければならない．非肥満者と同様に，低体温は創感染，凝固能低下，覚醒遅延などの影響を及ぼす．中枢温を食道や鼓膜などで測定することが勧められる．

ポイント

- ☑ 肥満患者の体温調節については明らかな見解はないが，体温低下がないよう注意が必要である．
- ☑ 体温の低下は，創感染，凝固能低下，覚醒遅延の要因となりうる．

（白石としえ）

3章 術中管理

9 血管確保

はじめに

> 肥満患者は皮下脂肪が厚く,静脈,動脈,それぞれ血管を確保することが困難である.肥満度が高くても静脈ラインは末梢からの確保を基本とし,中心静脈穿刺は可能な限り避けたい.血管確保においては,超音波ガイド下穿刺や非接触型静脈可視化装置が有用である.

◆ 肥満患者は皮下脂肪が厚く,血管確保は困難であることが多いが,末梢の静脈は基本的には非肥満患者同様,前腕や手背から確保できる.通常では選択しない上腕や前胸部に,よりアクセスが易しい血管が見つかることがある.
◆ 血管が見つかりにくい場合は,超音波装置を積極的に利用することが推奨される.動脈穿刺においても超音波ガイド下穿刺が有用である.
◆ 可視光線と近赤外線を組み合わせた光線が皮膚に照射され,反射された赤外線を感知して皮下静脈を投影できる「非接触型静脈可視化装置(Stat Vein®)」も有用である(**図1**).

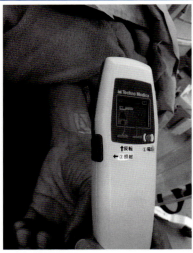

図1　非接触型静脈可視化装置(StatVein®)〔テクノメディカ〕

9. 血管確保

- 非肥満患者と比べて，内頚動脈と内頚静脈が重なっていることが多い．
- 中心静脈穿刺において，頭低位や仰臥位は呼吸器系，心血管系への影響が大きい．頭高位での穿刺は空気塞栓のリスクが高く，避けるべきである．中心静脈穿刺は必要性が高い場合に限定し，熟練した麻酔科医が行うことが望ましい．

ポイント

- ☑ 肥満患者は皮下脂肪が厚く，静脈，動脈，それぞれ血管を確保することが困難である．
- ☑ 中心静脈穿刺は可能な限り避け，末梢の静脈ライン確保を基本とする．
- ☑ 超音波ガイド下穿刺や静脈可視化装置の使用は肥満患者の血管確保に有用である．

（白石としえ）

3章　術中管理

10 気腹状態での変化

はじめに

> 腹腔鏡手術は，低侵襲という点で大きな利点を有する．しかし，内臓脂肪が多い肥満患者の気腹は，視野確保のために通常より高い気腹圧を要し，それは呼吸，循環それぞれに悪影響を及ぼす．視野を確保したい外科医と心肺機能を維持したい麻酔科医との間で時に応じて意思疎通（あるいは調整）が必要となる．10cmH$_2$O 程度の PEEP 付加や，頭高位とすることで無気肺のリスクを軽減することができる．術中の尿量減少は気腹による静脈還流や腎血流の低下などの要因が大きい．

- 肥満患者の腹腔鏡手術において，気腹圧は視野確保のため通常より高く設定されることが多い（15cmH$_2$O 程度）．気腹圧が高ければ高いほど，患者の呼吸，循環への悪影響は大きい．食道内圧の上昇も招く．
- 腹腔内のスペースは，腹壁のコンプライアンス，横隔膜と肺の状態，腹腔内圧によって決定される．気腹下では，腹腔内の視野確保のため十分な筋弛緩が必要である．
- 高い気腹圧による呼吸への影響として，肺容量の減少，機能的残気量（FRC）の減少，気道内圧の上昇，換気血流比の不均等分布の増大が挙げられる．無気肺になりやすい．
- 高い気腹圧の影響は，頭高位によって軽減することができ，逆に頭低位によって増大する．
- 気腹時には 10–15cmH$_2$O 程度の PEEP 付加，抜管前には 40cmH$_2$O 程度のリクルートメントマニューバーを行うことが推奨される [1,2]．
- 図 1 は気腹による肺容量の減少，そこに PEEP を付加し，ビーチチェア体位にしたときの効果が示された報告である [3]．気腹による呼気終末肺容量（EELV）の低下は著明である．PEEP の付加やビーチチェア体位により EELV の減少を軽減できることが分かる．
- CO$_2$ による気腹は PaCO$_2$ の上昇をもたらす．PaCO$_2$ と EtCO$_2$ の差（Δa-ETCO$_2$）は，非肥満患者においては基本的には気腹によって増大しないといわれているが，肥満患者においては，50％上昇するという報告がある [1]．

10. 気腹状態での変化

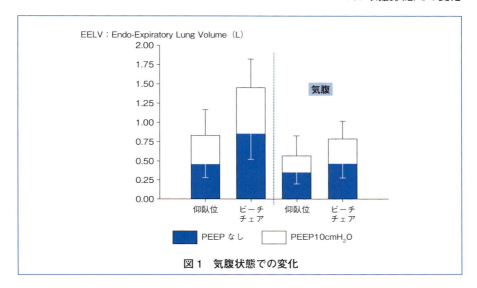

図1 気腹状態での変化

- 肥満患者において，気腹によって横隔膜が押し上げられ，留置された気管チューブが深くなることがあり，注意する[4]．
- 高い気腹圧による循環への影響としては，胸腔内圧の上昇，静脈還流，心拍出量，腹腔臓器血流の減少などが挙げられる．腎血流の低下によって尿量は減少する．また門脈血流は20-30％減少すると言われ，肝機能悪化の要因となる[5]．
- 気腹による循環動態の影響は15分以内に急速に起こると言われ，通常のハイフロー送気（20L/分）ではなく，ローフロー送気（3-5L/分 程度）が推奨される．
- Nguyenらは肥満患者の尿量減少は気腹開始直後から始まり，開腹手術に比べて31-64％，尿量が少なかったと報告した[6]．尿量が得られるまで術後数時間かかることがあるが，クレアチニン値は上昇しなかったと述べている．そして尿量減少の原因として，気腹の圧による腎皮質や腎血管系への直接的影響が考察されている．
- 内分泌系への影響として，抗利尿ホルモン（ADH），アルドステロン，レニン活性が上昇することが報告されている．静脈還流減少による深部静脈血栓にも注意が必要である．
- 腹腔鏡手術は，術中の気腹による呼吸器系，心血管系，尿量などへの影響はデメリットであるが，同時に術侵襲が小さくなることで，術後は，離床までの時間短縮，低酸素血症や無気肺の発症減少など，大きなメリットがある．

3章　術中管理

◆ Liaurado らは肥満患者の高い気腹圧状態における，循環動態の変化による薬剤の排泄遅延の可能性を示唆している．特に筋弛緩薬の排泄遅延には注意が必要であり，筋弛緩モニターでの確認の重要性を述べている[7]．

ポイント

> - ☑ 肥満患者の気腹手術においては，通常より高い気腹圧（15cmH$_2$O 程度）が必要である．
> - ☑ 気腹下では，腹腔内の視野確保のため，十分な筋弛緩が必要である．
> - ☑ 気腹による呼吸への影響は，肺容量の減少，FRC の減少，気道内圧の上昇，換気血流比の不均等分布などである．10-15cmH$_2$O 程度の PEEP 付加や，頭高位とすることでその影響を軽減することができる．
> - ☑ 気腹による循環への影響は，胸腔内圧の上昇，静脈還流，心拍出量，腎血流の減少，門脈血流の減少などである．尿量は減少する．
> - ☑ 気腹によって，抗利尿ホルモン（ADH），アルドステロン，レニン活性が上昇することが報告されている．

引用文献

1) Pelosi P, et al. Positive end-expiratory pressure improves respiratory function in obvese but not normal subjects during anesthesia and parelysis. Anesthesiology 1999; 91: 1221-1223.
2) Talab HF, et al. Intraoperative ventilatory strategies for prevention of pulmonary atelectasis in obese patients undergoing laparoscopic bariatric surgery. Anesth Analg 2009; 109: 1511-1516.
3) Valenza F, et al. Effects of the beach chair position, positive end-expiratory pressure, and pneumoperitoneum on respiratory function in morbidly obese patients during anesthesia and paralysis. Anesthesiology 2007; 107: 725-732.
4) Ezri T, et al. The endtracheal tube moves more often in obese patients under laparoscopy compared with open abdominal surgery. Anesth Analg 2003; 96: 278-282.
5) Saranita J, et al. Elevated liver enzymes as an operative complication of gastric bypass surgery. Obes Surg 2003; 13: 347-349.
6) Nguyen NH, et al. Effect of prolonged pneumoperitoneum on intraoperative urine outpt during laparoscopic gastric bypass. J Am Coll Surg 2002; 195: 476-483.

7) Liaurado S, et al. Sugammadex ideal body weight dose adjusted by level of neuromuscular blockade in laparoscopic bariatric surgery. Anesthesiology 2012; 117: 93-98.

〔白石としえ〕

3章 術中管理

11 覚醒・抜管

はじめに

> 肥満患者の麻酔において，呼吸管理上のトラブルが最も多いのは気管チューブ抜管時であるといわれている．気道管理ガイドラインに沿って，術前に綿密に計画しておくことが肝要である．抜管前のリクルートメントマニューバー，Ramp体位と頭高位を維持し，筋弛緩を確実に拮抗することなどが重要である．

- 麻酔薬投与終了後，今一度，肺のリクルートメントを行い，無気肺のない状態にしておきたい．リクルートメントマニューバーはホールドする圧，ホールド時間，タイミングなど多くの報告があるが，Talabらは肥満患者に対して40cmH$_2$Oで7-8秒間を推奨している[1]．
- 意識の完全覚醒と呼吸の回復を待つ．筋弛緩モニターを用いてTOF比が0.9以上であることを確認する．
- Ramp体位に頭高位を加えたポジションを維持したまま，気管チューブの抜管を行う．また高濃度酸素投与による吸収性無気肺にも注意し，酸素濃度が適切なものとなるよう調整する．
- 筋弛緩薬の拮抗は，適切な投与量を計算し，確実に行う．現在，日本においては，スガマデクスが広く使用されるようになってきたが，スガマデクスが医療保険の適応外である海外の多くの国と事情が異なる．日本の肥満患者には大きなメリットである．投与量については薬剤投与量の項を参照し（TBWまたはIBW×1.4），スガマデクスにて拮抗する[2]．
- 閉塞性睡眠時無呼吸（OSA）患者においては，抜管後の気道閉塞に十分な注意が必要である．経鼻や経口のエアウェイも準備し，再挿管となることも想定しておきたい．いずれも熟練した麻酔科医が行うことが望ましい．
- ASAの抜管ガイドラインでは，再挿管に備えて，スタイレットやブジーを挿入し，留置したまま抜管することも1つの戦略として推奨している．また管を通じて挿管ができる声門上器具（ILMA）も再挿管時の補助として有用である[3]．
- 英国DASガイドラインでは，抜管のアルゴリズムを公開している．**図1**はリスクがある場合の抜管アルゴリズムである[4]．

11. 覚醒・抜管

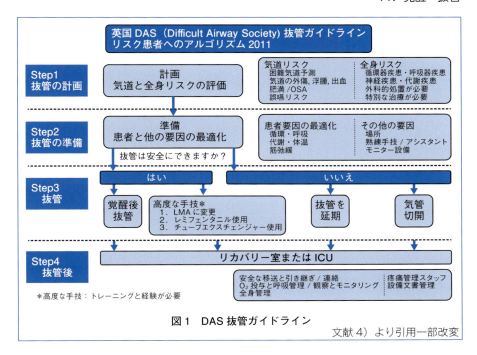

図1 DAS 抜管ガイドライン

文献4)より引用一部改変

ポイント

- ☑ 気管チューブを抜管する前にリクルートメントマニューバーを行う．（40-50cmH$_2$O で 7-8 秒間）
- ☑ 意識は完全覚醒させる．
- ☑ Ramp 体位と頭高位を維持したまま抜管を行う．
- ☑ 筋弛緩モニターを用いて，TOF 比が 0.9 以上であることを確認する．スガマデクスによる拮抗が推奨される．
- ☑ OSA の合併が多いことを踏まえ，抜管後の気道閉塞には十分に注意する．

3章 術中管理

引用文献

1) Talab HF, et al. Intraoperative ventilatory strategies for prevention of pulmonary atelectasis in obese patients undergoing laparoscopic bariatric surgery. Anesth Analg 2009; 109: 1511-1516.
2) Van Lancker P, et al. Ideal versus corrected body weight for dosage of sugammadex in morbidly obese patients. Anaesthesia 2011; 66: 721-725.
3) Apfelbaum JL, et al. Practice guidelines for management of the difficult airway: an updated report by the American Society of Anesthesiologists Task Force on Management of the Difficult Airway. Anesthesiology 2013; 118: 251-270.
4) Difficult Airway Society Extubation Guidelines Group, et al. Difficult Airway Society Guidelines for the management of tracheal extubation. Anaesthesia 2012; 67: 318-340.

(白石としえ)

12 DVT と PTE

はじめに

> 肥満患者は，深部静脈血栓症（DVT）そして肺血栓塞栓症（PTE）のリスクが高く，凝固異常をきたしやすい[1]．最大の要因は静脈うっ滞であると考えられているが，アディポサイトカインの関与による炎症促進因子の増加も示唆されている．欧米においては周術期の抗血栓薬投与が推奨されているが，日本の肥満患者に必要であるかどうかについて，明らかな見解はない．

◆ DVT リスクの最も大きな要因は，静脈のうっ滞と考えられている．すなわち，腹腔内圧上昇による静脈うっ滞，肥満による日常生活動作（ADL）の低下，末梢静脈の圧迫などが術前より存在する．

◆ 手術時は気腹や頭高位などの体位の影響で，静脈還流が低下し，静脈うっ滞のリスクはさらに高くなる．

◆ 近年，肥満に伴い肥大化した脂肪組織においては，アディポサイトカイン産生の調整機能が破綻し，MCP-1，TNF α，FFA などの炎症促進因子が増加するため，慢性炎症が基盤病態として存在することが解明されてきた．そしてこの慢性炎症が血小板増多や凝固能の亢進を助長し，さらに肥満によって生じる内皮細胞の活性化，血小板機能亢進，PAI-1 の上昇による線溶系機能低下の関与も示唆されている[2]．

◆ 肥満患者の肥満外科手術後の術後死亡の約 50％は DVT であったとの報告がある[3, 4]．

◆ 欧米において肥満患者の周術期 DVT リスク軽減のために，未分画ヘパリンあるいは低分子ヘパリンの予防投与を行うことが推奨されている．ヘパリンの投与における体重計算は補正体重（DW）が推奨される報告が多いが（▶▶▶ 3 章 4. 薬剤投与量），体重に応じて，5000-15000 単位程度の投与を欧米では行っている[5]（▶▶▶ 2 章 5. 抗血栓療法）．

◆ 米国胸部疾患学会（ACCP）ガイドラインにおける周術期の肥満患者 DVT 予防として，ヘパリンの使用推奨（1C），間欠的空気圧迫法の使用推奨（1A）などが挙げられていたが，2012 年版において，肥満外科のカテゴリーは他の腹部手術に包括され，理学的予防法（間欠的空気圧迫法，弾性ストッキング）の

3章　術中管理

推奨レベルが低下した（2C）[6]．
- しかし肥満手術に特化したASMBSのガイドラインにおいては，肥満手術を受けるすべての患者に対して，「中等度から高度のVTEリスクを有し，VTE予防策をとるべきである」，「理学的予防法が推奨される」，「早期離床が推奨される」と記載されている[7]．
- 肥満患者は下肢蜂窩織炎や下肢静脈瘤合併も稀ではなく，血栓塞栓への十分な対策が望ましい．何よりDVT予防には，早期離床（歩行開始）が望ましい．
- 欧米の報告や推奨は，欧米人を対象としたものであり，日本の肥満患者における術後凝固異常については明らかな見解がなく，日本においては一般的に肥満患者の手術後，ヘパリンなどの抗血栓薬の投与をルーチンに行っている施設は少ない．ヘパリンには拮抗薬の投与が可能ではあるが，日本の肥満患者においてどうすべきかは今後の課題であろう．

ポイント

- ☑ 肥満患者は，DVTそしてPTEのリスクが高い．最大の要因は静脈うっ滞であろう．
- ☑ 凝固異常の要因として，アディポサイトカイン産生の調整機能の破綻による炎症促進因子の増加が解明されてきた．
- ☑ 欧米においては肥満患者の周術期に未分画ヘパリンあるいは低分子ヘパリンの予防投与を行うことが推奨されており，5000–15000単位程度の投与を行っている．
- ☑ 欧米の報告や推奨は，欧米人を対象としたものであり，日本の肥満患者における術後凝固異常については明らかな見解がない．

12. DVT と PTE

引用文献

1) Stein PD, et al. Obesity as a risk factor in venous thromboembolism. Am J Med 2005; 118(9): 978-980.
2) Juhan-Vague I, et al. The insulin resistance syndrome: implications for thrombosis and cardiovascular disease. Pathophysiol Haemost Thromb 2002; 32(5-6): 269-273.
3) Blaszyk H, et al. Factor V Leiden and Morbid Obesity in Fatal Postoperative Pulmonary Embolism. Arch Surg 2000; 135: 1410-1413.
4) Podnos YD, et al. Complications after laparoscopic gastric bypass: a review of 3464 cases. Arch Surg 2003; 138(9): 957-961.
5) Venous Thromboembolism Prevention Quality Standard. National Institute for Health and care Exellence (NICE), 2010. https://www.nice.org.uk/guidance/qs3
6) Gould MK, et al. Prevention of VTE in nonorthopedic surgical patients: Antithrombotic Therapy and Prevention of Thrombosis, 9th ed: American College of Chest Physicians Evidence-Based Clinical Practice Guidelines. Chest 2012; 141(2 Suppl): e227S-277S.
7) American Society for Metabolic and Bariatric Surgery Clinical Issues Committee. ASMBS updated position statement on prophylactic measures to reduce the risk of venous thromboembolism in bariatric surgery patients. Surg Obes Relat Dis 2013; 9: 493-497.

(白石としえ)

13 区域麻酔と超音波の活用

はじめに

> 超音波装置を用いた区域麻酔は，この10年間で急速に普及し，私たち麻酔科医には必須の手技となった．肥満患者に区域麻酔を用いることは，全身投与の薬を減らすことができるという大きなメリットがある．しかし同時に，厚い脂肪組織によって解剖学的ランドマークが分かりにくく，手技的困難の問題はハードルが高い．またそれに伴い神経損傷や血腫などの合併症リスクも高くなる．超音波はその手技的困難性を補う有用な手段になり得るが，肥満患者には複数の鎮痛方法を組み合わせたマルチモーダル鎮痛を積極的に考えるべきであろう．

1. 肥満と区域麻酔

- 侵害刺激を末梢レベルで遮断する区域麻酔が改めて見直されるようになってきた．超音波ガイド下での区域麻酔が普及したことは手技の確実性と安全性向上に大きく貢献した．
- 区域麻酔を用いることにより，全身投与薬剤を減らすことができる．その結果，呼吸抑制や循環抑制，術後嘔気嘔吐（PONV）を減らす有効な手段となる．
- 肥満患者への疼痛管理を考えるとき，まず念頭に置くべきは術後呼吸抑制の少ない鎮痛薬を使用すること，すなわちオピオイドを過量に使用しないことである．
- 術後疼痛管理の不足は痛みストレスの増加，循環動態の不安定化につながる．そして早期離床を妨げ，深部静脈血栓（DVT）や無気肺などの合併症の要因となり，術後回復を遅延させる．
- 肥満患者の区域麻酔は手技的困難が最大の問題である．脊髄くも膜下麻酔，硬膜外麻酔，末梢神経ブロック，それぞれ区域麻酔を行うための体位を取ることが困難で，解剖学的ランドマークが分かりにくい．長い針が必要となるうえに，針の進行が難しく，ブロックの完了までに何度もトライしなければならない可能性がある．BMI が高いほど，成功率は下がり，神経損傷などの合併症発生率は上昇するであろう [1,2]．
- 創部周囲への局所浸潤麻酔も術後鎮痛として有用であると報告されている [3]．

- 肥満患者に区域麻酔を行うにあたっては，リスクとベネフィットのバランスを考慮し，総合的に判断することが肝要である．適量オピオイドと区域麻酔を併用したマルチモーダル鎮痛の導入を積極的に考えるべきであろう．

2. 脊髄くも膜下麻酔，硬膜外麻酔

- 超音波ガイド下の手技は，肥満患者にとって多くのメリットがある．超音波でスキャンすることにより，脊椎のレベルを正確に同定し，正中の刺入点を把握し，また硬膜外腔やくも膜下腔までの距離を測定できるようになった[4]．
- 超音波スキャンは，硬膜外穿刺の回数を減らし，失敗率を下げると報告されている[5,6]．
- 脊髄くも膜下麻酔，硬膜外麻酔は，坐位での穿刺がより易しいといわれている．
- 脊髄くも膜下麻酔において，肥満患者の硬膜穿刺後頭痛（PDPH）のリスクは非肥満患者よりも低いと報告されている．これは腹腔内圧が高いために，髄液の漏れが少ないからであろうと推測されている[7]．
- 脊髄くも膜下麻酔，硬膜外麻酔，共に妊婦と同じように腔内は狭いと考え，局所麻酔薬の量を減らすことが勧められている．硬膜外腔が狭いと，抵抗消失が分からない場合がある[8]．
- 硬膜外麻酔においては体位を変えるだけで硬膜外カテーテルが動いてしまう可能性があり，硬膜外腔には少なくとも5cm残すことが勧められる．
- 肥満患者の硬膜外腔にはより多くの脂肪があり，腹腔内圧の上昇や循環血液量が多いことから，硬膜外の静脈叢はうっ滞していると考えられている．

3. 末梢神経ブロック

- 神経やランドマークをはっきりと描出できる超音波ガイド下の末梢神経ブロックは，肥満患者への区域麻酔の中でも特に有用で，合併症発症率は決して高くないことが報告されてきた[9]．
- 肥満外科手術においては，超音波ガイド下TAPブロックの併用が推奨されている．肥満患者（BMI 42）のTAPブロック画像を**図1**に示す．
- 肥満者は妊婦と同様に，正中の白線が延長し，腹直筋が外側に離開していることがあり，腹直筋鞘ブロックの際には注意する（**図2**）．
- 肥満患者への超音波ガイド下腕神経叢ブロックの成功率は高いことが報告されている[10]．しかし，皮下脂肪が多ければ多いほど描出は難しくなり，時間もか

3章 術中管理

かり,経験に基づいた技術が必要であることは言うまでもない.また斜角筋間ブロックは横隔神経麻痺の合併を念頭に入れなければならない.

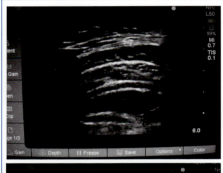

腹横筋の超音波スキャン画像(BMI 42).
皮下脂肪を押して,リニアプローブでスキャンした画像.

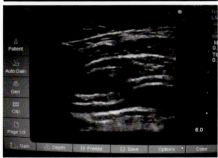

TAPブロック施行(BMI 42).
腹横筋膜面に局所麻酔薬の注入した画像.

図1 肥満患者(BMI 42)へのTAPブロック

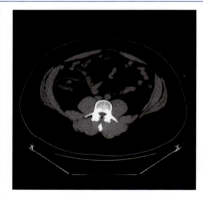

臍レベルでの腹直筋,腹横筋などの画像の1例.
腹直筋は正中から外側に離開している.

図2 腹部CT画像(BMI 38,男性)

4. 局所麻酔薬の腹腔内投与

◆ 腹腔内に局所麻酔薬を散布，あるいは持続投与する方法がいくつか報告されている．Sherwinter らは腹腔内にカテーテルを留置し，局所麻酔薬を手術部位近傍に投与し，術後オピオイドの減量や肩痛の低減にも効果があったと述べている[11]．

ポイント

- ☑ 肥満患者は皮下脂肪が厚く，解剖学的ランドマークが分かりにくい．区域麻酔を行うにあたり，手技的困難の問題は大きく，それに伴って合併症リスクも高くなる．

- ☑ 呼吸や循環の抑制が懸念される肥満患者にとって，全身投与の薬剤を減らし，オピオイドの過量投与を回避できる区域麻酔のメリットは大きい．区域麻酔と適量の全身投与の薬剤を組み合わせるなど，マルチモーダル鎮痛が推奨される．

- ☑ 不十分な疼痛管理は，痛みストレスを増大させ，循環動態を不安定にし，早期離床を妨げ，DVT や無気肺などの合併症のリスクになる．

- ☑ 近年普及してきた超音波ガイド下の区域麻酔は肥満患者にも有用である．特に末梢神経ブロックは，肥満患者においても成功率は高く，推奨されている．

引用文献

1) Saranteas T. Limitations in Ultrasound Imaging Techniques in Anesthesia: Obesity and Muscle Atrophy？ Anesth Analg 2009;109: 993-994.
2) Ingrande J, et al. Regional anesthesia and obesity. Curr Opin Anaesthesiol 2009; 22(5): 683-686.
3) Beaussier M, et al. Wound infiltration with local anesthetics for postoperative analgesia. Results of a national survey about its practice in France. Ann Fr Anesth Reanim 2012; 31: 120-125.
4) Wallance DH, et al. Indirect sonographic guidance for epidural anesthesia in obese pregnant patients. Reg Anesth 1992; 17: 233-236.
5) Hood D, et al. Anesthetic and obstetric outcome in morbidly obese parturients. Anesthesiology 1993; 79: 1210-1218.
6) Perlow JH, et al. Massive maternal obesity and perioperative cesarean morbidity. Am J obstet Gynecol 1994; 170: 560-565.
7) Jones N, et al. Post dural puncture headache in morbidly obese patients.

3章 術中管理

   Can J Anaesth 2006; 53: 26343.
8) Grau T, et al. The lumbar epidural space in pregnancy: visualization by ultrasonography. Br J Anaesth 2001; 86: 798-804.
9) Escovedo HP, et al. Ultrasound-guided nerve blocks. Rev Bras Anestesiol 2007; 57: 106-123.
10) Franco CD, et al. Supraclavicular block in the obese population: an analysis of 2020 blocks. Anesth Analg 2006; 102: 1252-1254.
11) Sherwinter DA, et al. Continuous infusion of intraperitoneal bupivacaine after laparoscopic surgery: a randomized controlled trial. Obes Surg 2008; 18: 1581-1586.

〔白石としえ〕

4章
術後管理

4章　術後管理

1 術後鎮痛

はじめに

> 　術後の活動性は痛みによって制限されるが，十分な術後鎮痛により咳や深呼吸ができれば，呼吸機能の早期回復が期待できる．また，離床が早まればPTEなどの重大な合併症を防ぐことができる．
> 　オピオイドは強力な鎮痛薬であるが，単独で十分な術後鎮痛を図るには相当量必要になり，嘔気・嘔吐，鎮静作用，イレウス，呼吸抑制などの副作用が問題となってくる．特に肥満患者によく合併する閉塞性睡眠時無呼吸（OSA）があれば呼吸抑制が起こりうるので，安全な鎮痛のためにはオピオイド減量という配慮も必要になる．
> 　このためマルチモーダル鎮痛，すなわち推奨最大投与量を超えない範囲で局所麻酔薬やオピオイド，非ステロイド性消炎鎮痛剤（NSAIDs），アセトアミノフェンなどの鎮痛薬を組み合わせ，副作用は最小に，鎮痛効果は相加相乗効果により最大にするというコンセプトが肥満患者の術後鎮痛にも適用されるべきである．

1. オピオイド鎮痛

◆ オピオイドは最も強力な鎮痛薬で，様々な投与経路を通じて広く用いられる．用法用量の個別化と最適化により，呼吸抑制のような副作用を減らしつつ，十分な鎮痛を得ることができる．さらに調節性の高い鎮痛を得るためにpatient-controlled analgesia（PCA）が広く用いられている．また，区域麻酔において局所麻酔薬のみでは十分な鎮痛効果を得られない場合，オピオイドが添加されることもある．

◆ 安全上問題となる副作用として呼吸抑制がある．オピオイド持続静脈内投与を行う際は，指示間違いや投与設定間違いに注意する．また，オピオイドの減量のために鎮痛薬を積極的に併用し，過量投与にならないよう持続静脈内投与とは別経路でのオピオイド併用を避け，無呼吸・低酸素のモニタリングを行うことが重要である．

◆ オピオイドの投与経路には経口，経皮，筋注，静脈内投与がある．肥満患者で

1. 術後鎮痛

も経口薬物の吸収は変わらないのでオピオイドも内服も考えられるが、術直後の鎮痛に用いられることはほとんどない．経皮投与や筋注は調節性に欠け、効果の予測が困難なため特に肥満患者では避けられるべきである．

◆ オピオイドのなかでもフェンタニルは即効性があり半減期も短く調節性が高いので静脈内投与によく用いられる．その投与方法には間欠的、持続的そしてPCAがあり、各々慎重な用量設定が必要である．

◆ オピオイドの必要量には個人差があり、持続的投与法では効果が不十分か、逆に過量投与になる可能性がある．

◆ PCAは、鎮痛に必要な鎮痛薬の量を患者が最もよく決めることができるという前提にたった方法である．利点として、簡便に使用でき、医療従事者の労力を減らし、患者が痛みを感知してから治療開始までの時間が最短ですむことなどが挙げられる．オピオイドの蓄積による呼吸抑制や過鎮静などの合併症が減少することも期待でき[1]、肥満手術後の使用でも有効な鎮痛を得ることができ安全であったという報告がある[2]．ただし、大規模なランダム化された前向き研究がないため、安全性に関する問題については明確な答えが出ていない．

◆ PCAの設定でベースとしての持続投与を加えるか否かであるが、これは施設の監視体制によるところが大きい．安全の観点から、また、オピオイド感受性の高いOSA合併高度肥満患者を念頭におくと、PCAのメニューの1例としてフェンタニル ボーラス投与 1mcg/kg IBW、ロックアウトタイム10分、持続投与なし、というものも挙げられるが、患者個々に応じて調節が必要である．

◆ 持続投与がない方が安全ということではなく、高度肥満でOSAや肥満低換気症候群（OHS）のある患者では常に呼吸器合併症の懸念があるので、無呼吸・低酸素を早期に発見できるモニター監視下のもとに使用すべきである．そしてNSAIDsや区域麻酔を併用したマルチモーダル鎮痛を用い、オピオイドの使用量を必要最小限にとどめる．

2. マルチモーダル鎮痛

◆ 手術に伴う痛みは組織障害、侵害刺激、中枢経路の活性化という3つの大きな要素からなる[3]．マルチモーダル鎮痛は、区域麻酔、NSAIDs、オピオイドなどによる、これら要素への介入である．

◆ 異なる薬剤を組み合わせ、異なる投与経路で使用し、様々な効果発現部位に効かせることにより相乗効果を得、質の良い鎮痛を得ながら、副作用の発生も減らすことができる．マルチモーダル鎮痛法はオピオイド減量のためにも積極的

に使用されるべきである．OSA 合併高度肥満患者がオピオイド減量の利益を最も享受できるはずである．
- NSAIDs，アセトアミノフェン，アスピリンは軽度から中等度の痛みに，中等度から高度の痛みには非オピオイド鎮痛だけでは不十分であり，オピオイドが使われる．高度肥満患者は合併疾患も多いので副作用に注意が必要である．

(1) NSAIDs
- 術後疼痛の減少，オピオイド消費量の減量，オピオイド関連副作用の軽減，PACU からの早期退室という効果が示されている [4,5]．
- 副作用としては上部消化管障害，心血管系事象，腎毒性などがある．短期間の使用でも副作用は起こりうる．特にアスピリンとの同時投与，頻回使用，副腎皮質ホルモン併用，抗凝固薬使用，高齢，消化性潰瘍の既往，消化不良の既往，ヘリコバクターピロリ感染などがあれば，上部消化管障害のリスクは高い．肥満手術でのデータでは，NSAIDs 使用で胃穿孔のリスクは増加する [6,7]．しかし，選択的 COX-2 阻害薬の使用ではプラセボとの差はなかった [8]．この点から，肥満手術後には選択的 COX-2 阻害薬のほうが良いと考えられる．

(2) アセトアミノフェン
- よほどの小手術でない限り，単独使用での術後鎮痛は難しい．注射液があり術直後から使用でき，1 回 1000mg を 6 時間毎に定期投与することで肥満手術後のモルヒネ必要量が減少したという報告 [9] があり，肥満患者のマルチモーダル鎮痛にも使用できる
- 肥満患者では NAFLD などを合併していることがあり，投与前に肝機能をチェックしておく必要がある．

(3) デクスメデトミジン
- 肥満手術において術中から投与を開始しておくと，術後のフェンタニルのレスキュー使用量と制吐剤の使用量が減少し，PACU 滞在時間を短縮できたという報告があり [10]，マルチモーダル鎮痛の 1 つの選択薬となりうる．
- 高用量投与で徐脈や過鎮静が起こりうる．

(4) ケタミン
- 近年，マルチモーダル鎮痛の補助薬として低用量の使用が見直されている [11]．術後 48 時間までの疼痛減少効果，術後 24 時間までのモルヒネ消費量減少効果，

1. 術後鎮痛

レスキュー薬が必要になるまでの時間延長効果がある[12-14].
◆ 肥満患者での適切な用量はわかっていない.

3. 区域麻酔
(1) 硬膜外麻酔
◆ 近年，肥満手術をはじめ腹腔鏡を使用した手術が増加してきた．しかし，腹部手術の既往があり癒着が予想される場合や，術者が腹腔鏡下手術になれていない場合，そして肥満に関連のある子宮内膜癌などに対する手術では開腹手術が選択されることがある．肥満患者に開腹手術のような大きな侵襲が加わる場合の適切な鎮痛方法の選択・実施は大きな課題である．
◆ 肥満や激しい痛みのある患者では，FRC の減少から無気肺，換気血流不均等に至り，ひいては低酸素血症，肺炎などに陥る．これが，十分な鎮痛が必要とされるゆえんであるが，肥満患者はオピオイドによる呼吸抑制が起こりやすいので，オピオイドを減量した疼痛管理を目標としなければならない．この点，胸部硬膜外麻酔・鎮痛や PCEA はオピオイド使用量の減量が期待できる．
◆ 非肥満患者の胸腹部手術では，硬膜外麻酔などの区域麻酔が良好な術後鎮痛をもたらし，横隔膜の収縮性を促進させることで肺活量の向上などの良い効果をもたらすことが示されている[15-17]．肥満患者ではカテーテル留置にまつわる技術的困難さはあるものの，この結果はおそらく高度肥満患者にも当てはまると期待される．
◆ その他，硬膜外麻酔に期待されるものとして，上腹部手術後の酸素必要量を減らし，左室収縮仕事量を軽減させること，心肺合併症を減少させ，ICU 滞在や病院滞在日数を短縮させること[18]，早期離床により DVT，PTE の予防につながることなどが挙げられる．
◆ 硬膜外脂肪組織や腹腔内圧上昇による静脈の怒張により硬膜外腔が減少し，局所麻酔薬の効果が広範に及ぶ可能性がある[19]．よって，20-25％減量したほうが良い．オピオイドの必要量についても同様に減量するべきである．特に OSA の可能性がある場合には，注意深い呼吸モニタリングが必要である．OSA の診断がついていれば，硬膜外腔へのオピオイド投与を避ける．
◆ 区域麻酔が計画されたら，オピオイド添加の利益（鎮痛効果増強，総オピオイド使用量減量）と不利益（区域麻酔の効果が頭側に広がり呼吸抑制を来す危険性）を熟慮する．局所麻酔薬のみを用いた硬膜外鎮痛を行い，必要ならば静脈内オピオイド投与を加える，という方法もある．
◆ 腹腔鏡下胃バイパス術を受けた患者では PCA，硬膜外鎮痛ともに，安静時疼

痛,嘔気・掻痒発生率,離床開始時期,腸管機能の回復,入院期間は同等であった[20]．腹腔鏡下手術ではPCAも十分受け入れられる鎮痛方法である．

(2) その他の区域麻酔
1) 末梢神経ブロック（▶▶▶ 3章 13．区域麻酔と超音波の活用）
◆ 単回投与法やカテーテルを留置しての持続投与法がある．
◆ 肥満患者では厚い皮下脂肪のためランドマークがわかりにくい，針が偏位する，針が届かない，体位をとりにくい，良好な超音波画像を得にくいなどの問題があり，BMIが大きくなるほどブロックが困難になることが多い[21]．

2) 創部局所浸潤麻酔
◆ 鎮痛効果が特に優れているわけではないが，シンプルで使いやすいため外科医によって使用される．腹腔鏡下手術の際に多用される．
◆ カテーテルを留置して，局所麻酔薬を持続投与する方法もある[22]．

3) 腹腔内持続投与法
◆ 腹腔内ブピバカイン持続投与を行うことで，鎮痛効果を認め，肩痛もなく，追加のモルヒネ使用や制吐剤の必要もなかったという報告がある[23]．

ポイント

- ☑ 早期離床はPTEなどの重大な合併症の予防につながる．そのためには副作用のない良好な鎮痛が必要である．
- ☑ フェンタニルを用いたPCAがよく用いられるが，無呼吸・低酸素を早期に発見できる厳重なモニター監視が必要である．
- ☑ OSAを合併した肥満患者はオピオイドの感受性が高いのでオピオイド使用量の減量が望まれる．そのためにマルチモーダル鎮痛を心がける．
- ☑ マルチモーダル鎮痛として，禁忌のない限りNSAIDsも使用するとよい．
- ☑ オピオイドの全身投与を減らすため，できるだけ区域麻酔を併用する．OSAを合併していれば局所麻酔薬にもオピオイドの添加を避ける．

1. 術後鎮痛

引用文献

1) Graves DA, et al: Morphine requirements using patient-controlled analgesia: influence of diurnal variation and morbid obesity. Clin Pharm 1983; 2: 49-53.
2) Choi YK, et al: Efficacy and safety of patient-controlled analgesia for morbidly obese patients following gastric bypass surgery. Obes Surg 2000; 10: 154-159.
3) Besson JM: The neurobiology of pain. Lancet 1999; 353: 1610-1615.
4) Govindarajan R, et al: Efficacy of ketorolac in lieu of narcotics in the operative management of laparoscopic surgery for morbid obesity. Surg Obes Relat Dis 2005; 1: 530-535.
5) Maund E, et al: Paracetamol and selective and non-selective non-steroidal anti-inflammatory drugs for the reduction in morphine-related side-effects after major surgery: a systematic review. Br J Anaesth 2011; 106: 292-297.
6) Ogunnaike BO, et al: Anesthetic considerations for bariatric surgery. Anesth Analg 2002; 95: 1793-1805.
7) Sasse KC, et al: Seven cases of gastric perforation in Roux-en-Y gastric bypass patients: what lessons can we learn? Obes Surg 2008; 18: 530-534.
8) Harris SI, et al: Parecoxib sodium demonstrates gastrointestinal safety comparable to placebo in healthy subjects. J Clin Gastroenterol 2004; 38: 575-580.
9) Saurabh S, et al: Scheduled intravenous acetaminophen reduces postoperative narcotic analgesic demand and requirement after laparoscopic Roux-en-Y gastric bypass. Surg Obes Relat Dis 2015; 11: 424-430.
10) Tufanogullari B, et al: Dexmedetomidine infusion during laparoscopic bariatric surgery: the effect on recovery outcome variables. Anesth Analg 2008; 106: 1741-1748.
11) Visser E, et al: The role of ketamine in pain management. Biomed Pharmacother 2006; 60: 341-348.
12) Bell RF, et al: Perioperative ketamine for acute postoperative pain. Cochrane Database Syst Rev 2006; (1): CD004603.
13) Elia N, at al: Ketamine and postoperative pain--a quantitative systematic review of randomised trials. Pain 2005; 113: 61-70.
14) Zakine J, et al: Postoperative ketamine administration decreases morphine consumption in major abdominal surgery: a prospective, randomized, double-blind, controlled study. Anesth Analg 2008; 106: 1856-1861.
15) Block BM, et al: Efficacy of postoperative epidural analgesia: a meta-analysis. JAMA 2003; 290: 2455-2463.
16) Manikian B, et al: Improvement of diaphragmatic function by a thoracic extradural block after upper abdominal surgery. Anesthesiology 1988; 68: 379-386.

17) Pansard JL, et al: Effects of thoracic extradural block on diaphragmatic electrical activity and contractility after upper abdominal surgery. Anesthesiology 1993; 78: 63-71.
18) Manion SC, et al: Thoracic epidural analgesia and acute pain management. Anesthesiology 2011; 115: 181-188.
19) Passannante AN, et al: Anesthetic management of patients with obesity and sleep apnea. Anesthesiol Clin North America 2005; 23: 479-491.
20) Charghi R, et al: Patient controlled i.v. analgesia is an acceptable pain management strategy in morbidly obese patients undergoing gastric bypass surgery. A retrospective comparison with epidural analgesia. Can J Anaesth 2003; 50: 672-678.
21) Cotter JT, et al: Increased body mass index and ASA physical status IV are risk factors for block failure in ambulatory surgery - an analysis of 9,342 blocks. Can J Anaesth 2004; 51: 810-816.
22) Liu SS, et al: Efficacy of continuous wound catheters delivering local anesthetic for postoperative analgesia: a quantitative and qualitative systematic review of randomized controlled trials. J Am Coll Surg 2006; 203: 914-932.
23) Sherwinter DA, et al: Continuous infusion of intraperitoneal bupivacaine after laparoscopic surgery: a randomized controlled trial. Obes Surg 2008; 18: 1581-1586.

〈上北郁男〉

2 合併症とその対策

はじめに

　多くの術後合併症があるなかで，肥満患者では手術部位感染（SSI）の発生率が高いということは示されているが，それ以外の合併症についてはその発生率が非肥満者と変わらないと言われている[1,2]．しかし肥満患者は身体的予備能が低いため，ひとたび合併症が起これば急速に重篤化しうる．そのため，肥満患者に起こりうる合併症を認識し，その予防，早期発見，早期治療開始が重要になる．

　これまで高度肥満患者の死亡率や合併症発生率に関するデータは限られていたが，高度肥満患者に対する肥満手術件数が増加した結果，肥満手術後の合併症や死亡率などのデータが得られるようになった．それによると，死亡率は1％未満で，死亡原因の30％は肺血栓塞栓症（PTE），27％は心疾患，21％が術後消化管リークによるものであった[3]．

　ただし，肥満手術の適応患者は比較的健康でコンプライアンスも高い患者群，すなわちアルコール・薬物依存，コントロール不良の精神疾患，重度の心肺疾患，特に不安定な冠動脈疾患，未治療の重症OSA，進行した肝疾患などを合併する患者は，肥満手術の適応外となっていることが多く，ここから得られた結果がそのまま他の手術を受ける肥満患者にあてはまるとは限らない．しかし，肥満手術から得られたデータは合併症の予測や管理において有益なものである．

　肥満患者の術後合併症は「高度肥満に関連するもの」と「手術に関連するもの」の大きく2つに分けることができる．高度肥満に関連するものには，PTE・呼吸不全・心筋梗塞などがあり，手術に関連するものには，出血・縫合不全・吻合部狭窄・SSIなどがある．本項では高度肥満に関連する合併症について述べる（**手術に関連するもの ▶▶▶ 5章肥満手術**）

　合併症予防の有効な手段は早期離床であり，それにより呼吸機能が改善し，静脈血栓塞栓症（VTE）や褥瘡などが予防できうる．離床のためには過鎮静や呼吸抑制を起こすことなく，咳や体動・移動ができるような適切な鎮痛が必要である．

4章 術後管理

1. 気道・呼吸関連合併症
(1) 上気道閉塞
- 肥満と閉塞性睡眠時無呼吸（OSA）は密接に関連し，肥満手術予定患者の90％がOSAを合併していた，という報告もある[4]．OSA合併患者は術後呼吸器合併症が増加することが報告され[5]，OSA自体が術後回復上のリスクであると考えられるようになった．OSA合併の高度肥満患者に筋弛緩薬の効果残存や，オピオイドや制吐剤の鎮静作用があれば，容易に上気道閉塞や術後低酸素血症をきたす[6]．
- 抜管後の上気道閉塞は最も懸念される事象であり，それは麻酔導入時の困難気道，肥満やOSAと関連がある．抜管前に筋弛緩薬は完全に拮抗され，完全覚醒状態でなければならない．また，再挿管に備えてDAMカートを近くに置き，場合によっては外科的気道確保ができるチームの待機を考慮する．
- 全身麻酔薬に関して，プロポフォールやセボフルランよりデスフルランのほうが覚醒に要する時間が短く，術後のSpO_2が高かったという報告がある[7]．OSA合併肥満患者などのハイリスク患者群では，デスフルランを積極的に使用する．
- 回復室から退室後も，SpO_2のモニタリングを可能な限り長時間続ける必要がある．モニタリングを止めるタイミングは，room airで無刺激下ないし就寝時でもSpO_2が低下しないことを確認してからである[8]．
- OSA患者の周術期管理として，CPAPの適用を考慮すべきである[9]．術前から使用を開始し，抜管後は可能な限り速やかに装着する．患者自前のものであれば術前から使用していることもあり，より快適に使用できるであろう．
- CPAPを使用すると胃内に空気が入り術後のリークが増えるのではないかという懸念もあったが，現在では否定的である[9-11]．むしろCPAPの使用は肺機能と循環動態を安定させ有用である[12-14]．

(2) 呼吸機能障害
- 高度肥満患者では胸郭コンプライアンスが低く，呼吸仕事量は増加し，肺容量，機能的残気量（FRC）ともに減少し，気道抵抗は増加している状態にある[15]．仰臥位では腹腔内容がさらに横隔膜を頭側に押し上げ，それにより横隔膜の運動が制限され，換気障害，FRC減少，下気道閉塞，肺内シャント増加が起こりPaO_2減少に陥る．
- 術後呼吸機能の維持・回復のポイントは鎮痛，酸素投与，体位，モニタリングである．

2. 合併症とその対策

◆ 術中無気肺は高い頻度で発生し，気腹の影響があればなおさらである．しかも肥満患者では無気肺が24時間も持続することがある[16]．早期離床，肺理学療法，咳を促す．

◆ 抜管前後，手術室からPACUへの移動中，PACU入室後も仰臥位を避け，継続的に座位もしくは上体を30–40°起こすように心がける．仰臥位から坐位にするだけでFRCが増加する．ただし血圧低下などの血行動態の悪化には注意する．

◆ 創部保護のために腹壁バンドを巻いていれば，それが呼吸運動を制限する可能性があり，注意しておく．

◆ 高度肥満患者は術後24時間まではSpO$_2$が低下する可能性があり，酸素を術後24–72時間投与する必要がある．

◆ 不十分な鎮痛は術後低換気をきたし，CO$_2$貯留と低酸素血症を引き起こす．抜管後には咳や深呼吸ができることが望ましく，そのために十分な鎮痛が必要である．鎮痛法としてオピオイドだけに頼れば呼吸抑制をきたしうる．区域麻酔，NSAIDs，$α_2$アゴニストを組み合わせたマルチモーダル鎮痛法を行うのがよい．

◆ 術後は呼吸・酸素化のモニター監視が望ましく，特に重症OSAを合併する患者では必須である．また，術後鎮痛としてオピオイドを投与している患者も呼吸のモニター監視が必要である．

2. PONV

◆ 肥満自体はPONVのリスクではない[17]．しかし肥満患者の手術・麻酔では，女性，腹腔内手術，腹腔鏡下手術，オピオイドの使用，長時間手術，糖尿病，術前の不安などのPONVリスク要因が重なっており，結果として肥満患者にPONVが高率に発生する．

◆ PONV予防の観点からは，麻酔中は笑気の使用を控え，プロポフォールを用いたTIVAを選択するのが良い．また，オピオイドの使用を最小限にとどめるため，マルチモーダル鎮痛法を積極的に用いる[18]．

◆ PONV対策として鎮静作用のないデキサメタゾン4mgと5-HT$_3$受容体拮抗型制吐薬であるオンダンセトロン4mgを術中から投与する[19,20]．

◆ PONV発生後の対応として，ドロペリドール1mgや，ジメンヒドリナート1mg/kg（非肥満者の場合）を投与する．PACUではプロポフォール20mgの投与も有用であるが，作用時間が短い[20]．

3. 神経障害

- 肥満患者では厚い皮下脂肪が末梢神経を保護すると考えがちだが，逆に自重が末梢神経に負荷をかけており，神経障害が起こりやすい．また，最初の徴候が認識されるのは1週間以内がほとんどであり，手術直後に神経障害の徴候がなくとも安心はできない．
- 代表的な末梢神経障害として尺骨神経障害がある．これはBMIの増加に比例して発生率が高まる[21]．手術を行わない入院患者でも起こることがあり，術中に保護材をあてても完全に防止できるわけではないが，圧迫には十分注意する．病室では無理な肢位とならないよう，十分な広さのベッドが必要である．
- 腕神経叢も腕の極端な外転で障害されうるので，肩と腕の高さが同じになるようにする．特にRamp体位をとるときには腕が下がり牽引されやすいので，手台を高くし，腕の高さを胸の高さにそろえる必要がある．
- 外側大腿皮神経障害も知られており，原因として体位固定のための側板やベルトによる圧迫が考えられている[22, 23]．同様に坐骨神経も障害されやすく，下肢が手術台から落ちないよう固定する際の圧迫に十分注意する．

4. VTEとPTE

▶▶▶ 1章7．血液の変化，2章5．抗血栓療法および3章12．DVTとPTE

5. 心血管系合併症

(1) 高血圧

- 肥満患者には高血圧が合併していることが多く，術後高血圧になりやすい．さらに周術期の疼痛，不安，過剰輸液，低酸素血症，高二酸化炭素血症，膀胱緊満などの要素が加われば，さらに血圧コントロールが難しくなる．
- 術後高血圧は心筋虚血，うっ血性心不全，脳卒中，手術部位の出血増加を引き起こしうる．降圧は患者のベースラインの血圧，合併疾患などを考慮しながら行う．

(2) 虚血性心疾患

- 肥満は冠動脈疾患の危険因子として認められている[24]．さらに，高度肥満患者は高血圧，耐糖能障害，脂質異常症を合併したMetSである場合が多く，心筋虚血が起こりやすい条件下にある．

2. 合併症とその対策

- 術後の疼痛，低酸素血症，高二酸化炭素血症，貧血，過剰輸液，シバリングなどは心筋酸素需給バランスを崩す．心筋酸素需給バランスを保つことを主眼に，具体的には，適切な体位保持，酸素投与，疼痛管理，βブロッカーや硝酸薬の投与を行う．

(3) 心房細動

- 肥満は心房細動の発症リスクであると報告されている[25]．術後は低酸素血症や高二酸化炭素血症，カテコラミン分泌増加などで発症しやすい状況にある．そのような状況にならないよう積極的にCPAPを用いたり鎮痛を図る．

6. 横紋筋融解（RML）

- 感染や薬剤が原因で起こることもあるが，周術期には長時間にわたる圧迫で筋肉が挫滅して起こる[26]．特に下肢や腰臀部の筋肉が影響を受けやすい．肥満患者ではよく見られ，高カリウム血症や急性腎不全，DICなどを引き起こし致死的になりうる病態である[27]．早期診断と早期治療開始が予後にかかわるので細心の注意を要する[28]．
- 危険因子は4-5時間以上の手術，圧迫のかかる体位，高体重，糖尿病，高血圧，末梢血管障害などである[27,29,30]．
- 症状は局所的なものとして筋肉痛，圧痛，腫脹，脱力などで，下肢や腰臀部の褥瘡や発疹が見られることもある．全身性の所見として，茶色の尿，発熱，倦怠感，嘔吐，錯乱状態，興奮，せん妄，無尿などがある[26,28,31]．
- 診断はCPK > 1000IU/L，または正常上限値の5倍以上である[30,32]．CPK値は術後1-2日でピークに達し，12日間くらい高値が続くことがある．CPKアイソザイム（MM，MB）を測定しておき心筋梗塞を除外しておく．他の検査値としてK，AST，ALT，トロポニンI，LDHも上昇する．
- 予防は除圧と圧迫時間の軽減である．圧迫面積を分散させるため，手術台を2台並行に連結させて，広い手術台を作るという方法もある．無理な体位とならないよう，可能であれば術中体位を患者自身でとってもらう．また，低反発スポンジなどで圧がかかる臀部や肩の除圧に努める．2-3時間以上の手術が予定されているならば定期的な体位変換を行うことを計画し，さらに長時間手術が予想されるならば二期的に手術を行うという報告もある[33]．体位変換は術後も継続して行う．術中は積極的な輸液が勧められている[31,32,34]．
- CPK > 6000IU/Lで腎機能障害が起こるとされ[32]，腎機能の温存を目標とした

4章 術後管理

治療を行う.

◆ 障害された筋組織に大量の体液が移動する結果，血管内脱水が起こり腎前性腎不全を引き起こすことがある．積極的な輸液で対応するが，具体的には，ミオグロビン尿が止まるまでは尿量＞1.5mL/kg/時または尿量＞150-300mL/時が得られるよう輸液を継続する．そのために500-1000mL/時の輸液が必要になることもある[28,35-37].

◆ マンニトールは浸透圧利尿薬で細胞間質から水分を引き寄せるため，血管内脱水を是正し，筋肉の腫脹を和らげ，ひいては神経の圧迫を軽減させうる．尿量も増加し，尿細管の閉塞を防ぐことができる．フリーラジカルスカベンジャーとしての効果も期待できる[35]．尿量が20mL/時以上確保されていれば15%マンニトールを10mL/時投与する．

◆ ループ利尿薬使用の長期予後に与える影響は不明である．炭酸水素ナトリウムはアシドーシスを補正し，尿細管へのミオグロビン沈着を予防し，高カリウム血症のリスクを軽減させる[38].

◆ 乏尿・無尿が続くときには透析の導入を考慮する．

ポイント

- ☑ 術後呼吸機能の維持・回復のポイントは鎮痛，酸素投与，体位，モニタリングである．
- ☑ 手術室でRamp体位を保ったまま抜管する．麻酔回復期にも坐位または上体を30-40°起こした状態を保つ．
- ☑ 抜管後は可能な限り早期にCPAPまたはBIPAPを装着する．患者自前の装置であればより快適さが増すだろう．
- ☑ 鎮静作用のある薬剤やオピオイドの使用は極力控える．そのために区域麻酔やNSAIDsを併用したマルチモーダル鎮痛法を行う．
- ☑ 肥満自体はPONVのリスクではないものの，PONVが高率に発生する．いくつかの制吐剤を組み合わせて積極的に予防を図る．
- ☑ すべての肥満患者は周術期にDVT，PTEのリスクにさらされている．
- ☑ RMLは肥満患者では高率に発生する．CPK＞1000IU/Lが診断基準である．

2. 合併症とその対策

引用文献

1) Dindo D, et al. Obesity in general elective surgery. Lancet 2003; 361: 2032-2035.
2) Tjeertes EK, et al. Obesity--a risk factor for postoperative complications in general surgery? BMC Anesthesiol. 2015; 15: 112.
3) Kuruba R, et al. Preoperative assessment and perioperative care of patients undergoing bariatric surgery. Med Clin North Am 2007; 91: 339-351.
4) Hallowell PT, et al. Potentially life-threatening sleep apnea is unrecognized without aggressive evaluation. Am J Surg 2007; 193: 364-367.
5) Liao P, et al. Postoperative complications in patients with obstructive sleep apnea: a retrospective matched cohort study. Can J Anaesth 2009; 56: 819-828.
6) Ahmad S, et al. Postoperative hypoxemia in morbidly obese patients with and without obstructive sleep apnea undergoing laparoscopic bariatric surgery. Anesth Analg 2008; 107: 138-143.
7) Liu FL, et al. Postoperative recovery after anesthesia in morbidly obese patients: a systematic review and meta-analysis of randomized controlled trials. Can J Anaesth 2015; 62: 907-917.
8) American Society of Anesthesiologists Task Force on Perioperative Management of patients with obstructive sleep apnea. Practice guidelines for the perioperative management of patients with obstructive sleep apnea: an updated report by the American Society of Anesthesiologists Task Force on Perioperative Management of patients with obstructive sleep apnea. Anesthesiology 2014; 120: 268-286.
9) Ramirez A, et al. Continuous positive airway pressure in immediate postoperative period after laparoscopic Roux-en-Y gastric bypass: is it safe? Surg Obes Relat Dis 2009; 5: 544-546.
10) Huerta S, et al. Safety and efficacy of postoperative continuous positive airway pressure to prevent pulmonary complications after Roux-en-Y gastric bypass. J Gastrointest Surg 2002; 6: 354-358.
11) Jensen C, et al. Postoperative CPAP and BiPAP use can be safely omitted after laparoscopic Roux-en-Y gastric bypass. Surg Obes Relat Dis 2008; 4: 512-514.
12) Meng L. Postoperative nausea and vomiting with application of postoperative continuous positive airway pressure after laparoscopic gastric bypass. Obes Surg 2010; 20: 876-880.
13) Tkacova R, et al. Effects of continuous positive airway pressure on obstructive sleep apnea and left ventricular afterload in patients with heart failure. Circulation 1998; 98: 2269-2275.
14) Ebeo CT, et al. The effect of bi-level positive airway pressure on

postoperative pulmonary function following gastric surgery for obesity. Respir Med 2002; 96: 672-676.
15) Adams JP, et al. Obesity in anaesthesia and intensive care. Br J Anaesth 2000; 85: 91-108.
16) Eichenberger A, et al. Morbid obesity and postoperative pulmonary atelectasis: an underestimated problem. Anesth Analg 2002; 95: 1788-1792.
17) Kranke P, et al. An increased body mass index is no risk factor for postoperative nausea and vomiting. A systematic review and results of original data. Acta Anaesthesiol Scand 2001; 45: 160-166.
18) Ho KY, et al. Multimodal antiemetic therapy and emetic risk profiling. Ann Acad Med Singapore. 2005; 34: 196-205.
19) White PF. Prevention of postoperative nausea and vomiting--a multimodal solution to a persistent problem. N Engl J Med 2004; 350: 2511-2512.
20) Gan TJ, et al. Consensus guidelines for the management of postoperative nausea and vomiting. Anesth Analg 2014; 118: 85-113.
21) Warner MA, et al. Ulnar neuropathy. Incidence, outcome, and risk factors in sedated or anesthetized patients. Anesthesiology 1994; 81: 1332-1340.
22) Macgregor AM, et al. Meralgia paresthetica following bariatric surgery. Obes Surg 1999; 9: 364-368.
23) Koffman BM, et al. Neurologic complications after surgery for obesity. Muscle Nerve 2006; 33: 166-176.
24) Hubert HB, et al. Obesity as an independent risk factor for cardiovascular disease: a 26-year follow-up of participants in the Framingham Heart Study. Circulation 1983; 67: 968-977.
25) Wang TJ, et al. Obesity and the risk of new-onset atrial fibrillation. JAMA 2004; 292: 2471-2477.
26) Wiltshire JP, et al. Lumbar muscle rhabdomyolysis as a cause of acute renal failure after Roux-en-Y gastric bypass. Obes Surg 2003; 13: 306-313.
27) Bostanjian D, et al. Rhabdomyolysis of gluteal muscles leading to renal failure: a potentially fatal complication of surgery in the morbidly obese. Obes Surg 2003; 13: 302-305.
28) Sauret JM, et al. Rhabdomyolysis. Am Fam Physician 2002; 65: 907-912.
29) Ettinger JE, et al. Clinical features of rhabdomyolysis after open and laparoscopic Roux-en-Y gastric bypass. Obes Surg 2008; 18: 635-643.
30) Lagandré S, et al. Predictive factors for rhabdomyolysis after bariatric surgery. Obes Surg 2006; 16: 1365-1370.
31) Collier B, et al. Postoperative rhabdomyolysis with bariatric surgery. Obes Surg 2003; 13: 941-943.
32) Mognol P, et al. Rhabdomyolysis after laparoscopic bariatric surgery. Obes Surg 2004; 14: 91-94.

2. 合併症とその対策

33) Regan JP, et al. Early experience with two-stage laparoscopic Roux-en-Y gastric bypass as an alternative in the super-super obese patient. Obes Surg 2003; 13: 861-864.
34) Işer I C, et al. Major urologic surgery and rhabdomyolysis in two obese patients. Int J Urol 2003; 10: 558-560.
35) Vanholder R, et al. Rhabdomyolysis. J Am Soc Nephrol 2000; 11: 1553-1561.
36) Abassi ZA, et al. Acute renal failure complicating muscle crush injury. Semin Nephrol 1998; 18: 558-565.
37) Filis D, et al. Rhabdomyolysis following laparoscopic gastric bypass. Obes Surg 2005; 15: 1496-1500.
38) Singh D, et al. Rhabdomyolysis. Methods Find Exp Clin Pharmacol 2005; 27: 39-48.

〔上北郁男〕

4章　術後管理

3 肥満手術とERAS

はじめに

> 北欧で提唱されたERAS（enhanced recovery after surgery）の概念は，術後回復促進にエビデンスのある項目を複合させた周術期管理プログラムであり，現在日本においてもそのプログラムを導入する施設が次第に増加している．
>
> ERASプログラムにおけるプライマリー・エンドポイントは「身体回復能力強化」であるが，手術侵襲を最小限にして身体機能を維持し，患者満足度を向上させるプロトコルは，肥満患者には有効性が高いと考えられる．2016年，肥満手術の周術期管理におけるERASガイドラインが発表された[1]．
>
> **ここではガイドラインを元に，推奨項目を解説する（推奨度は，強い：1，弱い：2で表す．エビデンスレベルは，高い：A，中程度：B，低い：Cで表す）．**

1．術前

(1) 術前診察

◆ 術前に手術や麻酔，術後合併症，入院期間などについての説明を十分に行う．術前診察においては，特に気道評価を厳密に行うことが推奨される[2]．STOP-BANGを使った閉塞性睡眠時無呼吸（OSA）のスクリーニングが必要である**(1B)**．

(2) プレハビリテーション（術前運動，呼吸訓練など）

◆ 術前に身体機能を強化することで，術後合併症の減少や早期の身体機能回復を目指す介入を「プレハビリテーション(Prehabilitation)」と呼んでいる．これは運動療法だけでなく，栄養管理やメンタルケアなどを包括してもよい．

◆ 呼吸訓練としては，インセンティブスパイロメトリー（**図1**）などが推奨されている．米国呼吸療法学会（AARC）のガイドラインでは「インセンティブスパイロメトリーを使用した呼吸訓練は，習慣的な使用は推奨されないが，運動療法との組み合わせにより効果が期待される」と述べている[3]**(2C)**．

3. 肥満手術とERAS

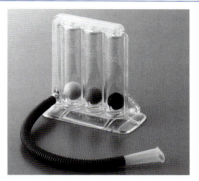

図1　インセンティブスパイロメ トリートリフロー II®〔フィリップス〕

(3) 禁煙　禁酒
◆ 呼吸器合併症，組織への酸素不足（創感染），凝固能亢進などのリスクから，4週間前からの禁煙が推奨される[4]（1A）．肺炎，敗血症，創感染などのリスクから，4週間前からの禁酒が推奨される[5]（1C）．

(4) 術前減量
◆ 肥満手術の前に2-4週間の低カロリー食の投与を行うことが推奨されている．これによって肝臓の容積が16-20％減少し，術野を確保でき，手術がより安全なものとなることが数多く報告されている[6,7]．術前体重の5％程度の減量が望ましい（1A）．

(5) 糖質コルチコイド
◆ 糖質コルチコイドは手術患者への抗炎症作用，また術後嘔気嘔吐（PONV）予防目的として推奨される[8,9]．デキサメサゾンの有効性は多く報告され，2.5-8mgが推奨されるが，血糖値の上昇には注意が必要である（1C）．

(6) 絶飲食
◆ 肥満患者であっても清澄水は2時間前まで，固形物は6時間前までが適用可能と考えられている[10]（1A）．ただし自律神経障害を伴う糖尿病や胃食道逆流症のある患者では誤嚥に注意が必要である（2B）（▶▶▶ 3章1. 前投薬および絶飲食）．

（7）炭水化物負荷
- 非肥満患者同様に，炭水化物負荷によってインスリン抵抗性が改善されると考えられている[11] (1C)．逆流性食道炎のある患者においては，誤嚥に注意する必要がある．

（8）下剤
- 術前腸管前処置は避けたい．

2. 術中
（1）輸液管理
- 肥満患者への適正量の輸液管理は難しい課題である．術前減量後は電解質や体液量の乱れが起こる可能性があり注意する．肥満は術後の横紋筋融解のリスクが高くなるが，Ettinger らは多めの輸液（2-3 時間の手術で 4-5L の晶質液投与）は横紋筋融解の発生率を低減したと報告し[12]，Shuster らも多めの輸液によって術後嘔気嘔吐の発生を減らしたことを報告した[13]．一回拍出量変化（SVV）などの動的指標による輸液管理が推奨される (1B)．

（2）PONV
- 肥満手術患者は若年者が比較的多く，手術時間，腹腔鏡手術である点からも術後嘔気嘔吐（PONV）のリスクが高いと考えられる[14]．PONV のガイドラインには，プロポフォールの使用，吸入麻酔薬の回避，オピオイドの回避，過剰輸液の回避などが推奨されている．Ziemann-Gimmel らは吸入麻酔薬群とオピオイド未使用の全静脈麻酔（TIVA）群の肥満手術における PONV を比較し，オピオイド未使用の TIVA 群において発生率，重症度共に低かったことを報告した[15]．現在，他に PONV 予防のために推奨されているのは，$5-HT_3$ 受容体拮抗薬，糖質コルチコイド，ブチロフェノン系抗精神薬，NK-1 受容体拮抗薬などである (1C)．

（3）術中麻酔維持
- 吸入麻酔薬については，短時間作用性で，脂肪組織への取り込みが少ないといわれるデスフルラン，セボフルランは使用しやすい[16]．覚醒までの時間の早さについて吸入麻酔薬と静脈麻酔薬のどちらが良いかどうかは，明らかな見解はない (2C)．

（4）気道管理・呼吸管理
◆ 肥満患者の気道管理は難しく，術前評価を厳密に行って麻酔を行う（1B）．肥満による困難気道対策（ビデオ喉頭鏡や体位の戦略），Ramp や頭高位としたポジショニングが推奨されている．従量式換気（VCV）と従圧式換気（PCV）の優位性については明らかな見解はない[17]．PEEP 付加とリクルートメントマニューバーを行うことが強く推奨されている[18]（1B）．

（5）筋弛緩薬
◆ 高い気腹圧は心血管系に悪影響をもたらす．深い筋弛緩は気腹圧を上げずに視野を確保することを可能にする[19]（2C）．筋弛緩の残存は肥満患者への気道開通性，嚥下や咳反射を弱くする．TOF 比が 0.9 以上となることを確認すること，そしてスガマデクスで完全に筋弛緩を拮抗することが推奨される[20]（1B）．

（6）麻酔深度モニター
◆ 手術中は BIS モニター®などで麻酔深度をモニタリングすることが推奨される（1A）．

（7）腹腔鏡手術
◆ 肥満手術は開腹で行われることは少なくなり，腹腔鏡手術が急速に拡大してきた．腹腔鏡手術によってもたらされるベネフィットは大きく，肥満患者には強く推奨される（1A）．出血量低下，術後疼痛低減，術後の早期回復は，入院日数の短縮につながる．腹腔鏡手術によって腹壁瘢痕ヘルニアのリスクは小さくなるが，癒着が減ったことは，内ヘルニア発症率を上げている[21]．

（8）経鼻胃管
◆ 肥満手術において，経鼻胃管の術後留置の有無と，縫合不全などの合併症発生率は関連しないことが多く報告されている[22]．逆に呼吸器感染症のリスクを上昇させる．術後の経鼻胃管の留置は推奨されず，全身麻酔からの覚醒後は抜去すべきである（1C）．

（9）腹部ドレーン
◆ 腹部ドレーンが術後縫合不全の指標となり得るかは議論が大きい．腹腔内膿瘍，創感染，肺炎の発症率について，ドレーンの有無で有意差がなかったという報告がある（2C）．

4章　術後管理

3. 術後

(1) マルチモーダル鎮痛（全身投与）

◆ 肥満患者にとって無気肺などの呼吸器合併症は術後回復を妨げる大きな要因となる．肥満患者にはできるだけオピオイドを減らすマルチモーダル鎮痛が推奨されている．NSAIDs は理想体重（IBW）に基づいて投与する[23]．プレガバリンについてはまだエビデンスが少ない[24]．デクスメデトミジンは，現在のところルーチンの使用は推奨されない[25] (1A)．

(2) マルチモーダル鎮痛（区域麻酔）

◆ 腹腔鏡手術において創部への局所浸潤麻酔が推奨される (1A)．局所麻酔薬はロピバカインやレボブピバカインなど，より長時間作用性の薬が使用されるようになった．近年では超音波ガイド下での腹横筋膜面ブロックの有効性も報告されているが[26]，創部局所浸潤麻酔との比較をした RCT はまだない．肥満患者への硬膜外麻酔は，手技の困難性が高いため，腹腔鏡手術に有効であるかどうかは議論が大きい．

◆ 腹腔内に局所麻酔薬を散布し，肩痛を含め術後鎮痛に有効であるという報告もある[27]．

(3) 深部静脈血栓（DVT）予防

◆ DVT は肥満手術における術後合併症として最大である（死亡率の 50％との報告もある[28]）．DVT のリスクとしては，肥満，DVT の既往，加齢，喫煙，下肢静脈瘤，心不全，呼吸不全，OSA，経口女性ホルモン薬などである．肥満手術後の予防としては，早期歩行開始，エアマッサージャーなどでの理学療法，低分子ヘパリン投与が推奨されている[29] (1A)．

(4) 術後栄養管理

◆ 術後早期からの栄養摂取開始（ミネラルやビタミン），栄養評価が必要である．管理栄養士による指導のもと，術後早期経口摂取を開始する (1B)．

(5) OSA 対策

◆ 術後早期の閉塞性睡眠時無呼吸（OSA）患者には酸素投与と頭高位のポジションが推奨される (1C)．重症 OSA の肥満患者には術後非侵襲的陽圧換気（NPPV）の使用，SpO_2 や呼吸モニターの観察が推奨される[30] (1C)．持続的陽圧呼吸療法（CPAP）の持参がある場合は，術後早期から使用する (1B)．術後，オ

ピオイドの患者自己調節鎮痛法（PCA）はできるだけ避けたい．また術前評価が不十分で，OSA が未診断のまま肥満手術を行うことや，また OSA があり CPAP 治療が必要と診断されていても，CPAP 治療がうまく実施されていない場合があり，どちらも術後呼吸器合併症のハイリスクとなり注意が必要である．

(6) OHS 対策

◆ 肥満低換気症候群（OHS）は $BMI \geqq 30$ かつ $PaCO_2 \geqq 45$ または $HCO_3 > 27$ で診断される．OSA 以上に術後の呼吸抑制に注意すべきであり，オピオイドの使用をできるだけ減らしたい．OHS における NPPV は CPAP よりも二相性陽圧換気（BIPAP）が推奨され，呼吸器合併症を低減するといわれている (1C)．また肥満患者への高濃度酸素投与は，術後の無呼吸や低呼吸を増やすといわれる[31]．少なくとも術後 24 時間は，BIPAP の導入やビーチチェア体位，バイタルサインのモニタリングが推奨される．

術前プロトコル：Prehabilitaion	術後プロトコル
術前準備 ・呼吸訓練 　　インセンティブスパイロメトリー ・深部静脈血栓の予防 　　足の運動 ・4 週間前からの禁煙 ・OSA 評価 CPAP 導入 ・低カロリー食による術前減量 ・2 時間前までの飲水 　　術前炭水化物負荷	・マルチモーダル鎮痛 ・ビーチチェア体位 ・早期離床 ・早期飲食開始 ・呼吸訓練 　　インセンティブスパイロメトリー ・深部静脈血栓の予防 　　足の運動 ・CPAP，BIPAP（必要に応じて）
麻酔プロトコル	術中〜術後
・適切な気道・呼吸管理 　　前酸素化 　　Ramp 体位での全身麻酔導入 　　術中 PEEP 付加 　　リクルートメントマニューバーなど ・局所創部浸潤麻酔 ・TAP ブロック ・フェンタニルの適量投与 ・動的指標を用いた輸液管理	・尿道カテーテルなし ・ドレーンなし ・経鼻胃管なし ・オピオイド減の鎮痛 ・NSAIDs 投与 ・PONV 予防 ・深部静脈血栓予防 　　（間欠的空気圧迫などとヘパリンの組み合わせ）

図2　肥満手術と ERAS 主な推奨項目

4章 術後管理

ポイント

 術前,麻酔,術後のプロトコルを一覧にしたものを**図2**に示す[32].

引用文献

1) Thorell A, et al. Guidelines for Perioperative Care in Bariatric Surgery: Enhanced Recovery After Surgery (ERAS) Society Recommendations. See comment in PubMed Commons belowWorld J Surg 2016; 40: 2065-2083.
2) Mechanick JI, et al. American Association of Clinical Endocrinologists, The Obesity Society, and American Society for Metabolic & Bariatric Surgery medical guidelines for clinical practice for the perioperative nutritional, metabolic, and nonsurgical support of the bariatric surgery patient. See comment in PubMed Commons belowObesity (Silver Spring) 2009; 17 Suppl 1: S1-70.
3) Restrepo RD, et al. Incentive spirometry: 2011. Respir Care 2011; 56: 1600-1604.
4) Mills E, et al. Smoking cessation reduces postoperative complications: a systematic review and meta-analysis. See comment in PubMed Commons belowAm J Med 2011; 124: 144-154.
5) Gustafson UO, et al. Guidelines for perioperative care in elective colonic surgery: Enhanced Recovery After Surgery (ERAS) Society recommendations. Clin Nutr 31:783-800.
6) Edholm D, et al. Preoperative 4-week low-calorie diet reduces liver volume and intrahepatic fat, and facilitates laparoscopic gastric bypass in morbidly obese. See comment in PubMed Commons belowObes Surg 2011; 21: 345-350.
7) Colles SL, et al. Preoperative weight loss with a very-low-energy diet: quantitation of changes in liver and abdominal fat by serial imaging. See comment in PubMed Commons belowAm J Clin Nutr 2006; 84: 304-311.
8) Barnes PJ. Anti-inflammatory actions of glucocorticoids: molecular mechanisms. See comment in PubMed Commons belowClin Sci (Lond) 1998; 94(6): 557-572.
9) Henzi I, et al. Dexamethasone for the prevention of postoperative nausea and vomiting: a quantitative systematic review. See comment in PubMed Commons belowAnesth Analg 2000; 90: 186-194.
10) Smith I, et al. Perioperative fasting in adults and children: guidelines from the European Society of Anaesthesiology. Eur J Anaesthesiol 2011; 28: 556-569.

3. 肥満手術と ERAS

11) Ljungqvist O. Jonathan E. Rhoads lecture 2011: Insulin resistance and enhanced recovery after surgery. JPEN J Parenter Enteral Nutr 2012; 36: 389-398.
12) de Menezes Ettinger JE, et al. Prevention of rhabdomyolysis in bariatric surgery. See comment in PubMed Commons belowObes Surg 2005; 15(6): 874-879.
13) Schuster R, et al. Intra-operative fluid volume influences postoperative nausea and vomiting after laparoscopic gastric bypass surgery. Obes Surg 2006; 16: 848-851.
14) Apfel CC, et al. Evidence-based analysis of risk factors for postoperative nausea and vomiting. See comment in PubMed Commons belowBr J Anaesth 2012; 109(5): 742-753.
15) Ziemann-Gimmel P, et al. Opioid-free total intravenous anaesthesia reduces postoperative nausea and vomiting in bariatric surgery beyond triple prophylaxis. Br J Anaesth 2014; 112: 906-911.
16) Strum EM, et al. Emergence and recovery characteristics of desflurane versus sevoflurane in morbidly obese adult surgical patients: a prospective, randomized study. See comment in PubMed Commons belowAnesth Analg 2004; 99: 1848-1853.
17) Aldenkortt M, et al. Ventilation strategies in obese patients undergoing surgery: a quantitative systematic review and meta-analysis. Br J Anaesth 2012; 109: 493-502.
18) Futier E, et al. A trial of intraoperative low-tidal-volume ventilation in abdominal surgery. See comment in PubMed Commons belowN Engl J Med 2013; 369: 428-437.
19) Staehr-Rye AK, et al. Surgical space conditions during low-pressure laparoscopic cholecystectomy with deep versus moderate neuromuscular blockade: a randomized clinical study. Anesth Analg 2014; 119: 1084-1092.
20) Baillard C, et al. Postoperative residual neuromuscular block: a survey of management. See comment in PubMed Commons belowBr J Anaesth 2005; 95: 622-626.
21) Higa KD, et al. Internal hernias after laparoscopic Roux-en-Y gastric bypass: incidence, treatment and prevention. Obes Surg 2003; 13: 350-354.
22) Yang Z, et al. Meta-analysis of the need for nasogastric or nasojejunal decompression after gastrectomy for gastric cancer. Br J Surg 2008; 95: 809-816.
23) Ziemann-Gimmel P, et al. Multimodal analgesia reduces narcotic requirements and antiemetic rescue medication in laparoscopic Roux-en-Y gastric bypass surgery. Surg Obes Relat Dis 2013; 9: 975-980.
24) Chaparro LE, et al. Adding pregabalin to a multimodal analgesic regimen

does not reduce pain scores following cosmetic surgery: a randomized trial. J Anesth 2012; 26: 829-835.
25) Tufanogullari B, et al. Dexmedetomidine infusion during laparoscopic bariatric surgery: the effect on recovery outcome variables. Anesth Analg 2008; 106: 1741-1748.
26) Wassef M, et al. Feasibility and analgesic efficacy of the transversus abdominis plane block after single-port laparoscopy in patients having bariatric surgery. See comment in PubMed Commons belowJ Pain Res 2013; 27: 837-841.
27) Sherwinter DA, et al. Continuous infusion of intraperitoneal bupivacaine after laparoscopic surgery: a randomized controlled trial. Obes Surg 2008; 18: 1581-1586.
28) Overby DW, et al. Prevalence of thrombophilias in patients presenting for bariatric surgery. Obes Surg 2009; 19: 1278-1285.
29) Gonzalez QH, et al. Incidence of clinically evident deep venous thrombosis after laparoscopic Roux-en-Y gastric bypass. Surg Endosc 2004; 18: 1082-1084.
30) Wong DT, et al. A comparison between the Boussignac™ continuous positive airway pressure mask and the venturi mask in terms of improvement in the PaO2/F(I)O2 ratio in morbidly obese patients undergoing bariatric surgery: a randomized controlled trial. Can J Anaesth 2011; 58: 532-539.
31) Rennotte MT, et al. Nasal continuous positive airway pressure in the perioperative management of patients with obstructive sleep apnea submitted to surgery. See comment in PubMed Commons belowChest 1995; 107: 367-374.
32) Sinha A, et al. Enhanced Recovery after Bariatric Surgery in the Severely Obese, Morbidly Obese, Super-Morbidly Obese and Super-Super Morbidly Obese Using Evidence-Based Clinical Pathways: a Comparative Study. Obes Surg 2017; 27: 560-568.

〈白石としえ〉

5章

肥満手術

5章　肥満手術

はじめに

　近年の世界的な肥満人口の増加に伴い，内科治療抵抗性の高度肥満症患者に対する外科治療（バリアトリックサージェリー，bariatric surgery）が欧米を中心に広く行われており，わが国においても施行件数が増加している．内科治療に対する外科治療のアドバンテージは長期の減量効果がより期待できる点にあり，併存する肥満関連疾患の著明な改善，ひいては生命予後の改善が示されている．本稿では，肥満手術の術式，適応・非適応，効果，合併症について述べる．

1. 術式

◆ 肥満手術の原理は，胃を小さく形成することで摂食量を抑制することと，消化管（小腸）をバイパスすることで消化吸収を抑制することのいずれか，もしくは両者の組み合わせにより，効果的な減量を図ろうとするものである．

◆ 現在，①腹腔鏡下ルーワイ胃バイパス術（LRYGB），②腹腔鏡下調節性胃バンディング術（LAGB），③腹腔鏡下スリーブ状胃切除術（LSG），④腹腔鏡下胆膵路変更・十二指腸スイッチ術（LBPD/DS），腹腔鏡下スリーブバイパス術（LSG/DJB）などが世界的に広く行われている．②③は摂食量を抑制する術式で，①④は両方の要素が組み合わさった術式である．

◆ 近年の世界的な肥満人口の増加に加えて，麻酔を含めた周術期安全性の向上，手術手技の向上，医療機器の技術的進歩，特に1990年代に入って，それまで開腹下（open surgery）に行われていた手術が腹腔鏡下（laparoscopic surgery）に行われるようになったことを背景に，外科治療の施行件数は増加している．国際肥満代謝外科連盟（International Federation for the Surgery of Obesity and Metabolic Disorders: IFSO）の統計によると，1998年には年間4万件程度であった手術件数が，2014年には約58万件に増加した[1,2]．

(1) 腹腔鏡下ルーワイ胃バイパス術（laparoscopic Roux-en-Y gastric bypass: LRYGB）

◆ LRYGBでは，胃は20–30mL程度の小さな袋（胃嚢，gastric pouch）と，それ以外の部分（残胃，excluded stomach）に分割される．次に，空腸起始部（トライツ靱帯）から50–100cm肛門側で空腸を切離し，一方の断端を挙上し，胃

囊と吻合する（胃 – 空腸吻合）．
- 続いて，胃 – 空腸吻合部から 120-200cm 肛門側の空腸と，他方の空腸断端とを吻合する（空腸 – 空腸吻合）．胃 – 空腸吻合部から空腸 – 空腸吻合部までを roux limb（alimentary limb），トライツ靭帯から空腸 – 空腸吻合部までを biliopancreatic limb と呼ぶ．
- 食物が入る部分の胃容量が小さくなることで食事摂取量が減少し，さらに，残胃～十二指腸～ biliopancreatic limb を食物が通過しない（バイパス）ことで吸収が抑制されることで減量効果が得られる（図1）．

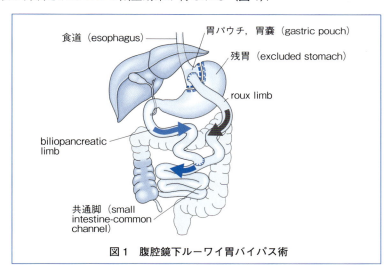

図1　腹腔鏡下ルーワイ胃バイパス術

(2) 腹腔鏡下調節性胃バンディング術（laparoscopic adjustable gastric banding: LAGB）

- LAGB では，シリコン製のバンドを胃上部に 20-30mL 程度の小さな袋（胃囊, stomach pouch）が形成されるように巻きつける．バンド内側にはバルーン（風船）がついており，カテーテルを介して，皮下に埋め込まれたポートにつながっている．ポートを通して滅菌生理食塩水を注入すると，注入量に応じてバルーンが膨らみ，バンドを巻いてある部分の胃が締まる．これにより，食事摂取量が減り，減量効果が得られる．
- 臓器の切離や摘出を伴わないため，バンドを除去すると元の解剖学的構造に戻すことができる．なお，本手術で用いられるバンドシステムは厚生労働省薬事未承認器具である（図2）．

5章 肥満手術

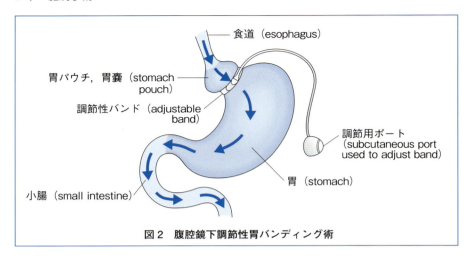

図2 腹腔鏡下調節性胃バンディング術

(3) 腹腔鏡下スリーブ状胃切除術（laparoscopic sleeve gastrectomy: LSG）

◆ LSGでは，胃の外側（大弯側）が摘出され，縦長の細い胃に形成される（小弯側細径胃管）．これにより，胃容量は1/10程度に減少する**（図3）**．

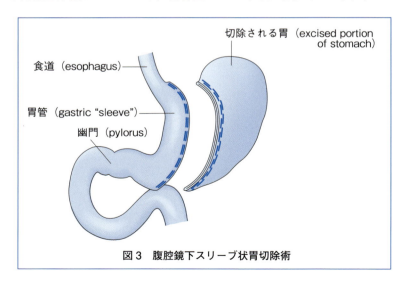

図3 腹腔鏡下スリーブ状胃切除術

◆ LAGB同様，食事摂取量を減らすことで減量効果を期待するコンセプトの手術

であるが，LSGにより摘出される噴門部胃は，食欲刺激ホルモンであるグレリン（ghrelin）の分泌細胞（A 細胞）が集中する領域である．そのため，術後は血中グレリン値が大幅に低下することが示されており[3]，グレリンをはじめとする消化管ホルモンの関与が示唆される．

◆ LSG は比較的新しい術式で，LRYGB や LAGB のように 10 年以上の長期成績は示されていないが，短〜中期成績を見る限りは良好である[4,5]．比較的シンプルな手術であることから，世界的に施行件数が増加傾向にある．

(4) 腹腔鏡下胆膵路変更・十二指腸スイッチ術（laparoscopic biliopancreatic diversion with duodenal switch: LBPD/DS），腹腔鏡下スリーブバイパス術（laparoscopic sleeve gastrectomy with duodenojejunal bypass: LSG/DJB）

◆ LBPD/DS は，上述した胃のスリーブ状切除に加えて，小腸の大半をバイパスするもので，食物と消化液が混ざる部分の小腸（common limb）を 50-100cm と極端に短くする（図 4）．

◆ 減量効果が高く，リバウンドが少ないとされる一方で，吸収抑制作用が強く，長期的には栄養不良，筋肉減少，骨粗鬆症などが起こりやすい．そのため，栄養成分の補充および厳重な栄養状態のモニタリングが必要となる．

◆ LBPD/DS は日本を含むアジア諸国ではほとんど行われていない．これは欧米人と比較し，アジア人は肉類など動物性タンパク質の摂取量が少なく，強い吸

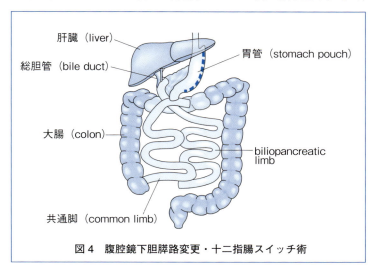

図 4 腹腔鏡下胆膵路変更・十二指腸スイッチ術

5章　肥満手術

収抑制を伴う術式では，術後の深刻な栄養障害が危惧されるためである．代わりに，日本を含むいくつかの地域では，腹腔鏡下スリーブバイパス術が行われている[6]．これは，LBPD/DS のバイパスされる消化管長を短くしたものである **(図 5)**．

- 術式の内訳に関して，2014 年の IFSO の調査によると，全体の 46％が腹腔鏡下スリーブ状胃切除術，40％が腹腔鏡下ルーワイ胃バイパス術，7％が腹腔鏡下調節性胃バンディング術であった[2]．わが国では，腹腔鏡下スリーブ状胃切除術が保険診療で行える唯一の術式（注：2018 年より，腹腔鏡下スリーブバイパス術が先進医療として認可）であり，全体の 84％（2016 年）と最多を占めている **(図 6)**[7]．

- わが国では腹腔鏡下ルーワイ胃バイパス術の施行頻度が極端に少ない．その理由として，通常の上部内視鏡にて残胃をスクリーニングすることが構造的に困難となるため[8]，胃癌発生が比較的高いわが国で敬遠されているものと考えられる．

- 腹腔鏡下ルーワイ胃バイパス術を行うにあたっては，日本内視鏡外科学会よりステートメントが出されており，術前の詳細な胃内視鏡検査，ヘリコバクターピロリ菌感染ならびに胃粘膜萎縮のスクリーニング，十分なインフォームド・コンセントなどの必要性について述べられている[9]．

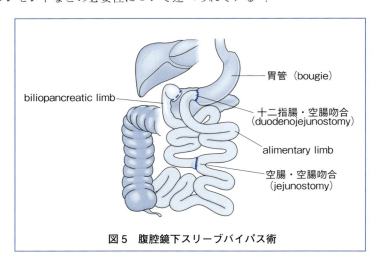

図 5　腹腔鏡下スリーブバイパス術

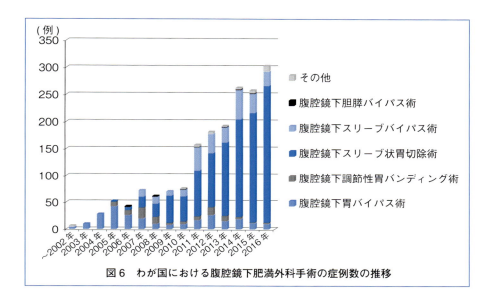

図6 わが国における腹腔鏡下肥満外科手術の症例数の推移

2. 手術適応

◆ 米国肥満代謝外科学会(American Society for Metabolic and Bariatric Surgery: ASMBS)を含め,欧米では1991年の米国国立衛生研究所(National Institute of Health: NIH)のガイドラインに準じる形で手術適応を定めていることが多い[10].

①BMI 40kg/m² 以上,もしくは35kg/m² 以上でなおかつ肥満関連疾患(2型糖尿病,睡眠時無呼吸症候群,心不全,高血圧症など)を有している.
②手術に先立って,内科的治療(食事療法,運動療法,薬物療法,栄養カウンセリング,その他の減量プログラムなど)が十分に行われている.
③外科医,内科医,看護師,栄養士,運動療法士,心理療法士など,複数の専門家で構成されるチームアプローチにより,術前評価ならびに術後管理が行われている.

◆ わが国では,アジア人は欧米人と比較して内臓脂肪蓄積型肥満者が多く,より軽度の肥満でも合併疾患を併発しやすいことを考慮し,2013年に日本肥満症治療学会が,減量が主目的の手術適応はBMI 35 kg/m² 以上,関連疾患治療が主目的の手術適応は糖尿病かまたは糖尿病以外の2つ以上の肥満関連疾患を有する場合はBMI 32 kg/m² 以上とすると規定した[11].**表1**に腹腔鏡下スリーブ状胃切除術の保険適応基準を示す.

5章 肥満手術

表1 腹腔鏡下スリーブ状胃切除術の保険適応基準

(1) 6か以上の内科的治療によっても十分な効果が得られない BMI が 35 以上の肥満症の患者であって，糖尿病，高血圧症，脂質異常症又は閉塞性睡眠時無呼吸症候群のうち 1 つ以上を合併している患者に対して腹腔鏡下にスリーブ状胃切除術を実施した場合に限り算定する．
(2) 実施するに当たっては，高血圧症，脂質異常症又は糖尿病の治療について 5 年以上の経験を有する常勤の医師（当該保険医療機関に配置されている医師に限る．）が治療の必要性を認めていること．

3. DSS-II ガイドライン

◆ 肥満 2 型糖尿病に対する外科治療の有効性を示す質の高いエビデンス（糖尿病に対する効果をプライマリーエンドポイントにしたランダム化比較試験〔randomized controlled trial: RCT〕がすでに 10 編以上報告されている）が蓄積されてきたことを受けて，糖尿病治療における外科治療の位置づけに関する国際会議（2nd Diabetes Surgery Summit: DSS-II）が，2015 年ロンドンで開催された．

◆ DSS-II ガイドライン[12] はその結果をまとめたものである．日本糖尿病学会を

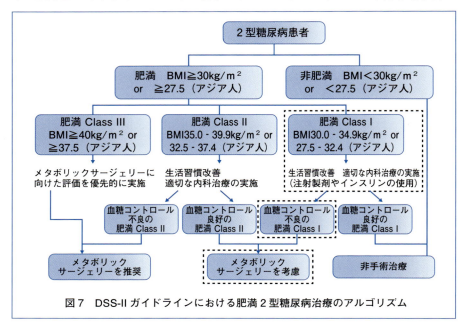

図7 DSS-II ガイドラインにおける肥満 2 型糖尿病治療のアルゴリズム

含む世界 45 の医学会が承認（endorse）する形で発表され，アメリカ糖尿病学会（American Diabetes Association: ADA）の Standards of medical care in diabetes 2017 にも反映されている（図7）[13]．
◆ また，糖尿病診療ガイドライン 2016（日本糖尿病学会）においても，肥満外科療法は減量に難渋する肥満 2 型糖尿病症例に対する有効な選択枝（推奨グレード B），と述べられており，肥満糖尿病に対する治療選択肢の 1 つとして位置付けられつつある[14]．

4. 手術非適応

◆ 以下の疾患あるいは状態の場合，一般的に非適応と考えられる．

- 二次性肥満
- 薬物中毒，アルコール中毒者
- コントロール不良の精神疾患（統合失調症，双極性障害，境界型人格障害など）を合併している場合
- 外科治療のリスク / ベネフィット，予想される治療効果，代替治療，外科治療においても生活習慣改善が必要であることなどについて理解し，同意を得ることが困難な場合
- 重症のうっ血性心不全，不安定狭心症など，手術リスクが著しく高い場合

5. 手術による減量効果

◆ Ribaric らは，5 つの RCT を含む 16 の研究（RCT 以外は背景因子をそろえたケースコントロール研究）に含まれる 6,131 名（内科治療群 3,055 名，平均 BMI 40.9 kg/m^2/ 平均年齢 47.0 歳 / 女性 72.0％，外科治療群 3,076 名，平均 BMI 39.4 kg/m^2/ 平均年齢 48.6 歳 / 女性 69.0％，平均観察期間 17.3 ヵ月）のアウトカムをまとめたメタ解析を 2014 年に報告した．減量効果について，外科治療群の平均超過体重減少率 75.3％に対して，内科治療群 11.3％であった．また，外科治療群では 63.5％の患者で糖尿病の寛解が得られたが，内科治療群では 15.6％であった．糖尿病の寛解に対するオッズ比は内科治療と比較して外科治療は 9.8–15.8 倍高かった[15]．
◆ 術式による減量効果の違いについて，Haruta らが，2005–2015 年までの間に，国内の 9 施設において外科治療が行われた計 831 名（男性 366 名，女性 465 名）の長期成績をまとめて報告している．手術時の平均年齢 41 歳，平均体重 114kg，平均 BMI 42 kg/m^2 で，60％は腹腔鏡下スリーブ状胃切除術（LSG），

5章　肥満手術

18％は腹腔鏡下スリーブバイパス術（LSG/DJB），12％は腹腔鏡下ルーワイ胃バイパス術（LRYGB），10％は腹腔鏡下調節性胃バンディング術（LAGB）が行われていた．術式別の減量効果に関して，術後1年目ならびに5年目における総体重減少率（percent total weight loss: % TWL）は，LSGで29％/26％，LSG/DJBで24％/32％，LRYGBで33％/29％，LAGBで21％/19％であった（図8）[16]．

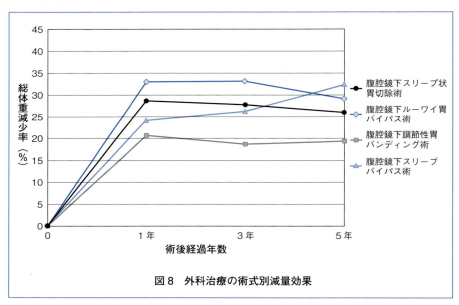

図8　外科治療の術式別減量効果

6. 肥満関連疾患に対する手術の効果

◆ 外科治療では，高い減量効果により肥満関連疾患が著明に改善する．136論文に含まれる22,094症例（平均年齢39歳，平均BMI 46.9 kg/m^2）のアウトカムをメタ解析した報告によると，外科治療全体で，2型糖尿病の寛解率76.8％，改善率（寛解と改善を合わせたもの）85.4％，高血圧の治癒率65.6％，改善率（治癒＋改善）81.8％，脂質異常症の改善率83.0％と報告されている．合併症に対する効果は，術式による差異が認められる（**表2**）[17]．

表2 術式別の肥満関連合併症に対する効果

		ルーワイ胃バイパス術 (%)	胃バンディング術 (%)	胆膵路路変更更術 (%)
糖尿病	寛解	83.8	47.8	88.1
	寛解＋改善	90.6	80.2	97.9
高血圧	治癒	75.4	38.4	81.3
	治癒＋改善	87.1	71.5	91.8
脂質異常	治癒＋改善	93.6	71.1	99.5
睡眠時無呼吸症候群	治癒	86.6	94.6	95.2

7. 生命予後に対する手術の効果

◆ SOS (Swedish Obese Subjects) study は，外科治療が行われた 2,010 名（外科治療群）と，背景因子をマッチさせた 2,037 名のコントロール群（内科治療群）とを，前向き観察した長期成績を示したものである．10.9 年の平均観察期間において，外科治療群で内科治療群と比較して，リスク調整後死亡率が 29％低下（主

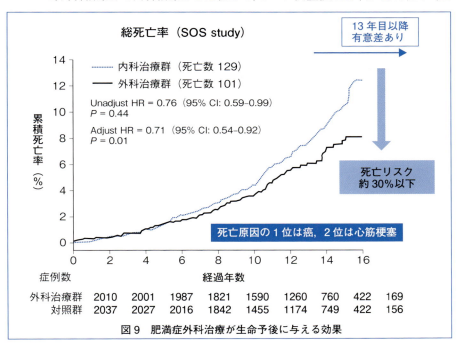

図9 肥満症外科治療が生命予後に与える効果

な死亡原因は心筋梗塞と癌）した．致死性心血管イベント（心筋梗塞および脳卒中），総心血管イベント発生の両方において，外科治療群で発生数が有意に減少していた**（図9）**[18]．

◆ Adamsらは，1984年から2002年までの間に，腹腔鏡下ルーワイ胃バイパス術が行われた7,925名の高度肥満者と，背景因子をマッチさせた7,925名のコントロール群とを，後向き観察した．その結果，7.1年の平均観察期間において，外科治療群ではコントロール群と比較して，死亡率が40％低かった．死因別解析では，外科治療群ではコントロール群と比較して，冠動脈疾患で56％，糖尿病で92％，悪性新生物で60％の有意な死亡率低下が認められた[19]．

8. 麻酔科医が知っておくべき肥満手術の合併症

◆ 肥満外科治療は多くのメリットがある治療方法であり，日本でも普及し始めているがリスクがあることも否定できない．高度肥満患者は多くの合併疾患を持っており，特に呼吸，循環器，腎臓などで機能が低下していることが多い．

◆ 肥満手術では下記に示すような合併症が生じる可能性がある．これらは術前に充分に患者に説明することが重要であるとともに，この治療に関わる全ての医療従事者がこれらに関しての知識を持っておくべきである．

◆ 肥満患者の特性および全身管理に関わるリスク／合併症に関しては別項で記載するが（▶▶▶ 4章2．合併症とその対策），ここでは緊急手術が必要となるような，麻酔科医が知っておくべき手術関連合併症に関して説明する．

◆ 日本で多く行われている術式は，現時点（2018年）で保険適応となっている腹腔鏡下スリーブ状胃切除と先進医療となった腹腔鏡下スリーブバイパス術であるため，この2つの術式にフォーカスして説明する．

> それぞれの術式で起こりえる主な局所合併症は以下の通りである．
> **1）腹腔鏡下スリーブ状胃切除術における手術合併症**
> 　　①縫合不全　③門脈血栓症
> 　　②出血　　　④狭窄　高度な胃食道逆流症
> **2）腹腔鏡下スリーブバイパス術における手術合併症（スリーブ状胃切除術に加えて）**
> 　　①吻合部縫合不全　③内ヘルニアによる術後腸閉塞
> 　　②吻合部狭窄

◆ 高度肥満の患者は典型的な腹部外科の患者とは異なる病態を示すことがある．術後の致死的合併症に早く気づくために，医療従事者が知っておくべきポイントとして以下のことが挙げられる．

> ①一般患者の典型的な症状を示さないことがある．
>   例）腹膜炎での腹部が板状硬とならない，発熱をしないことがある．
> ②呼吸／循環などの予備能力が乏しい．

◆ そのため，急変時には数時間以内に診断し，早急に緊急手術をしなければならないことが多い．一般外科ならば経過観察としていた症例も，緊急手術が必要になることが多い．異常が疑われたときには早めに高度肥満の診察の慣れた外科医を呼ぶことが重要であり，担当外科医は高度肥満患者の病態を熟知して，緊急手術の適否の判断ができるようになっておく必要がある．
◆ 重大な状況を示唆する所見として，以下のものが挙げられる．

> ①バイタルサイン不安定　　　　　　④4時間以上続く強い嘔気や嘔吐
> ②吐血，下血，ドレーンからの出血　　⑤腹痛を伴う嘔吐
> ③4時間以上続く強い腹痛

◆ また，バイタルサインの不安定とは以下のものが挙げられる．

> ①38度以上の発熱　　　　　　　　　④頻呼吸
> ②低血圧　　　　　　　　　　　　　⑤低酸素血症
> ③120回／分以上の頻脈が継続する　　⑥尿量の低下　　　　など

◆ 特に③の頻脈が重要な所見となる．腹膜炎の状態になっていても，頻脈のみを症状として呈する場合もある．外科医は，再手術は極力したくないものであり，往々にして再手術をしないで済む理由を探しがちである．高度肥満の全身管理に関わる外科医，麻酔科医，集中治療医は上記の症状を呈している患者を見た場合には，積極的に再手術，腹腔鏡による観察を行うようにしてほしい．
◆ これらを観察した場合には以下のような合併症を想定して，検査，処置を迅速に行うべきである．

9．腹腔鏡下スリーブ状胃切除術における手術合併症
（1）縫合不全
◆ 縫合不全の発生率は1％以下ではあるが，腹腔鏡下スリーブ状胃切除術における縫合不全は外科医にとって悪夢である．通常の上部消化管外科症例と異なり，難治性で保存的治療が奏功しないことが多く，一度治癒したように見えても再発を繰り返すことも多い．適切に処理をしないと，患者の生活の質を大きく損

5章　肥満手術

なうばかりでなく，死に至ることもある．
◆ 腹腔鏡下スリーブ状胃切除術の縫合不全の8割以上は胃上部，食道近傍切離断端からである．これは作成した胃管の内圧が高くなり最も弱い部分が崩壊するためである．そのため胃管内圧が高くなった原因を改善させないと完治しないことが多い．

　①診断
　・腹腔鏡下スリーブ状胃切除術の縫合不全は2週間までに起こる場合が約8割といわれているが，通常の消化管手術と異なり遅発性縫合不全が生じることも稀ではない．
　・縫合不全では経口摂取時の腹痛・背部痛，38度以上の発熱，頻脈を呈することが多い．しかし，前述したように典型的な症状を呈さない場合もあり，その際は頻脈のみを症状とする場合もあるので注意が必要である．
　・診断はCTが最も優れている．ガストログラフィン®併用の単純CTが良いが，状態が不安定な場合は単純CTのみでも手術をすべきかどうかに関しては十分な情報が得られる（図10）．

　②処置
　・緊急のドレナージが最も重要である．腹腔鏡またはCTガイド下に行う．ドレナージさえしっかりできていれば，敗血症により死亡することはほとんどない．逆に言えば，ドレナージのタイミングが遅かったり，不十分だったりすれば命に関わる．症状発現時にはバイタルが不安定なことも多いため，麻酔科と外科が協力して迅速な対応が救命のためには不可欠である．

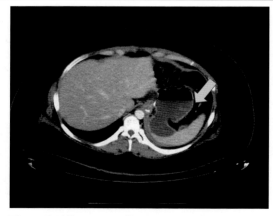

図10　腹腔鏡下スリーブ状胃切除術後縫合不全〔CT〕

・ドレナージ後は，縫合不全部位に対する治療を行う．腹腔鏡下スリーブ状胃切除術後の縫合不全は往々にして難治性であり，通常の胃切除術の治療とは異なる．胃内視鏡によるステントや狭窄部拡張，クリップなどを行うが，修正手術（revision surgery）が必要な場合もある．

(2) 出血

◆ 出血には術中出血，術後出血がある．術中の出血は外科医，麻酔科医ともに観察中に起こるので気づきやすいが，術後の出血に気づくためにはバイタルサインのチェックが重要となる．

◆ 肥満患者は脂肪が多く，出血しやすい．また肝機能障害から凝固能低下をきたしている場合や術前の心血管系病変により抗凝固薬の内服などをしている場合も多いため，術中出血に関しての十分な注意が必要である．また，高度肥満患者の場合は出血の場合に腹腔鏡から開腹術にコンバートしても，視野はむしろ悪くなる．

◆ 術後出血に関しては，適切に診断して緊急手術を行うことが重要となる．以下の場合は緊急手術を考慮する．

①低血圧が続く
②術前より10%以上のヘマトクリットの低下
③4単位以上の輸血にかかわらずHbの低下
④輸血や輸液にかかわらず，120回／分以上の頻脈が継続する

◆ 術後出血の緊急手術の際には，肥満患者は腹腔内脂肪が多く，腹腔内のスペースが少ないにもかかわらず，出血でさらに視野が取れないため，出血点を見つけることが容易ではない（**図11**）．しかし，開腹しても視野が悪く出血点を見

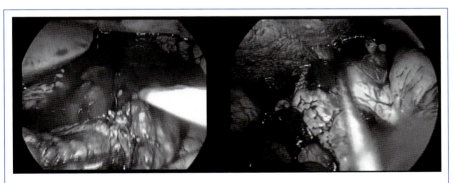

図11　術後出血

つけられないことが多いため，外科医は腹腔鏡で止血ができる技術を持っておく必要がある．

(3) 門脈血栓症

◆ 門脈血栓症は腹腔鏡下スリーブ状胃切除後に起こりえる比較的稀な合併症であるが，適切に診断しないと致死的になることもある．手術後数日で起こることが多い．通常とは異なる感じの腹痛で来院した場合には注意が必要である．確定診断は造影CTで行う（図12）．治療は専門医に紹介が必要となり，血栓溶解療法が行われることが多い．

◆ この疾患に関しての知識がないと，鑑別診断から漏れてしまい，死亡することもあるため，ここに記載した．

(4) 狭窄，高度な胃食道逆流症

◆ この疾患は致死的ではないが，比較的頻度が高く修正手術が必要となる．再手術は高度な技術を要し，外科医にはストレスとなる．しかしこの手術が必要となるときには，初回手術より痩せていることが多いため，麻酔科的には初回手術よりは安全性が高くなっていることがほとんどである．

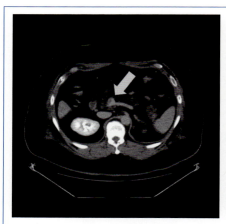 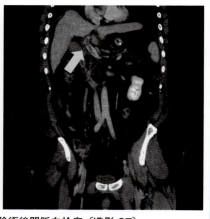

図12　腹腔鏡下スリーブ状胃切除術後門脈血栓症〔造影CT〕

10. 腹腔鏡下スリーブバイパス術における手術合併症

　腹腔鏡下スリーブバイパス術は腹腔鏡下スリーブ状胃切除術と腹腔鏡下ルーワイ胃バイパス術を組み合わせた術式で効果が高いが，腹腔鏡下スリーブ状胃切除術にバイパスを付加するため下記の合併症が生じる可能性がある．

(1) 吻合部縫合不全
◆ 腹腔鏡下スリーブバイパス術はRoux Y法での再建を基本とするため，小腸小腸吻合と十二指腸空調吻合の2箇所の吻合部がある．同部の縫合不全は，腹腔鏡下スリーブ状胃切除術の縫合不全とは異なり，通常の胃がん手術の対処と同様にドレナージをしておけば軽快する．このため重要なことは，ドレナージをするタイミングを誤らず適切に施行することである．

(2) 吻合部狭窄
◆ 腹腔鏡下スリーブバイパス術の吻合部狭窄は腹腔鏡下ルーワイ胃バイパス術のそれと異なり，稀である．またほとんどが内視鏡的拡張術で軽快するので手術が必要となることは極めて稀である．

(3) 内ヘルニアによる術後腸閉塞
◆ 決して多い合併症でないが，稀というわけでもない．腹腔鏡下スリーブ状胃切除術単独では決して生じることのない合併症である．
◆ Roux Y再建においては2箇所の内ヘルニア発生部位がある．小腸小腸吻合部の腸間膜欠損部とPetersenスペースである．どちらの腸閉塞でも同様の症状を呈す．内ヘルニアによる腸閉塞は，画像診断では確定診断にはいたることは少ないが，時期を逸すると致死的になりうるので，疑いの段階で腹腔鏡下手術が必要となることを麻酔科医にも知っておいていただきたい．

　本項では麻酔科医に知っておいてもらいたい術後合併症について解説した．肥満患者の手術では，一般外科患者とは異なる病態を示すことが多い．そのため，外科医も全身管理を担当する麻酔科医も病態を熟知し，協力して適切な時期に適切な処置を行えるように知識を共有すべきである．

5章　肥満手術

ポイント

- ☑ 肥満手術の原理は，胃を小さく形成することで摂食量を抑制することと，消化管（小腸）のバイパスにより消化吸収を抑制することで，術式は前者のみ，もしくは両者の組み合わせによって効果的な減量治療を図るものである．

- ☑ 主な術式は，①腹腔鏡下ルーワイ胃バイパス術（LRYGB），②腹腔鏡下調節性胃バンディング術（LAGB），③腹腔鏡下スリーブ状胃切除術（LSG），④腹腔鏡下胆膵路変更・十二指腸スイッチ術（LBPD/DS），腹腔鏡下スリーブバイパス術（LSG/DJB）であるが，現在わが国では保険適用となっている腹腔鏡下スリーブ状胃切除が主となって施行されている．

- ☑ アジア人は欧米人と比較して内臓脂肪蓄積型肥満者が多く，より軽度の肥満でも合併疾患を併発しやすい．日本肥満症治療学会は，減量が主目的の手術適応は BMI 35 kg/m^2 以上，関連疾患治療が主目的の手術適応は糖尿病かまたは糖尿病以外の 2 つ以上の肥満関連疾患を有する場合は BMI 32 kg/m^2 以上とすると規定している．

- ☑ 2015 年に糖尿病治療における外科治療の位置づけに関する国際会議（DSS-II）がガイドラインを発表し，メタボリックサージャリーとしての手術適応を明確にした．

- ☑ 外科治療は内科治療より長期の減量効果がより期待できる．また糖尿病や高血圧，脂質異常症などの併存する肥満関連疾患の改善が明らかとなり，そして生命予後についても手術治療による効果が示されている．

- ☑ 高度肥満患者に合併症が起こった場合，一般患者のような腹膜刺激症状や発熱などの典型的な症状を示さないことがある．

- ☑ 急変を示唆するバイタルサインとして，特に頻脈は重要な所見であり，合併症を見逃さないよう注意が必要である．

参考文献

1) Scopinaro N. The IFSO and obesity surgery throughout the world. Obes Surg 1998; 8: 3-8.
2) Angrisani L, et al. Bariatric surgery and endoluminal procedures: IFSO Worldwide Survey 2014. Obes Surg 2017; 27: 2279-2289.
3) Anderson B, et al. The impact of laparoscopic sleeve gastrectomy on plasma ghrelin levels: a systematic review. Obes Surg 2013; 23: 1476-1480.
4) Brethauer SA, et al. Systematic review of sleeve gastrectomy as staging

and primary bariatric procedure. Surg Obes Relat Dis 2009; 5: 469-475.
5) Diamantis T, et al. Review of long-term weight loss results after laparoscopic sleeve gastrectomy. Surg Obes Relat Dis 2014; 10: 177-183.
6) Kasama K, et al. Laparoscopic sleeve gastrectomy with duodenojejunal bypass: technique and preliminary results. Obes Surg 2009; 19: 1341-1345.
7) 日本内視鏡下肥満・糖尿病外科研究会 第5回アンケート調査（2017年）
8) Tagaya N, et al. Evaluation of the excluded stomach by double-balloon endoscopy after laparoscopic Roux-en-Y gastric bypass. Obes Surg 2007; 17: 1165-1170.
9) 日本内視鏡外科学会．重症肥満に対する外科治療に対する見解 (http://www.jses.or.jp/member/regulation_himan.html)
10) Gastrointestinal Surgery for Severe Obesity. NIH Consensus Statement Online 1991; 9: 1-20.
11) 日本肥満症治療学会 肥満外科治療ガイドライン策定委員会．日本における高度肥満症に対する安全で卓越した外科治療のためのガイドライン2013.
12) Rubino F, et al. Metabolic Surgery in the Treatment Algorithm for Type 2 Diabetes: A Joint Statement by International Diabetes Organizations. Diabetes Care 2016; 39: 861–877.
13) American Diabetes Association: Standards of Medical Care in Diabetes-2017. Diabetes Care 2017; 40(Suppl 1): S1-S135.
14) 日本糖尿病学会 糖尿病診療ガイドライン2016
15) Ribaric G, et al. Diabetes and weight in comparative studies of bariatric surgery vs conventional medical therapy: a systematic review and meta-analysis. Obes Surg 2014; 24: 437-455.
16) Haruta H, et al. Long-term outcomes of bariatric and metabolic surgery in Japan: results of a multi-institutional survey. Obes Surg 2017; 27: 754-762.
17) Buchwald H, et al. Bariatric surgery: a systematic review and meta-analysis. JAMA 2004; 292: 1724-1737.
18) Sjöström L, et al. Effects of bariatric surgery on mortality in Swedish obese subjects. N Engl J Med 2007; 357: 741-752.
19) Adams T, et al: Long-term mortality after gastric bypass surgery. N Eng J Med 2007; 357: 753-761.

（関　洋介．笠間和典）

6章
帝王切開術

6章　帝王切開術

はじめに

> 肥満も妊娠も各器官に大きな変化をもたらす．肥満女性が妊娠すると，それらの変化は概ね相加的であり，身体的予備能を大きく減少させる．その結果，肥満妊婦には多くの周術期合併症が生じうるとともに，母体の死亡率も増加する．
>
> 肥満妊婦は非肥満妊婦に比べて妊娠糖尿病，妊娠高血圧症候群，VTE，分娩後出血，SSI，巨大児，死産などの発生率が高い．また，肥満妊婦は帝王切開分娩率が高く，その手術時間も長くなる．厚い皮下脂肪は区域麻酔手技の難易度を上げ，頸部や腹部の脂肪沈着は気道・呼吸管理上の問題となる．
>
> 肥満妊婦の病態生理や合併疾患を理解し，早めに十分な術前評価をしておくことが麻酔管理上，重要である．

1. 肥満妊婦の定義とわが国の成人肥満女性の割合

- ◆ 肥満症診療ガイドライン 2016，産婦人科診療ガイドライン産科編 2017 では妊娠前 BMI 25 以上を肥満としている[1,2]．
- ◆ 厚生労働省の「国民健康・栄養調査」（平成 29 年）では，BMI 25 以上の女性は 20–29 歳で 9.5％，30–39 歳で 14.3％，40–49 歳で 18.3％であった[3]．
- ◆ 妊娠中の体重増加に関する推奨は，妊娠中毒症（現在の妊娠高血圧症候群に相当するが診断基準が異なる）の予防，適正な出生体重，産科的異常の減少のどれを目的にするかで異なり，統一されたものはない[2]．

2. 肥満妊婦に起こる各器官の変化

（1）呼吸機能の変化

- ◆ 肥満患者では胸壁が厚く重いため，胸壁のコンプライアンスが著しく低下し，呼吸仕事量の増加につながる．妊娠に伴う体重増加によっても呼吸仕事量が増加する．
- ◆ 肥満患者では胸郭や横隔膜の動きが制限され，一回換気量が低下する．その反面，呼吸回数は増え，肥満患者では浅頻呼吸となる．これに対し非肥満妊婦は一回換気量と呼吸回数の両方とも増加する．肥満妊婦においても非肥満妊婦と同じく，一回換気量と呼吸回数は増加している．ただし肥満妊婦では，呼吸予備能は大きく低下していると考えられる[4]．

- 妊娠によっても肥満によってもFRCは減少する．肥満女性が妊娠するとFRCは減少するが，相加的な減少ではなく，低下の程度は限られる[5]．原因は不明であるが，プロゲステロンが呼吸を促進し，脳幹での二酸化炭素に対する感受性を高めると言われている．また，プロゲステロンの平滑筋弛緩作用が気道抵抗を下げるためとも推測されている．
- FRCが減少し，CCを下回るようになると安静呼吸中にも気道閉塞が起こるようになる．これは肺内シャントの原因になり，また仰臥位や頭低位でさらに悪化し，肥満妊婦では全身麻酔導入時に急速にSpO_2が低下する[6]．

(2) OSA

- 頻回に起こる無呼吸・低酸素血症は，母体の高血圧，肺高血圧，右心不全，不整脈などを引き起こす．低酸素血症と高二酸化炭素血症による肺動脈収縮が本態と考えられている．
- 妊娠に伴う体重増加，鼻粘膜の充血・浮腫はOSAを悪化させる[7-9]．
- 一方，側臥位での睡眠[10]，REM睡眠の減少，妊娠に伴う分時換気量の増加はOSAを改善させる可能性がある．肥満患者と異なり，妊婦の肥満はOSAと強い関連はないとも言われている[7]．
- 妊娠高血圧，妊娠高血圧腎症，妊娠糖尿病はOSAの合併とともに増加する[11-13]．無呼吸中の母体低酸素血症が子宮内発育遅延を引き起こす可能性がある[14]．妊娠中のCPAPは副作用もなく，降圧効果を認めたという報告がある[15]．
- 肥満妊婦でのOSAスクリーニング方法の報告は少ない．Tantrakulらは，妊娠1-12週目は妊娠前BMIが，13-27週はいびきが，28-40週は妊娠中BMIと妊娠中の体重増加がOSAに関連する因子であったと報告している[16]．

(3) 心血管系の変化

- 妊娠中の肥満は高血圧，血液濃縮，心機能低下の危険因子である[17,18]．
- 妊娠によっても肥満によっても血液量と心拍出量が増加する．心拍出量の増加は一回心拍出量と心拍数の増加による．陣痛中や分娩直後はさらに心拍出量が増加するので，予備能の低い肥満妊婦ではこの時期に心不全のリスクが高まる．
- 通常，妊娠中は全身の血管抵抗は低下するが，肥満妊婦は動脈硬化のため血管のコンプライアンスが低下しており後負荷減少が起こりにくい．心拍出量の増加と高い後負荷が肥満妊婦にみられる壁肥厚を伴う左室拡大の原因であると考えられている[19]．

- 高血圧があれば周産期心筋症のリスクも高く[20]，この時期の肥満妊婦の心不全の鑑別疾患として念頭に置いておかなければならない．
- 血液量と心拍出量の増加に伴い，肺血流量も増加し肺高血圧が起こりうる．そこに OSA による低酸素血症が加われば肺血管抵抗がさらに増加する．
- 厚い皮下脂肪のため仰臥位低血圧症候群の症状が強く出ることがある[4]．

（4）腸管の変化
- 肥満妊婦で胃液量が増加しているか否か，胃液 pH が低下しているか否かについては不明である．
- Wong らは，陣痛が始まっていないボランティア肥満妊婦では 300mL と 50mL の飲水のどちらも 1 時間後には飲水前と同等になっていたと報告している[21]．
- 肥満妊婦は糖尿病を合併していることが多く，その場合は胃排出が遅延している可能性があり，注意を要する．
- 緊急帝王切開術が多いこと，困難気道が多いこと，GERD が多いこと，糖尿病の合併が多いことなどから誤嚥のリスクは高い[22,23]．

（5）凝固機能の変化
- 通常，妊娠後期になると血漿フィブリノーゲン，von Willebrand 因子，Ⅶ，Ⅷ，Ⅹ因子などが増加し活性化され[24]，VTE のリスクが高まる．さらに，VTE の既往，肥満など妊娠以外のリスクが併存する場合は VTE 発症のリスクが高い状態である（▶▶▶ 後述の 6. 術後管理）．

（6）内分泌機能の変化
- 妊娠糖尿病や糖尿病は肥満患者で起こりやすい[18]．
- 内臓脂肪が蓄積すると遊離脂肪酸が増加し，その結果末梢組織でのインスリン抵抗性が生じることが原因の 1 つとして考えられている．

3. 肥満妊婦の産科的問題点
（1）肥満が妊娠に与える影響
- 肥満女性の妊娠はハイリスクであり，入院日数も長くなる[25]．
- 妊婦の肥満は血栓性疾患，妊娠糖尿病，妊娠高血圧，巨大児，胎児先天性疾患，早産，死産，新生児死亡のリスクである[18,26-28]．糖尿病を合併した肥満妊婦の胎児は神経管閉鎖障害や腹壁欠損のリスクが上昇する．

（2）分娩に与える影響
- 初産婦，経産婦ともに陣痛の進行は BMI の増加とともに遷延する [29]．陣痛の娩出期の開始も遅延する．巨大児が多いことやオキシトシンの反応性が低下していることが原因として考えられている．
- 巨大児は肥満妊婦ほど多くなり，肩甲難産に加え，会陰裂傷，新生児損傷，分娩後出血の原因となる [18,30,31]．

（3）肥満妊婦と緊急帝王切開分娩
- 妊娠前体重，妊娠中の体重増加ともに多いほど陣痛は遷延し，オキシトシン必要量も増加し，予定・緊急帝王切開になるリスクが高くなる [32-36]．BMI が 40 以上の妊婦では帝王切開率が 4 倍であったという報告がある [37]．これには巨大児や子宮内発育遅延といった胎児要因の他に，妊娠高血圧などの母体要因も関わる．
- 手術時間や出血量は増加し，弛緩出血のリスク，SSI も増加する [33,38]．そして，肥満妊婦の緊急帝王切開分娩では母体死亡率が高い．

4. 経腟分娩の麻酔管理
（1）硬膜外無痛分娩
- 陣痛中の良好な疼痛コントロールは酸素消費量を減らし，心血管系に対するストレスを最小限に抑えることが期待できる．
- 陣痛中に効果的な硬膜外鎮痛が行われていれば，緊急帝王切開術に移行した場合もそのカテーテルを用いて硬膜外麻酔を行うことが可能である．
- 陣痛中の肥満妊婦の約半数で緊急帝王切開分娩に移行したという報告がある [39]．このことから肥満妊婦では硬膜外カテーテルを用いて無痛分娩を行うことが特に有用である．

（2）硬膜外カテーテル留置に際しての技術的問題
- 肥満患者は厚い皮下脂肪のため正中を同定することが困難であるが，坐位では比較的正中を同定しやすい．また，坐位で皮下脂肪が最も薄くなるため穿刺にも有利である [40]．超音波装置を用いれば，正確な穿刺位置のみならず，硬膜外腔までのおおよその深さも知ることができる．
- BMI と年齢から硬膜外腔までの深さを予想する式がある [41]．これにより，準備段階から長い硬膜外針が必要か否かの目安になる．ただし硬膜外腔が 8cm

より深い人はまれであると報告されており[42]，経験上も通常の長さの硬膜外針で十分なことがほとんどである．

> 硬膜外腔までの深さ（cm）= 3.0 +（0.11 × BMI）−（0.01 ×年齢）
>
> （L2-3 または L3-4）

◆ 肥満患者では硬膜外カテーテル固定後に背中を伸ばすと2cmも浅くなるという報告があるので，カテーテル留置後，背中を伸ばしてもらってからカテーテルを皮膚に固定するとよい[43,44]．

◆ 厚い皮下脂肪に起因する穿刺困難があるので，時間的ゆとりをもって硬膜外カテーテルを留置する．

5. 帝王切開術の麻酔管理

◆ 肥満妊婦は帝王切開分娩になる確率が高く，さらに肥満妊婦の帝王切開術や緊急帝王切開術では母体死亡率も高いことから，分娩に至る前に麻酔科にコンサルトされることが望ましい[45]．麻酔管理上も合併疾患が多く，各種麻酔手技にも困難を伴うので，できるだけ早期に入念な術前評価が必要である．

◆ 誤嚥，低呼吸予備能，循環過負荷，困難気道などのリスクがあることから，肥満妊婦では全身麻酔は特に回避されるべきで，極力，区域麻酔で完遂することが望ましい．ただし，技術的な問題や時間的制約により区域麻酔で対応できない場合に備え，全身麻酔の準備も入念に行っておく必要がある．この際，特に困難気道の可能性を念頭に置く．

◆ 手術の決定から手術終了まで，移動，麻酔などを含めて非肥満妊婦より時間を要するので，それを見越して早めの行動と入念な準備が必要である．

（1）妊婦の困難気道
1）困難気道の原因と予測因子

◆ 妊婦では循環血液量の増加により，毛細血管の拡張と粘膜の浮腫が起こりやすく，妊娠高血圧腎症や陣痛中はその変化が加増される[46-48]．これは軟部組織への脂肪沈着によっても修飾される．妊婦の挿管失敗は非妊婦の8-10倍に上るという報告もある[49]．

◆ 肥満は妊娠に伴う解剖学的な変化を増強する．大きい乳房，厚い胸壁，気道浮腫などは困難気道の原因になりやすい．頸部や肩周囲の脂肪沈着は頸部の可動性を制限し，挿管に必要な体位をとりにくくさせ，マスク換気困難・挿管困難の原因にもなる．

- 妊娠と肥満はそれぞれ挿管困難，マスク換気困難のリスクを増す．Hood らは肥満妊婦の挿管困難は 33％に達したと報告している[39]．
- 限られた時間内ではあるが，術前の気道評価は重要である．マランパチ分類の評価の他，開口，歯列，頚部周囲長などから総合的に評価する．

2）困難気道が予測された場合の対策
- まず全身麻酔を回避する方策を最大限考慮する．
- 熟練の麻酔科医の応援を依頼し，DAM カートの準備しておく．これらは肥満妊婦では必須である．
- マスク換気が必要になったときは下顎挙上法が有用である．これには両手が必要なことが多いので，もう 1 人がバッグで陽圧換気を行うか，PCV での人工呼吸を行う．
- 各施設の事情に合わせて，DAM カートには短い喉頭鏡ハンドル，各サイズ・形状の喉頭鏡ブレード，ビデオ喉頭鏡，各種サイズの気管チューブ（内径 6.5mm などの細めのものは必須），各種各サイズの声門上器具，気管支ファイバースコープ，ガムエラスティックブジー，輪状甲状間膜穿刺キットなどを揃える．
- 通常，挿管困難が予想されれば気管支ファイバースコープの他，ビデオ喉頭鏡を用いた意識下挿管も選択肢の 1 つになる．ただし，緊急帝王切開術が行われようとする状況では上気道の表面麻酔などの準備にかける時間が限られ，現実的ではないことが多い．

(2) 誤嚥予防（前投薬）（表 1）
- ヒスタミン H_2 受容体拮抗薬やプロトンポンプ阻害薬，メトクロプラミドの投与も必須である．メトクロプラミドは LES 圧を上昇させ，胃排出時間を短縮させる[50]．
- 緊急帝王切開術でもヒスタミン H_2 受容体拮抗薬は静注されるべきで，麻酔導入時点での効果は期待できないが，覚醒・抜管時には効果を期待できる[51]．

表 1 誤嚥予防

	薬剤	投与量	投与方法
選択的帝王切開術	ファモチジン	20mg	手術前夜と麻酔導入 60 分前に内服
	オメプラゾール	40mg	
	メトクロプラミド	10mg	麻酔導入 60 分前に内服または 30 分前に静注
緊急帝王切開術	メトクロプラミド	10mg	静注
	オメプラゾール	40mg	静注

(3) 移動・移送と体位（▶▶▶ 3章 5. 術中体位）

- ◆ 適切なサイズの分娩台，ストレッチャー，手術台（いずれも耐荷重を事前に確認），そして多くの人手が必要である．耐荷重の範囲内でも患者は必ずベッドの中心に位置するように注意する．
- ◆ 神経障害を避けるよう細心の注意が必要である．患者の肩と腕の高さが同じになるように手台の高さを調節し，神経障害のリスクを最小限にする．
- ◆ 肥満妊婦の帝王切開術では Ramp 体位と子宮左方転移が必要である．Ramp 体位は呼吸・循環動態を安定化させ，全身麻酔に移行する場合にも喉頭鏡での声門視認を容易にする．また，患者が手術台に横になれば速やかに子宮左方転移とすることが重要である[52]．脂肪と子宮で巨大になった腹部を安全に左方転移するには，患者が適切に手術台に位置していることが重要である．特に手術台を左に傾けて子宮左方転位を行う場合は患者がずれたり転落したりしないよう細心の注意を払う．

(4) 血管確保（▶▶▶ 3章 9. 血管確保）

- ◆ 厚い皮下脂肪のため，血管外漏出の発見が遅れることがある．帝王切開術では大量に輸液・輸血が必要になることがあるので，刺入部を中心に異常がないか早めに何度か確認しておく．

(5) モニタリング（▶▶▶ 3章 2. 手術室のセッティング，モニタリング）

- ◆ 上腕での適切なサイズの血圧カフがなければ，前腕で測定する方法もあるが，前腕のほうが 10 ± 10 mmHg 高い値を示す[53]．

(6) 区域麻酔

帝王切開術に用いられる区域麻酔には SSS，CSEA，硬膜外麻酔，持続脊髄くも膜下麻酔があるが，ここでは SSS，CSEA，硬膜外麻酔について述べる．

1）SSS（single-shot spinal anesthesia）

- ◆ 効果発現が早く，深い神経遮断を得ることができる．非肥満妊婦では通常よく行われている麻酔方法であるが，肥満妊婦ではいくつかの問題がある．技術的な問題，適切な薬液量，麻酔効果の持続時間である．
- ◆ 技術的な問題として，厚い皮下脂肪組織に対して細い脊髄くも膜下麻酔針を用いて脊髄くも膜下腔に到達することは難しい．
- ◆ 肥満妊婦の帝王切開術では手術時間が 30％ほど長くなると言われており[54]，脊髄くも膜下麻酔の効果が途切れることが予想される．脊髄くも膜下麻酔の効

果が切れた時点での術中全身麻酔への変更は，肥満妊婦の場合特に避けられるべきである．

2）CSEA（combined spinal-epidural anesthesia）
◆ 硬膜外麻酔で脊髄くも膜下麻酔の効果を補填でき，全身麻酔への移行を避けることができる．
◆ CSEA のその他の利点は，脊髄くも膜下麻酔の薬液量を減量でき，急激なブロックによる循環動態の変化を最小限にとどめられること，神経遮断範囲と効果持続時間の調整が容易であることが挙げられる．
◆ 太い硬膜外針を用いた needle-through-needle 法による穿刺が技術的に容易で望ましい．

3）硬膜外麻酔
◆ 硬膜外無痛分娩中に緊急帝王切開術になった場合，そのままカテーテルを利用することができる．ただし肥満妊婦では容易に予定外抜去が起こりうるので，有効なカテーテルであるか否かの判断が重要である．

4）薬液投与量
◆ 脊髄くも膜下麻酔の薬液量に関して，肥満妊婦では高位脊髄くも膜下麻酔の懸念から非肥満妊婦より減量するべきとされてきた．MRI で見ると肥満患者の腰部 CSF 容量が少ないこと[55]，臀部の過剰な脂肪組織が腰部の脊柱を挙上し頭低位になる可能性があること[56]から，高位脊髄くも膜下麻酔に陥る危険性があると言われてきた．
◆ しかし高比重ブピバカインを用いた場合，非肥満妊婦も肥満妊婦も神経遮断域は同じであることが示されており，肥満妊婦に対しても高比重ブピバカイン 10mg 未満の投与は勧められていない[57,58]．CSEA であれば脊髄くも膜下麻酔の薬液量を減量した場合，神経遮断域が目標遮断域に達しない場合でも硬膜外カテーテルを用いて補填することができる．
◆ 硬膜外麻酔の薬液投与量に関して，肥満妊婦では非肥満妊婦と比べて遮断域が広がりやすいと報告されている[59]．初回投与量を減量し，追加投与を行うことで安全に遮断域を調節できる．

（7）肥満妊婦の全身麻酔
◆ 超緊急帝王切開術や区域麻酔が禁忌である場合，区域麻酔の施行が技術的に困難な場合は全身麻酔が選択される．また，脊髄くも膜下麻酔や硬膜外麻酔による高位遮断,心停止,呼吸抑制,神経学的な緊急事態では気管挿管が求められる．
◆ 全身麻酔の利点は麻酔導入が早く，長時間の手術にも対応でき，血行動態の変

6章　帝王切開術

動を最小限にコントロールできる点にある．しかし，麻酔導入時に誤嚥，マスク換気困難，挿管困難，急速な SpO_2 低下など致死的事態が起こりうる．

1）前酸素化

- エネルギー消費は BMI とともに増加するので[60]，肥満患者では酸素消費量と二酸化炭素産生量が増え，分時換気量も増加する．また，妊娠に伴い胎児部分の代謝も加わるので，妊娠末期には酸素消費量が最大になる．
- 妊娠によっても肥満によっても酸素消費量は増加し，FRC は減少しているので，肥満妊婦では無呼吸の間，急速に SpO_2 が低下する．全身麻酔導入前には十分な前酸素化が必要な理由である[61,62]．
- 緊急帝王切開分娩のため入室し，患者が手術台に横になればすぐにフェイスマスクを隙間なくあて，100％酸素投与を開始する．
- 前酸素化の方法として，100％酸素を安静呼吸で3分間吸入する方法と100％酸素（フレッシュガスフロー 10L/分）を1分間で8回深呼吸して吸入する方法がある．両者とも呼気終末酸素濃度が90％を超え，迅速かつ有効な手段であると報告されている[63]．
- 肥満患者での報告ではあるが，逆トレンデレンブルグ位は無呼吸耐容時間を少なくとも30％延長させると言い[64]，前酸素化から挿管にかけて有用である．ただし，血圧低下が起こりうることと，挿管操作が難しくなる可能性がある．同様に肥満患者での報告で，PEEP ないし CPAP の添加は FRC を増加させ，無呼吸耐容時間を延長させると述べている[65,66]．

2）全身麻酔導入

- 安定した循環動態であり，困難気道が予想されなければ RSI が選択される．McClelland らが行ったシミュレーション研究では陣痛中の肥満妊婦の無呼吸耐容時間は BMI 35 で 166 秒，BMI 50 で 98 秒であった[67]．この数字によれば，特に BMI 50 のような高度肥満では麻酔導入後筋弛緩薬の効果発現を待って挿管する場合，遅滞なく挿管を終えるか否かのうちに SpO_2 が低下し始める．よって，1回の挿管操作で済むよう，最善の体位・頭位，使い慣れた器具などの準備が肝要である．
- 妊娠高血圧腎症では気道の浮腫がありうるので細めの気管チューブ（内径 6.0–6.5mm）を使用する[68]．
- サクシニルコリンが第一選択となる．全身麻酔導入時は輪状軟骨圧迫を行う．
- 挿管時の刺激による循環動態の変動は，肥満妊婦で高血圧を伴っていれば起こりやすい．ニカルジピンなどの短時間作用性の降圧薬を準備しておく．

3) 麻酔薬の薬物動態に対する影響（▶▶▶ 3章 4．薬剤投与量）

◆ 帝王切開術に対する全身麻酔でよく用いられる薬剤の体重に基づく投与量の目安を表 2 に示した．

表 2　使用薬剤とその投与量

	薬剤名	ボーラス投与量
鎮静剤	プロポフォール	2.0–2.8mg/kg (LBW)
	チオペンタール	4.0–5.0mg/kg (LBW)
筋弛緩薬	サクシニルコリン	1.0mg/kg (TBW)
	ロクロニウム	1.0–1.2mg/kg (IBW)

◆ スガマデクスは IBW または IBW + 0.4[TBW − IBW] で投与量を決定することが推奨されている[69,70]．ただし，肥満妊婦でのデータはない．
◆ オピオイドは LBW に基づいて投与量を決定し，効果を評価しながら調整する必要がある[71]．

4) 予期せぬ困難気道の場合

◆ 帝王切開術では気管挿管が基本である一方，超緊急帝王切開では迅速に胎児を娩出する必要があることも事実である．気管挿管にこだわるあまり時間を消費したり，侵襲的な挿管操作を繰り返して上気道の浮腫や出血を引き起こしてはならない．挿管操作は 2 回までとし，2 回目も頭位の変更，スタイレットの使用，ビデオ喉頭鏡の使用などを考慮し，1 回目と同じことをしてはならない．3 回目の挿管操作は上級者によるものとする[72]．
◆ 気管挿管できなければマスク換気で酸素化と換気の維持に務める．この際，経口エアウェイ，Triple Airway Maneuver，2 人法などを交える．マスク換気で換気圧を上げ過ぎて胃内に空気を送り込まないように注意する．声門上器具の使用も考慮するが，器具選択としては挿管用や，胃管を挿入できるものがよい．声門上器具の挿入操作も 2 回までとする[72]．
◆ CVCI に陥った場合，輪状甲状膜穿刺や気管切開に進む[72]．
◆ 超緊急帝王切開術の適応として子宮破裂，常位胎盤早期剥離，臍帯脱出，胎児持続性徐脈などがある．娩出を急がなければ母児ともに生命の危機に陥る可能性が高く，通常の全身麻酔に比べると麻酔から覚醒させるという選択の余地は少ない．

5) 維持

◆ サクシニルコリンで麻酔導入した後は，追加で非脱分極性筋弛緩薬が必要になることが多い．
◆ デスフルランまたはセボフルランは抜管までの時間がイソフルランより短

6章　帝王切開術

い[73,74]．ただし，肥満妊婦は弛緩出血のリスクも高いため，児娩出後はプロポフォールに変更するほうがよい．

◆ 肥満妊婦ではFRCが少ないうえに，全身麻酔や仰臥位の影響でFRCがさらに減少し，術中は低酸素血症になりやすい．無気肺を予防し酸素化の維持に留意する．そのために35–55cmH_2Oで6秒間加圧し，その後PEEP 10cmH_2Oをかけるといったリクルートメント手技が必要になることも多い．また逆トレンデレンブルグ位も有効である．ただし，PEEPも逆トレンデレンブルグ位も血圧低下をきたし胎児に悪影響を及ぼしうるので，十分な血管内容量が保たれてから慎重に行うようにする．

◆ 吸入酸素濃度80%以下，一回換気量6–10mL/kg (IBW) にし，$PaCO_2$の適正化は呼吸回数の調整で行うとよい[75]．

6）抜管

◆ 麻酔導入時のみならず覚醒・抜管から麻酔回復期にかけても重大な低換気や上気道閉塞が起こりやすい[76,77]．上気道が閉塞した状態で自発呼吸運動があれば陰圧性肺水腫を引き起こす危険性がある．

◆ 抜管時にはRamp＋頭高位を保ち，気道の開通を改善させ，横隔膜を尾側に移動させておくとよい．術前からCPAPを使用しているならば抜管後は早期に再開する．

6. 術後管理

◆ 頭高位，非侵襲的陽圧換気，過不足のない輸液管理，十分な鎮痛，換気と酸素化の監視が重要である．早期離床はDVT予防，褥瘡予防に有効である．

◆ 肥満妊婦の帝王切開術後は子宮内膜炎，尿路感染症，SSI，創離開，弛緩出血，末梢神経障害，DVT，PTE，無気肺，肺炎，呼吸抑制，上気道閉塞，低酸素血症，再挿管，心筋梗塞，心停止などのリスクが高い．

1）術後鎮痛

◆ 全身麻酔後の術後鎮痛としてはPCAによるオピオイド投与が選択されうるが，厳重な呼吸監視が必要である．特にOSAを合併している場合，オピオイドの全身投与で無呼吸やSpO_2低下をきたす恐れがある．

◆ NSAIDsやアセトアミノフェンの定期投与に加え，創部浸潤麻酔やTAPブロックを施行しておく（マルチモーダル鎮痛）．ただしTAPブロックは厚い皮下脂肪のため難易度が増す（▶▶▶ 3章13. 区域麻酔と超音波の活用）．創部に多孔式カテーテルを留置し，局所麻酔薬を持続投与する方法もあり，良好な鎮痛効

果に加え，オピオイド減量効果，入院日数短縮効果が示されている [78]．
- ◆ 脊髄くも膜下麻酔で高比重ブピバカインにモルヒネ 0.2mg を添加した 856 人のうち，8 人が呼吸抑制をきたしたが，8 人とも肥満であったという報告がある [79]．
- ◆ 硬膜外カテーテルがあれば局所麻酔薬のみでの PCEA とするのが安全である．

2）抗血栓療法
- ◆ 非肥満妊婦の VTE 発生率が 0.6％ であるのに対し，肥満妊婦の VTE 発生率は 2.5％ であったという報告がある [80]．
- ◆ わが国の分娩後 PTE 発症頻度は，経膣分娩数に対し 0.003％，帝王切開分娩数に対し 0.06％ であった．また，肥満との関連性が高いことも示されている [81]．
- ◆ 「母体安全への提言 2015」[82] のなかの「母体安全のための 10 則」で「帝王切開後の肺血栓塞栓症による死亡例の多くは，初回歩行の遅い事例であり，帝王切開後 1 日以内の離床を強く推奨する」と早期離床の重要性が訴えられている．
- ◆ 産婦人科診療ガイドライン産科編 2017 に「分娩後の VTE リスク分類」（**表 3**）が示されており，分娩前 BMI 35 以上は分娩後 VTE の中間リスクとして分類されている [2]．VTE 予防法として分娩後の抗凝固療法あるいは間欠的空気圧迫法を行うこととしている．
- ◆ 帝王切開後の VTE 予防のための薬剤として未分画ヘパリン，LMWH のエノキサパリン，Xa 阻害薬のフォンダパリヌクスが保険適用である．ただし，肥満妊産婦での推奨使用量は不明である．硬膜外麻酔を行っている場合，カテーテル抜去時期と投薬時期の調整を行う必要がある [2,83]．

6章　帝王切開術

表3　分娩後のVTEリスク分類
（日本産科婦人科学会，日本産婦人科医会．産婦人科診療ガイドライン―産科編2017, p16より）

第1群．分娩後VTEの高リスク
● 以下の条件に当てはまる女性は分娩後の抗凝固療法あるいは分娩後抗凝固療法と間欠的空気圧迫法との併用を行う．
1) VTEの既往
2) 妊娠中にVTE予防のために抗凝固療法が行われている

第2群．分娩後VTEの中間リスク
● 以下の条件に当てはまる女性は分娩後の抗凝固療法あるいは間欠的空気圧迫法を行う．
1) VTE既往はないが血栓性素因*があり，第3群に示すリスク因子が存在
2) 帝王切開分娩で第3群に示すリスク因子が2つ以上存在
3) 帝王切開分娩でVTE既往はないが血栓性素因*がある
4) 母体に下記の疾患（状態）が存在
　分娩前BMI35kg/m^{2}以上，心疾患，肺疾患，SLE（免疫抑制剤の使用中），悪性腫瘍，炎症性腸疾患，炎症性多発性関節症，四肢麻痺・片麻痺等，ネフローゼ症候群，鎌状赤血球症（日本人には稀）

第3群．分娩後VTEの低リスク（リスク因子がない妊娠よりも危険性が高い）
● 以下の条件に当てはまる女性は分娩後の抗凝固療法あるいは間欠的空気圧迫法を検討する．
1) 帝王切開分娩で下記のリスク因子が1つ存在
2) VTE既往はないが血栓性素因*がある
3) 下記のリスク因子が2つ以上存在
　35歳以上，3回以上経産婦，分娩前BMI25kg/m^{2}以上BMI35kg/m^{2}未満，喫煙者，分娩前安静臥床，表在性静脈瘤が顕著，全身性感染症，第1度近親者にVTE既往歴，産褥期の外科手術，妊娠高血圧腎症，遷延分娩，分娩時出血多量（輸血を必要とする程度）

　表1に示すリスク因子を有する女性には下肢の挙上，足関節運動，弾性ストッキング着用などを勧める．ただし，帝王切開を受けるすべての女性では弾性ストッキング着用（あるいは間欠的空気圧迫法）を行い，術後の早期離床を勧める．
*血栓性素因：先天性素因としてアンチトロンビン，プロテインC，プロテインSの欠損症（もしくは欠乏症），後天性素因としては抗リン脂質抗体症候群が含まれる．

Column ••• 帝王切開術と Ramp 体位

　帝王切開術を区域麻酔で管理する場合も Ramp 体位は有用で呼吸機能の維持を期待できる．さらに，全身麻酔への移行の際には気道管理の面で有利である[1]．ただし問題が2つある．①脊髄くも膜下麻酔の遮断域が狭くなる可能性があることと，②腹腔内臓器が尾側に移動して手術の妨げになることである．

　①に対しては硬膜外麻酔で遮断域を補う方法がある[2]．②に関しては，胎児娩出前までは子宮が大きく，腹部臓器をせき止めているが，胎児娩出後に子宮が小さくなると腸管や大網が術野に移動し手術の妨げになる．そうなる頃から患者の呼吸状態を見ながら術者と相談して体位を調整している．

1) Cheesman K, et al. Effects of a head elevated ramped position during elective caesarean delivery after combined spinal-epidural anaesthesia. Int J Obstet Anesth 2014; 23: 106-112.
2) Elfil H, et al. A randomised controlled trial of the effect of a head-elevation pillow on intrathecal local anaesthetic spread in caesarean section. Int J Obstet Anesth 2015; 24: 303-307.

Column ••• 皮下脂肪のよけ方

　横切開で手術を行う場合，腹部のたるんだ巨大な皮下脂肪（**図1**）を頭側に移動させる必要があるが，その皮下脂肪の重量により大血管が圧迫され血圧が低下し，換気困難も起こり，胎児仮死や胎児死亡が引き起こされる危険性がある（**図2**）[1,2]．垂れ幕のように皮下脂肪を垂直方向に引っ張り上げると子宮の圧迫も少なく呼吸循環への影響は少ないようである（**図3**）．

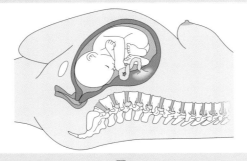

図1

6章　帝王切開術

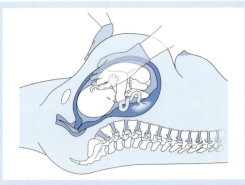

図2

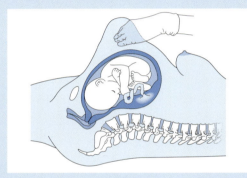

図3

1) Whitty RJ, et al. Complications of neuraxial anesthesia in an extreme morbidly obese patient for Cesarean section. Int J Obstet Anesth 2007; 16: 139-144.
2) Hodgkinson R, et al. Caesarean section associated with gross obesity. Br J Anaesth 1980; 52: 919-923.

ポイント：

- [✓] 妊娠も肥満も主要臓器に多くの負荷を加える．肥満女性が妊娠するとそれらの負荷は相加的で，肥満妊婦の身体的予備能は減少する．
- [✓] 肥満妊婦では血栓性疾患，妊娠糖尿病，妊娠高血圧，巨大児，胎児先天性疾患，早産，死産，新生児死亡のリスクが高い．
- [✓] 妊娠前体重，妊娠中の体重増加とも多いほど帝王切開分娩になるリスクが高く，さらに手術時間や出血量は増加し，弛緩出血のリスクも増加する．
- [✓] 移動や体位設定，麻酔手技などのそれぞれが難しく，帝王切開が決定されてから分娩まで長時間を要することを認識しておき，全ての判断・準備を早めに行っておく必要がある．
- [✓] 無痛分娩用に早めに硬膜外カテーテルを留置しておけば帝王切開術の麻酔でも使用することができる．ただし，肥満妊婦では容易に抜去しうるので有効なカテーテルであるか否か定期的にチェックする．
- [✓] 麻酔方法に関わらず，気道の評価は入念に行っておく．
- [✓] 帝王切開の手術時間は概して長くなるので，SSS のみでは不十分なことが多い．全身麻酔への移行を避けるためには CSEA が望ましい．
- [✓] 肥満妊婦は呼吸・気道管理で多くの困難を伴うことが多く，極力全身麻酔を回避する．全身麻酔を選択せざるを得ない場合は，人手，DAM カートを集めるとともに，Ramp 体位をとることも忘れてはならない．
- [✓] 術後はマルチモーダル鎮痛を行い，オピオイド使用量の減量に努める．
- [✓] 肥満妊婦は DVT のハイリスクであり，早期離床に努める．

引用文献
1) 日本肥満学会編集．肥満症診療ガイドライン 2016．ライフサイエンス出版株式会社．2016 年．
2) 日本産科婦人科学会／日本産婦人科医会編集・監修．産婦人科診療ガイドライン 産科編 2017．p16，2017 年．
3) 厚生労働省．平成 28 年「国民健康・栄養調査」の結果（http://www.mhlw.go.jp/stf/houdou/0000177189.html）．
4) Saravanakumar K, et al. Obesity and obstetric anaesthesia. Anaesthesia 2006; 61: 36-48.
5) Eng M, et al. Respiratory function in pregnant obese women. Am J Obstet

Gynecol 1975; 123: 241-245.
6) Tanoubi I, et al. Optimizing preoxygenation in adults. Can J Anaesth 2009; 56: 449-466.
7) Maasilta P, et al. Sleep-related disordered breathing during pregnancy in obese women. Chest 2001; 120: 1448-1454.
8) Bende M, et al. Nasal stuffiness during pregnancy. Laryngoscope 1999; 109: 1108-1110.
9) Kowall J, et al. Precipitation of obstructive sleep apnea during pregnancy. Obstet Gynecol 1989; 74: 453-455.
10) Oksenberg A, et al. Obstructive sleep apnoea in adults: body postures and weight changes interactions. J Sleep Res 2012; 21: 402-409.
11) Pérez-Chada D, et al. Snoring, witnessed sleep apnoeas and pregnancy-induced hypertension. Acta Obstet Gynecol Scand 2007; 86: 788-792.
12) Bourjeily G, et al. Pregnancy and fetal outcomes of symptoms of sleep-disordered breathing. Eur Respir J 2010; 36: 849-855.
13) Louis J, et al. Perinatal outcomes associated with obstructive sleep apnea in obese pregnant women. Obstet Gynecol 2012; 120: 1085-1092.
14) Charbonneau M, et al. Obstructive sleep apnea during pregnancy. Therapy and implications for fetal health. Am Rev Respir Dis 1991; 144: 461-463.
15) Edwards N, et al. Nasal continuous positive airway pressure reduces sleep-induced blood pressure increments in preeclampsia. Am J Respir Crit Care Med 2000; 162: 252-257.
16) Tantrakul V, et al. Screening of obstructive sleep apnea during pregnancy: differences in predictive values of questionnaires across trimesters. J Clin Sleep Med 2015; 11: 157-163.
17) Tomoda S, et al. Effects of obesity on pregnant women: maternal hemodynamic change. Am J Perinatol 1996; 13: 73-78.
18) Weiss JL, et al. Obesity, obstetric complications and cesarean delivery rate--a population-based screening study. Am J Obstet Gynecol 2004; 190: 1091-1097.
19) Veille JC, et al. Obesity, pregnancy, and left ventricular functioning during the third trimester. Am J Obstet Gynecol 1994; 171: 980-983.
20) Grotegut CA, et al. Factors associated with the change in prevalence of cardiomyopathy at delivery in the period 2000-2009: a population-based prevalence study. BJOG 2014; 121: 1386-1394.
21) Wong CA, et al. Gastric emptying of water in obese pregnant women at term. Anesth Analg 2007; 105: 751-755.
22) Eslick GD. Gastrointestinal symptoms and obesity: a meta-analysis. Obes Rev 2012; 13: 469-479.
23) Nilsson M, et al. Body mass and reflux oesophagitis: an oestrogen-dependent

association? Scand J Gastroenterol 2002; 37: 626-630.
24) Brenner B. Haemostatic changes in pregnancy. Thromb Res 2004; 114: 409-414.
25) Chu SY, et al. Association between obesity during pregnancy and increased use of health care. N Engl J Med 2008; 358: 1444-1453.
26) Crane JM, et al. Maternal and perinatal outcomes of extreme obesity in pregnancy. J Obstet Gynaecol Can 2013; 35: 606-611.
27) Chu SY, et al. Maternal obesity and risk of cesarean delivery: a meta-analysis. Obes Rev 2007; 8: 385-394.
28) Fretts RC. Etiology and prevention of stillbirth. Am J Obstet Gynecol 2005; 193: 1923-1935.
29) Kominiarek MA, et al. Contemporary labor patterns: the impact of maternal body mass index. Am J Obstet Gynecol 2011; 205: 244.e1-8.
30) Mazouni C, et al Maternal and anthropomorphic risk factors for shoulder dystocia. Acta Obstet Gynecol Scand 2006; 85: 567-570.
31) Johnson JW, et al. Excessive maternal weight and pregnancy outcome. Am J Obstet Gynecol 1992; 167: 353-370.
32) Vahratian A, et al. Maternal prepregnancy overweight and obesity and the pattern of labor progression in term nulliparous women. Obstet Gynecol 2004; 104: 943-951.
33) Sebire NJ, et al. Maternal obesity and pregnancy outcome: a study of 287,213 pregnancies in London. Int J Obes Relat Metab Disord 2001; 25: 1175-1182.
34) Perlow JH, et al. Massive maternal obesity and perioperative cesarean morbidity. Am J Obstet Gynecol 1994; 170: 560-565.
35) Crane SS, et al: Association between pre-pregnancy obesity and the risk of cesarean delivery. Obstet Gynecol 1997; 89: 213-216.
36) Barau G, et al. Linear association between maternal pre-pregnancy body mass index and risk of caesarean section in term deliveries. BJOG 2006; 113: 1173-1177.
37) Cedergren MI. Non-elective caesarean delivery due to ineffective uterine contractility or due to obstructed labour in relation to maternal body mass index. Eur J Obstet Gynecol Reprod Biol 2009; 145: 163-166.
38) McLean M, et al. Type of skin incision and wound complications in the obese parturient. Am J Perinatol 2012; 29: 301-306.
39) Hood DD, et al. Anesthetic and obstetric outcome in morbidly obese parturients. Anesthesiology. 1993; 79: 1210-1218.
40) Hamza J, et al. Parturient's posture during epidural puncture affects the distance from skin to epidural space. J Clin Anesth 1995; 7: 1-4.
41) Clinkscales CP, et al. An observational study of the relationship between

lumbar epidural space depth and body mass index in Michigan parturients. Int J Obstet Anesth 2007; 16: 323-327.
42) Balki M, et al. Ultrasound imaging of the lumbar spine in the transverse plane: the correlation between estimated and actual depth to the epidural space in obese parturients. Anesth Analg 2009; 108: 1876-1881.
43) Faheem M, et al. Sliding of the skin over subcutaneous tissue is another important factor in epidural catheter migration. Can J Anaesth 2002; 49: 634.
44) Hamilton CL, et al. Changes in the position of epidural catheters associated with patient movement. Anesthesiology 1997; 86: 778-784.
45) Modder J, et al. The Centre for Maternal and Child Enquiries (CMACE) and the Royal College of Obstetricians and Gynaecologists (RCOG). CMACE/RCOG Joint Guidline. Management of Women with Obesity in Pregnancy. (https://www.rcog.org.uk/globalassets/documents/guidelines/cmacercogjointguidelinemanagementwomenobesitypregnancya.pdf)
46) Leboulanger N, et al. Pregnancy is associated with a decrease in pharyngeal but not tracheal or laryngeal cross-sectional area: a pilot study using the acoustic reflection method. Int J Obstet Anesth 2014; 23: 35-39.
47) Izci B, et al. The upper airway in pregnancy and pre-eclampsia. Am J Respir Crit Care Med 2003; 167: 137-140.
48) Kodali BS, et al. Airway changes during labor and delivery. Anesthesiology 2008; 108: 357-362.
49) Samsoon GL, et al. Difficult tracheal intubation: a retrospective study. Anaesthesia 1987; 42: 487-490.
50) Brock-Utne JG, et al. The effect of metoclopramide on the lower oesophageal sphincter in late pregnancy. Anaesth Intensive Care 1978; 6: 26-29.
51) Coombs DW, et al. Acid-aspiration prophylaxis by use of preoperative oral administration of cimetidine. Anesthesiology 1979; 51: 352-356.
52) Tsueda K, et al. Obesity supine death syndrome: reports of two morbidly obese patients. Anesth Analg 1979; 58: 345-347.
53) Pierin AM, et al. Blood pressure measurement in obese patients: comparison between upper arm and forearm measurements. Blood Press Monit 2004; 9: 101-105.
54) Butwick A, et al. Retrospective analysis of anesthetic interventions for obese patients undergoing elective cesarean delivery. J Clin Anesth 2010; 22: 519-526.
55) Hogan QH, et al. Magnetic resonance imaging of cerebrospinal fluid volume and the influence of body habitus and abdominal pressure. Anesthesiology 1996; 84: 1341-1349.

56) Greene NM. Distribution of local anesthetic solutions within the subarachnoid space. Anesth Analg 1985; 64: 715-730.
57) Carvalho B, et al. ED (50) and ED (95) of intrathecal bupivacaine in morbidly obese patients undergoing cesarean delivery. Anesthesiology 2011; 114: 529-535.
58) Lee Y, et al. Dose requirement of intrathecal bupivacaine for cesarean delivery is similar in obese and normal weight women. Rev Bras Anestesiol 2009; 59: 674-683.
59) Panni MK, et al. Obese parturients have lower epidural local anaesthetic requirements for analgesia in labour. Br J Anaesth 2006; 96: 106-110.
60) Lafortuna CL, et al. The energetic and cardiovascular response to treadmill walking and cycle ergometer exercise in obese women. Eur J Appl Physiol 2008; 103: 707-717.
61) Byrne F, et al. The effect of pregnancy on pulmonary nitrogen washout. A study of pre-oxygenation. Anaesthesia 1987; 42: 148-150.
62) Berthoud MC, et al. Effectiveness of preoxygenation in morbidly obese patients. Br J Anaesth 1991; 67: 464-466.
63) Chiron B, et al. Standard preoxygenation technique versus two rapid techniques in pregnant patients. Int J Obstet Anesth 2004; 13: 11-14.
64) Dixon BJ, et al Preoxygenation is more effective in the 25 degrees head-up position than in the supine position in severely obese patients: a randomized controlled study. Anesthesiology 2005; 102: 1110-1115.
65) Gander S, et al. Positive end-expiratory pressure during induction of general anesthesia increases duration of nonhypoxic apnea in morbidly obese patients. Anesth Analg 2005; 100: 580-584.
66) Cressey DM, et al. Effectiveness of continuous positive airway pressure to enhance pre-oxygenation in morbidly obese women. Anaesthesia 2001; 56: 680-684.
67) McClelland SH, et al. Pre-oxygenation and apnoea in pregnancy: changes during labour and with obstetric morbidity in a computational simulation. Anaesthesia 2009; 64: 371-377.
68) Brimacombe J. Acute pharyngolaryngeal oedema and pre-eclamptic toxaemia. Anaesth Intensive Care 1992; 20: 97-98.
69) Van Lancker P, et al. Ideal versus corrected body weight for dosage of sugammadex in morbidly obese patients. Anaesthesia 2011; 66: 721-725.
70) Gaszynski T, et al. Randomized comparison of sugammadex and neostigmine for reversal of rocuronium-induced muscle relaxation in morbidly obese undergoing general anaesthesia. Br J Anaesth 2012; 108: 236-239.
71) Ingrande J, et al. Dose adjustment of anaesthetics in the morbidly obese. Br J Anaesth 2010; 105: i16-23.

6章　帝王切開術

72) Mushambi MC, et al. Obstetric Anaesthetists' Association and Difficult Airway Society guidelines for the management of difficult and failed tracheal intubation in obstetrics. Anaesthesia 2015; 70: 1286-1306.
73) Torri G, et al. Wash-in and wash-out curves of sevoflurane and isoflurane in morbidly obese patients. Minerva Anestesiol 2002; 68: 523-527.
74) Juvin P, et al. Postoperative recovery after desflurane, propofol, or isoflurane anesthesia among morbidly obese patients: a prospective, randomized study. Anesth Analg 2000; 91: 714-719.
75) Pelosi P, et al. Perioperative management of obese patients. Best Pract Res Clin Anaesthesiol 2010; 24: 211-225.
76) Mhyre JM, et al. A series of anesthesia-related maternal deaths in Michigan, 1985-2003 Anesthesiology 2007; 106: 1096-1104.
77) Cooper GM, et al. Anaesthesia chapter from Saving mothers' lives; reviewing maternal deaths to make pregnancy safer. Br J Anaesth 2008; 100: 17-22.
78) Liu SS, et al. Efficacy of continuous wound catheters delivering local anesthetic for postoperative analgesia: a quantitative and qualitative systematic review of randomized controlled trials. J Am Coll Surg 2006; 203: 914-932.
79) Abouleish E, et al. The addition of 0.2 mg subarachnoid morphine to hyperbaric bupivacaine for cesarean delivery: a prospective study of 856 cases. Reg Anesth 1991; 16: 137-140.
80) Edwards LE, et al. Pregnancy complications and birth outcomes in obese and normal-weight women: effects of gestational weight change. Obstet Gynecol 1996; 87: 389-394.
81) 小林隆夫ほか．産婦人科領域における深部静脈血栓症/肺血栓塞栓症―1991年から2000年までの調査成績―．日産婦新生児血液会誌 2005; 14: 1-24.
82) 日本産婦人科医会．母体安全への提言 2015．(http://www.jaog.or.jp/wp/wp-content/uploads/2017/01/botai_2015.pdf)
83) 日本ペインクリニック学会・日本麻酔科学会・日本区域麻酔学会合同 抗血栓療法中の区域麻酔・神経ブロックガイドライン作成ワーキンググループ：抗血栓療法中の区域麻酔・神経ブロックガイドライン．
(http://www.anesth.or.jp/guide/pdf/guideline_kouketsusen.pdf)

〈上北郁男〉

7章 小児

7章　小児

はじめに

　小児の肥満と言えば，Down症候群をはじめとする何らかの先天性疾患に関連する肥満が連想される．しかし実際のところ，そのような二次性肥満は全体のわずか5％ほどを占めるにすぎない．小児肥満の大多数は成人と同じく，カロリーの過剰摂取と運動不足という生活習慣を成因とするものが多い．

　小児は成長に伴い脂肪と筋肉の分布，体形や骨密度の変化が起こるため，肥満の判定にBMIの絶対値を適用することができない．海外では，小児の肥満の判定に性別・年齢別BMIパーセンタイルまたはBMI Zスコアが使用されるが，わが国では「肥満度」が用いられる．

　麻酔関連イベントとして注意すべきことは成人の肥満患者とほぼ同じである．肥満小児の麻酔導入時にもマスク換気困難と急速なSpO_2低下が起こりやすいので注意が必要である．術後にも上気道閉塞，低酸素血症が起こりやすく，特にオピオイド使用中は換気や酸素化の十分なモニタリングが必要である．

　薬剤の用量に関して，そもそも小児と成人では薬物動態が異なるはずであるが肥満小児でのデータは少なく，成人の肥満患者のデータから推論した推奨用量が多い．成人での最大用量を意識しつつ，可能な限りモニターを行いつつ使用する．

1．小児肥満の疫学・成因

（1）日本人の肥満小児の動向
◆ 1977-2000年で男子は約2倍，女子は約1.5倍と増加し，12歳では男子の約12％，女子の約10％が肥満であった．しかし，2006年以降減少し，2014年には12歳では男子の約10％，女子の約8％となった．ただし，高度肥満の頻度は低下しておらず，2007-2013年でみると小学校4年では男子約1％，女子0.5％であった[1]．

（2）肥満の成因
◆ 肥満は成因によって，特に基礎疾患がなく遺伝的素因や環境因子によって生じる原発性肥満と，何らかの疾患の症状の1つとして肥満を認める二次性肥満に

分類される.
- ◆ 小児肥満のうち，原発性肥満が 90％以上を占める．原発性肥満の発症には様々な要因が関わっているはずだが，近年の急激な増加は生活習慣の変化，つまりカロリー摂取過剰と運動不足によるところが大きいと考えられる[2,3].

（3）二次性肥満
- ◆ 肥満全体の 5％ほどを占め，総じて低身長，性腺機能低下，精神運動発達遅滞などを伴うことが多い.
- ◆ 病因により，①遺伝性肥満，②視床下部性肥満，③内分泌性肥満に分けられる[1].

1）遺伝性肥満
　肥満以外に多くの随伴症状があり，症候群を形成する．Prader-Willi 症候群，Down 症候群が有名である．近年新たにレプチンによる体脂肪量調節系を構成するタンパクの遺伝子異常による遺伝性肥満も明らかになってきている．

① Prader-Willi 症候群
- ◆ 乳児期までは筋緊張低下による哺乳障害のため，やせているが，成長とともに筋緊張が改善し，満腹感の欠如もあり肥満，高度肥満に至る．糖尿病，OSA，OHS を合併することが多い.
- ◆ 麻酔上の注意点としては，一般的な高度肥満患者と大きく変わらず，マスク換気困難や気管挿管困難が挙げられる．麻酔導入時も短時間で容易に SpO_2 低下をきたしうる．また末梢静脈路確保も困難で，麻酔導入前に確保しておくことが望ましい.
- ◆ 食欲が強く，いわゆる盗み食いも見られるため，術前絶飲食の達成に細心の注意を要する.
- ◆ 低血糖になりやすいため，術中の血糖測定が必要で，グルコース含有の輸液を行う必要がある[4].

② Down 症候群
- ◆ 最も頻度の高い染色体異常で，多臓器に異常を伴い，眼科や耳鼻科，形成外科などの小手術の対象にもなることも多く，小児専門病院でなくとも麻酔がしばしば必要となる.
- ◆ 肥満の原因として，甲状腺機能低下症がほぼ必発すること，もともと活動量が少なく筋肉量が少ないこと，咀嚼回数が少ないことなどが挙げられる.
- ◆ 扁桃肥大や咽頭開大筋緊張低下により上気道閉塞をきたしやすく，麻酔導入から覚醒まで十分な注意が必要である[1,4,5].

2）視床下部性肥満
- 食行動調節に関わる神経核が障害され，過食・エネルギー消費低下を生じて肥満を発症する．
- 原因は，腫瘍，手術，外傷，脳血管障害，髄膜炎，脳炎，放射線などである．
- 他の視床下部機能も障害されることがあり，視力・視野障害，下垂体ホルモン分泌異常，体温調節障害，発汗障害，睡眠障害，頭痛などを伴うことも多い[1]．

3）内分泌性肥満
- 主なものとして，Cushing 病や Cushing 症候群がある．内臓脂肪蓄積のほかに，肩甲骨間や顔面を中心に脂肪が沈着する．

2. 肥満の判定

（1）海外の判定法
- 小児の肥満判定法として，海外では性別・年齢別 BMI パーセンタイルまたは BMI Z スコアが使用される．
- 性別・年齢別 BMI パーセンタイルを使う場合，BMI が 85 パーセンタイル以上を overweight，95 パーセンタイル以上を obesity，99 パーセンタイル以上を super obesity としている[2]．
- 性別・年齢別 BMI Z スコアを使う場合，BMI が 1SD 以上（BMI パーセンタイル値の 85 パーセンタイル以上に相当）を overweight，2SD 以上（BMI パーセンタイル値の 97 パーセンタイル以上に相当）を obese としている[6]．

（2）わが国での判定法
- 思春期のある年齢で BMI パーセンタイルが同じであっても体格は大きく異なることが示されており，わが国では肥満判定に BMI や BMI パーセンタイル，BMI Z スコアを使用せず，「肥満度」を使用する（表1，2）[1, 7]．
- 肥満度とは，実測体重が標準体重に対して何 % 増減しているかを表す指標であり，（実測体重−標準体重）／標準体重×100（%）で定義される．

表1　肥満の分類（6-17歳）

	肥満度
軽度肥満	20% 以上 30% 未満
中等度肥満	30% 以上 50% 未満
高度肥満	50% 以上

表2　肥満の分類（幼児）

	肥満度
太り気味	15% 以上 20% 未満
やや太りすぎ	20% 以上 30% 未満
太りすぎ	30% 以上

（日本肥満学会，小児肥満症診療ガイドライン 2017）

表3 5歳以上17歳までの性別・年齢別・身長別体重計算式

年齢（歳）	男子		年齢（歳）	女子	
	a	b		a	b
5	0.386	23.699	5	0.377	22.750
6	0.461	32.382	6	0.458	32.079
7	0.513	38.878	7	0.508	38.367
8	0.592	48.804	8	0.561	45.006
9	0.687	61.390	9	0.652	56.992
10	0.752	70.461	10	0.730	68.091
11	0.782	75.106	11	0.803	78.846
12	0.783	75.642	12	0.796	76.934
13	0.815	81.348	13	0.655	54.234
14	0.832	83.695	14	0.594	43.264
15	0.766	70.989	15	0.560	37.002
16	0.656	51.822	16	0.578	39.057
17	0.672	53.642	17	0.598	42.339
標準体重＝a×身長（cm）－b					

（日本小児内分泌学会・日本成長学会成長研究委員会．日本人小児の体格の評価に関する基本的な考え方）

- なお標準体重については，日本小児内分泌学会・日本成長学会合同標準値委員会が「2000年度に厚生労働省および文部科学省が発表した身体測定値データ（2000年度データ）から算出した基準値を今後も標準値として用いることが妥当であると結論」している（表3）[8]．
- 日本小児内分泌学会・日本成長学会合同標準値委員会：http://jspe.umin.jp/medical/taikaku.html（最終アクセス日：2018年9月27日）に体格指数計算ファイルがあり，肥満度を簡単に判定することができる．

3. 小児肥満と関連疾患
（1）肥満と肥満症

- 成人と同様，小児においても肥満と肥満症は区別される．肥満とは，肥満度が＋20％以上，かつ体脂肪率が有意に増加した状態であり，肥満症とは肥満に起因ないし関連する健康障害を合併するか，その合併が予測される場合で，医学的に肥満を軽減する必要がある状態をいい，疾患単位として取り扱われる[1]．

7章　小児

- 肥満症の診断基準に含まれる健康障害には，高血圧，睡眠時無呼吸症候群などの換気障害，2型糖尿病・耐糖能障害，早期動脈硬化症など，麻酔管理に影響するものがあり注意を要する．

(2) 肥満に伴う健康障害

蓄積した内臓脂肪からアディポサイトカインが異常分泌され，耐糖能異常，脂質異常，高血圧，血管障害などが引き起こされる．過剰な脂肪組織による重量・体積の影響で運動器機能障害，呼吸障害などが起こる（**表4**）[1]．

1) 高血圧

- 成人の肥満と同様，小児肥満でも血液量と一回拍出量が増え，それが心拍出量の増加をきたし高血圧の原因となる（**表5**）[11]．BMI が増加すれば高血圧の有病率は高くなる[9,10]．

表4　小児肥満症の診断基準

適用年齢	6歳から18歳未満
肥満症診断	(1) A項目を1つ有するもの (2) 肥満度が+50%以上でB項目の1つ以上を満たす (3) 肥満度が50%未満でB項目の2つ以上を満たす (参考項目は2つ以上あれば、B項目1つと同等とする)
診断基準に含まれる肥満に伴う健康障害	A項目（肥満治療を必要とする医学的異常） 　1) 高血圧 　2) 睡眠時無呼吸症候群などの換気障害 　3) 2型糖尿病・耐糖能障害 　4) 内臓脂肪型肥満 　5) 早期動脈硬化症 B項目（肥満と関連が深い代謝異常） 　1) 非アルコール性脂肪性肝疾患 (NAFLD) 　2) 高インスリン血症かつ／または黒色表皮症 　3) 高 TC 血症かつ／または高 non HDL-C 血症 　4) 高 TG 血症かつ／または低 HDL-C 血症 　5) 高尿酸血症 参考項目（身体的因子や生活面の問題） 　1) 皮膚線条などの皮膚所見 　2) 肥満に起因する運動器機能障害 　3) 月経異常 　4) 肥満に起因する不登校・いじめなど 　5) 低出生体重児または高出生体重児

（日本肥満学会．小児肥満症診療ガイドライン2017）

表5 小児の年代別,性別高血圧基準

	収縮期血圧	拡張期血圧 (mmHg)
幼児	≧ 120	≧ 70
小学校低学年	≧ 130	≧ 80
小学校高学年	≧ 135	≧ 80
中学校男子	≧ 140	≧ 85
中学校女子	≧ 135	≧ 80
高等学校	≧ 140	≧ 85

(日本高血圧学会. 高血圧治療ガイドライン2014, p105)

◆ わが国では,小児肥満に特徴的な収縮期高血圧は,軽度肥満では男子1.6%,女子3.1%で該当するが,高度肥満では男子8.3%,女子12.5%と著明に増加する[11].

2) 呼吸障害
① OSA(⇒後述)
②肥満低換気症候群
◆ OSAのうち高度の肥満と肺胞低換気を伴った重症型と位置づけられる.
◆ 総睡眠時間の25%以上が$PaCO_2 > 50mmHg$である場合を低換気と定義し,肥満度≧50%かつ低換気が肺実質,気道,肺血管の病変を主因とするものでなく,既知の先天性中枢性肺胞低換気症候群によるものでないことを満たす場合に診断する[1].

③気管支喘息
◆ 肥満と喘息の関連は定かではないが,8–18歳の肥満小児の30%に喘息を合併し,BMIが高いほど有病率も高いという報告がある[12].

④上気道感染
◆ 肥満小児は風邪をひきやすいので[13],最終の上気道炎のみ聴取するのではなく,頻度についても確認する.

3) 2型糖尿病
◆ 学校検診の検尿で発見されることが多い.
◆ ほとんどが無症状であるが,中にはソフトドリンクケトーシス(清涼飲料水ケトーシス)もあり注意を要する[14].
◆ 耐糖能異常のある肥満小児の約1/4が2年以内に2型糖尿病になる[15].

4) 胃食道逆流症(GERD)
◆ 高度肥満小児の20%にGERDの症状が見られた[16].しかし,肥満小児でも透明

7章　小児

水分摂取後2時間が確保されていれば麻酔上問題となることはないとされる[17]。

5）整形外科的疾患
◆ 大腿骨頭すべり症や下肢アライメント異常を合併しやすく，手術適応となることも多い．

(3) メタボリックシンドローム（MetS）
◆ 小児にもMetSという概念が存在し，思春期の肥満の40–50％にMetSが認められる[18]．動脈硬化の初期病変も認められること，成人期へ移行しやすいことなどから介入を要する病態である．
◆ 診断基準は，ウエスト周囲長が80cm以上（小学生は75cm以上）あり，血圧（125/70mmHg以上），血清脂質（TG 120mg/dL以上，HDLコレステロール40mg/dL未満），空腹時血糖（100mg/dL以上）のうち，2項目を満たすものである[1]．

(4) OSA
1）原因と治療方法
◆ 小児OSAの原因は多岐にわたっているが，主に4つの型に分類することができる（表6）[19]．これを好発時期別に並び替えると原因と治療方法が分かりやすくなる（表7）．幼児期には肥満があってもアデノイド・扁桃肥大による閉

表6　OSAの原因別分類

OSAの原因	代表的な疾患
アデノイド・扁桃肥大	
顎顔面異常を伴う症候群	Down症候群，Apert症候群，Pierre Robin Sequence，Treacher Collins症候群，Goldenhar症候群，Crouzon病
神経筋疾患	Duchenne型筋ジストロフィーや脊髄性筋萎縮症，脳性麻痺
肥満	原発性肥満とPrader-Willi症候群などの二次性肥満

表7　OSAの原因別好発時期と治療方法

	OSAの原因	治療方法
乳児期	顎顔面異常を伴う症候群 神経筋疾患	原疾患治療 アデノイド口蓋扁桃摘出術
幼児期	アデノイド・扁桃肥大	アデノイド口蓋扁桃摘出術
学童	肥満	CPAP 減量 アデノイド口蓋扁桃摘出術

塞が主であることが多い.
- 肥満が原因の OSA の治療法として CPAP, 減量, アデノイド口蓋扁桃摘出術がある. そのうち肥満小児に対するアデノイド口蓋扁桃摘出術は効果が低く, 術後も 33-76％の肥満小児で OSA が持続したと報告されている. 研究が少ないものの, おそらく CPAP と減量が有効な治療法であろう [20, 21].

2）症状
- 無呼吸, 持続するいびきが目撃されることが多い.
- 日中の眠気は稀で, 注意欠陥多動性障害のような行動障害, 学習障害をきたす. 夜尿症の 1 つの原因となることもある.
- 重度になると高血圧, 心肥大などがみられる.

3）診断
- ①いびき, ②睡眠中の努力性, 奇異性または閉塞性呼吸, ③日中の眠気や行動異常または学習上の障害のうち 1 つ以上に該当し, かつ, PSG で AHI ≧ 1 であれば診断される [1].
- PSG で測定した AHI により, 1-5 が軽度, 6-10 が中等度, 10 超が重度の OSA に分類される [22]. 特に重度の OSA では術後の呼吸監視が必ず必要である.

4. 麻酔管理とその問題点
(1) 術前管理
1) 術前診察
- 身長, 体重, 血圧, 心拍数, SpO_2 を測定する.
- 内服薬の有無とその種類を確認する.
- OSA や喘息の有無, 繰り返す上気道炎の有無, GERD の症状の有無をチェックする.
- マスク換気困難, 挿管困難を疑わせる所見がないか評価する.
- 末梢動静脈路確保に適した血管を確認しておく.
- 空腹時血糖も確認しておく.
- 高度肥満で OSA の合併が疑われる場合, 低酸素・高二酸化炭素血症の有無を確認するため動脈血血液ガス検査実施を考慮する. また, 右心系の負荷をみるために胸部 X 線写真, 心電図, 場合によっては心エコーが必要である.
- 心肺障害の程度を把握するため, 息切れの有無など身体活動の程度を聴取する.
- 肥満小児は呼吸予備能が少ないので呼吸器合併症のハイリスク群と捉え, 術前に感染徴候があれば予定手術の延期を考慮するべきである.

7章 小児

2）前投薬
- ◆ 鎮静は高度肥満小児で呼吸抑制を引き起こしうるので禁忌とする．不安が強く，どうしても鎮静が必要ならば呼吸抑制，無気肺形成，二酸化炭素貯留，上気道閉塞の可能性を考慮し，対応を考えたうえで投与する．
- ◆ 投与後は適切な体位を保ち，SpO_2 モニタリングを行うなど細心の注意・監視が必要である．鎮静薬の筋注は効果の予測が困難であり禁忌である．

3）絶飲食
- ◆ 絶食6時間後，最終透明水分摂取2時間後の胃内容積は，肥満小児と非肥満小児で変わらなかったと報告されている[17]．術前絶飲食は非肥満小児と同様でよい．
- ◆ 肥満小児に誤嚥が多いということはないが，重度の GERD に対してはヒスタミン H_2 受容体拮抗薬の投与を考慮する．

4）末梢静脈路確保
- ◆ 肥満小児では難易度が高い．
- ◆ 手術室入室前に末梢静脈路を確保するのであれば，表面麻酔をしてから穿刺する方法もある．結果的には手背か手首手掌側に留置されることが多いので，ここにあらかじめ表面麻酔（クリームないしテープ）をしておくとよい[23]．
- ◆ 訓練を要するが，超音波ガイド下に行う方法も有用である．

（2）術中管理
1）モニタリング
- ◆ 厚い皮下脂肪のため，心電図波形が低電位になりうる．
- ◆ 非観血的血圧測定は適切なサイズがないか，上腕が円錐形になるため不正確になりうる．前腕での測定で代替する方法もあるが，高い測定結果が出ることがある．どうしても非観血的血圧測定が難しければ，観血的動脈圧測定を行う．
- ◆ 筋弛緩モニターは極力使用すべきであるが，厚い皮下脂肪のため，うまくモニタリングできないこともある．

2）体位
- ◆ 転落や神経障害の防止に留意し，呼吸・循環にも悪影響を与えない体位が重要である．
- ◆ 呼吸・循環管理上，仰臥位と頭低位は肥満度が上がるほど不利である．麻酔薬や筋弛緩薬の影響もあり，増大した腹部内臓脂肪が横隔膜を押し上げ，胸腔容積が減少する．肥満小児でも Ramp 体位が勧められる．

3）全身麻酔導入
- 小児は酸素消費量が多く，さらに，肥満になるとFRCが減少するため麻酔導入後短時間でSpO_2低下をきたす．小児の場合，協力を得られるか否かは不確かであるが，Ramp体位で前酸素化を3〜4分間行い，etO_2が90％以上になるようにする[24]．
- 末梢静脈路確保困難と困難気道が予想されるなかで，導入方法に関する問題は，揮発性麻酔薬を用いて緩徐導入を行うか，静脈麻酔薬を用いて急速導入を行うかである．気道管理のこと，興奮期の体動や反射などを考慮すると急速導入を行う方が有利と考えられる．
- 肥満小児では気道関連合併症の発生率が高く，そのリスク要因は肥満，10歳未満，OSA，気道にかかる手術であった[25]．上気道閉塞は高率に起こり，マスク換気もより難しく[26-28]，適切なマスク換気のために下顎挙上，二人法，エアウェイを要することも多い．
- 扁桃容積が大きいこと，脂肪組織による咽頭腔外の圧が高いことから麻酔導入後に気道開通を保てなくなることがマスク換気困難の原因として考えられる．また，短く太い首が挿管操作中の後屈などを妨げ，困難気道となりうる[29]．困難気道が疑われたならば，経験のある麻酔科医とともに麻酔導入を行う．ただし，肥満小児と挿管困難の関連ははっきりしていない[25-27]．
- OSAをはじめとする睡眠呼吸障害（SDB）に高BMIが重なれば喉頭痙攣のリスクが高いことも示されており[30]，注意が必要である．
- 緩徐導入も一般的なもので，嘔吐を含めた気道合併症の発生が肥満小児に多いということは示されていない[31]．ただ，マスク換気困難が多いことは示されており，緩徐導入時に胃に空気を送り込んでしまうと横隔膜がさらに挙上し，FRCの減少から急激にSpO_2低下をきたすことが懸念される．このことから急速導入が有利かもしれない．
- 通常の絶飲食時間が確保されているならば肥満小児でも誤嚥のリスクは低い．無呼吸耐容時間が短いことも考慮すると，RSIを行う意義は薄いであろう[17,25]．
- LMAのサイズ選択であるが，TBWで選択するとシール圧が高く換気が良好であったという報告がある[32]．肥満小児の気管チューブの選択基準に関するデータはない．

4）全身麻酔維持
- 小児は酸素消費量が多く，酸素貯留能が低いので急速に低酸素血症に陥りやすい．肥満小児ではその傾向がさらに強く術中低酸素血症の発生が多い[25,31]．PEEPは無気肺形成の予防になり，低酸素血症を防ぎうるので積極的に使用する．

7章　小児

- 腹腔内手術や腹腔鏡を用いた手術は，FRC をさらに減少させうるので注意を要する．
- 肥満小児でもデスフルランの使用は覚醒までの時間の短縮が期待できる．ただし，気道刺激性の懸念があり特に麻酔導入時は使用しないようにする[33]．
- TIVA も選択されうるが，プロポフォールの推奨用量は定まっていない．術中覚醒や覚醒遅延を避けるため処理脳波のモニタリング下に用いるべきである．プロポフォール用量の1例として，導入量は 2.5–3.5mg/kg DW(=IBW+0.4(TBW-IBW))，維持量は処理脳波の値を参考にしつつ 7mg/kg TBW/ 時まで漸減，というものもある[34]．
- レミフェンタニルの用量は，成人肥満での用量を参考に IBW に基づき投与するが，効果をみながら増減する[35]．
- OSA があれば CO_2 に対する反応が減弱する[36]．このことから，オピオイドの全身投与は術後呼吸抑制の危険性を高める．術中から積極的にマルチモーダル鎮痛を行い，オピオイドの使用量を少なくする．

(3) 術後管理

- 麻酔導入から覚醒，PACU 退室後も，常に SpO_2 低下の危険性がある．それは，上気道閉塞，FRC 減少と無気肺発生による．横隔膜挙上が軽減する上体を少し起こした体位か，患児が普段好んでとっている体位にする[27]．
- 重症 OSA では，術後呼吸抑制や上気道閉塞の危険性が高いので特に注意が必要である．経鼻エアウェイが必要なこともある．
- CPAP または BIPAP を術前から導入しておき，抜管後からすぐに使用することも計画しておく[37]．
- 近年，小児領域でもハイフロー療法の可能性が認識されつつある．これは新生児領域では既に広く用いられているものであるが，安全で，忍容性に優れ，酸素供給の他に肺のコンプライアンスも高めるとされる．使用目的によっては CPAP に代わりうる可能性もあるが，適切な流量などは定まっていない[38-40]．
- 術後翌朝まで換気・酸素化のモニタリングを行う．筆者の施設では少なくとも初回食事完了まではモニタリングを継続している．
- 最終的な目標は早期離床であり，十分な咳・体動ができるよう適切な鎮痛を図る．
- 適切な術後鎮痛は成人と同様に必要かつ重要なものであるはずだが，データはない．区域麻酔をはじめとしたマルチモーダル鎮痛がオピオイド使用量を減らし，呼吸抑制軽減に寄与することが予想される．

- オピオイドの中でもフェンタニルは短時間作用性で調節性が良く，OSA のある肥満小児でも使用しやすいであろう．
- NCA ないし PCA の用量は IBW に基づいて使用すれば，安全性が向上するであろう．ただし使用中は呼吸モニタリングが必須である．

5. 薬剤投与量
（1）薬剤投与量のための各種指標
- 薬剤投与量の指標として，age-based dosing や，化学療法で用いられる body surface area (BSA)-based dosing などがあるが，小児でも成人と同じく weight-based dosing が広く用いられる（表8）[6]．
- 小児の場合，weight-based dosing に用いられる体重には実体重（TBW），標準ないし理想体重（IBW），補正体重（DW: Dosing Weight または ABW: Adjusted Body Weight）がある．IBW はわが国では前述の表をもとに算出する．DW は小児で正当性を立証されていないが，成人のデータからの推論に基づく推奨投与量で使用することがある[6]．
- 肥満小児に薬剤を投与した場合の薬物動態に関するデータは限られており，ほとんどの薬剤で最適な用量は定まっていない．TBW に基づいて投与すれば過量投与に，IBW に基づいて投与すれば治療域に達しないことがあるという認識が常に必要である．成人の最大用量や，時には成人の肥満患者に用いられる用量も参考にすることも重要である．

（2）使用薬剤とその投与量
- コデイン投与後の死亡例が3例報告されている．いずれも投与量は推奨用量かそれ以下であった．OSA があったか否かについての情報はないが，肥満小児への投与は禁忌と考えてよい[6]．
- オピオイドは治療域が狭く，肥満小児では呼吸関連合併症が生じやすい．まず経験的な用量を投与し，効果を見ながら増減していくべきである．

7章 小児

表8 使用薬剤とその投与量

	薬剤	ボーラス投与	治療方法
鎮静剤	ミダゾラム	IBW	
	プロポフォール	TBW	睫毛反射消失を得るプロポフォールの容量は 2mg/kg TBW 維持量も TBW に基づいて計算するが，体重あたりの用量は通常体重の小児より少なくてよい
オピオイド	フェンタニル	DW	DW=IBW+0.25(TBW-IBW)
	モルヒネ	IBW	
筋弛緩薬	サクシニルコリン	TBW	
	ロクロニウム	DW	DW=IBW+0.25(TBW-IBW)
抗生剤	ペニシリン（アモキシリン）	TBW	成人の最大用量を上限とする
	ペニシリン（アンピシリン）	TBW	成人の最大用量を上限とする
	セファロスポリン（セファゾリン）	TBW	成人の最大用量を上限とする
	アミノグリコシド（ゲンタマイシン，トブラマイシン）	TBW* または DW	DW=IBW+0.4(TBW-IBW)
	バンコマイシン	TBW*	
抗凝固薬	ヘパリン	TBW* または DW	DW=IBW+0.4(TBW-IBW)
	エノキサパリン	TBW* または DW	DW=IBW+0.4(TBW-IBW)
	ワルファリン	TBW*	

* 体重あたりの用量は通常体重の小児よりは少なくてもよい

ポイント

- [✓] わが国では小児肥満の判定に「肥満度」を用いる.
- [✓] 小児肥満の90%以上はカロリー過剰摂取と運動不足という生活習慣が原因である.
- [✓] 肥満小児にはOSAの合併が多く,それは周術期管理上も支障になる.
- [✓] 麻酔管理中に起こりやすい事象はマスク換気困難と上気道閉塞である.
- [✓] 周術期に用いる薬剤のほとんどは小児肥満患者での用量が定まっていない. 成人肥満患者での用量を意識しつつ,TBWないしIBWをもとに決定する.

引用文献

1) 日本肥満学会編集. 小児肥満症診療ガイドライン2017. ライフサイエンス出版. 2017年.
2) Veyckemans F. Child obesity and anaesthetic morbidity. Curr Opin Anaesthesiol 2008; 21: 308-312.
3) 大関武彦. 小児肥満の成因・病態および診断基準. 日本臨牀 2013; 71: 303-309.
4) Baum VC, et al. Anesthesia for genetic, metabolic, and dysmorphic syndromes of childhood. 2nd edition. Lippincott Williams and Wilkins. 2007. 308-309.
5) 上北郁男ら. ダウン症候群患児の麻酔管理. 日小児麻酔会誌 2015; 21: 229-233.
6) Kendrick JG, et al. Pediatric Obesity: Pharmacokinetics and Implications for Drug Dosing. Clin Ther 2015; 37: 1897-1923.
7) 村田光範. 肥満度,BMI,身長・体重成長曲線,そして子どもの肥満—思春期の子どもの体格評価指数としてのBMIの問題点—. 日成長会誌 2014; 20: 51-64.
8) 日本小児内分泌学会・日本成長学会合同標準値委員会. 日本人小児の体格の評価に関する基本的な考え方. 日成長会誌 2011; 17: 84-99.
9) Wabitsch M. Overweight and obesity in European children: definition and diagnostic procedures, risk factors and consequences for later health outcome. Eur J Pediatr 2000; 159: S8-13.
10) 菊池透ら. 小児肥満の疫学的アプローチ. 肥満研究 2004; 10: 12-17.
11) 日本高血圧学会高血圧治療ガイドライン作成委員会. 高血圧治療ガイドライン2014. ライフサイエンス出版. 2014年.
12) Lang JE, et al. Body mass index-percentile and diagnostic accuracy of childhood asthma. J Asthma 2009; 46: 291-299.
13) Jedrychowski W, et al. Predisposition to acute respiratory infections among overweight preadolescent children: an epidemiologic study in Poland. Public Health 1998; 112: 189-195.

7章　小児

14) 小林浩司ら．小児科領域の症例から学ぶ2型糖尿病清涼飲料水ケトーシス．小児科診療 2003; 66: 1021-1029.
15) Weiss R, et al. Predictors of changes in glucose tolerance status in obese youth. Diabetes Care 2005; 28: 902-909.
16) Pashankar DS, et al. Increased prevalence of gastroesophageal reflux symptoms in obese children evaluated in an academic medical center. J Clin Gastroenterol 2009; 43: 410-413.
17) Cook-Sather SD, et al. Overweight/obesity and gastric fluid characteristics in pediatric day surgery: implications for fasting guidelines and pulmonary aspiration risk. Anesth Analg 2009; 109: 727-736.
18) Weiss R, et al. Obesity and the metabolic syndrome in children and adolescents. N Engl J Med 2004; 350: 2362-2374.
19) Arens R, et al. Childhood obesity and obstructive sleep apnea syndrome. J Appl Physiol (1985) 2010; 108: 436-444.
20) Andersen IG, et al. Obstructive sleep apnea in obese children and adolescents, treatment methods and outcome of treatment - A systematic review. Int J Pediatr Otorhinolaryngol 2016; 87: 190-197.
21) Mathew JL, et al. Sleeping too close together: obesity and obstructive sleep apnea in childhood and adolescence. Paediatr Respir Rev 2014; 15: 211-218.
22) Patino M, et al. Obstructive sleep apnoea in children: perioperative considerations. Br J Anaesth 2013; 111: i83-95.
23) Nafiu OO, et al. Comparing peripheral venous access between obese and normal weight children. Paediatr Anaesth 2010; 20: 172-176.
24) Chiron B, et al. Standard preoxygenation vs two techniques in children. Paediatr Anaesth 2007; 17: 963-967.
25) Tait AR, et al. Incidence and risk factors for perioperative adverse respiratory events in children who are obese. Anesthesiology 2008; 108: 375-380.
26) Nafiu OO, et al. Obesity and risk of peri-operative complications in children presenting for adenotonsillectomy. Int J Pediatr Otorhinolaryngol 2009; 73: 89-95.
27) Nafiu OO, et al. Childhood body mass index and perioperative complications. Paediatr Anaesth 2007; 17: 426-430.
28) El-Metainy S, et al. Incidence of perioperative adverse events in obese children undergoing elective general surgery. Br J Anaesth 2011; 106: 359-363.
29) Philippi-Höhne C. Anaesthesia in the obese child. Best Pract Res Clin Anaesthesiol 2011; 25: 53-60.
30) Nafiu OO, et al. Association of childhood high body mass index and sleep

disordered breathing with perioperative laryngospasm. Int J Pediatr Otorhinolaryngol 2013; 77: 2044-2048.
31) Setzer N, et al. Childhood obesity and anesthetic morbidity. Paediatr Anaesth 2007; 17: 321-326.
32) Kim HJ, et al. Appropriate laryngeal mask airway size for overweight and underweight children. Anaesthesia 2010; 65: 50-53.
33) Zwass MS, et al. Induction and maintenance characteristics of anesthesia with desflurane and nitrous oxide in infants and children. Anesthesiology 1992; 76: 373-378.
34) Chidambaran V, et al. Evaluation of propofol anesthesia in morbidly obese children and adolescents. BMC Anesthesiol 2013; 13: 8.
35) Egan TD, et al. Remifentanil pharmacokinetics in obese versus lean patients. Anesthesiology 1998; 89: 562-573.
36) Strauss SG, et al. Ventilatory response to CO2 in children with obstructive sleep apnea from adenotonsillar hypertrophy. Anesth Analg 1999; 89: 328-332.
37) Rennotte MT, et al. Nasal continuous positive airway pressure in the perioperative management of patients with obstructive sleep apnea submitted to surgery. Chest 1995; 107: 367-374.
38) McGinley B, et al. Effect of a high-flow open nasal cannula system on obstructive sleep apnea in children. Pediatrics 2009; 124: 179-188.
39) Joseph L, et al. High-Flow Nasal Cannula Therapy for Obstructive Sleep Apnea in Children. J Clin Sleep Med 2015; 11: 1007-1010.
40) Mikalsen IB, et al. High flow nasal cannula in children: a literature review. Scand J Trauma Resusc Emerg Med 2016; 24: 93.

〔上北郁男〕

略 語 一 覧

略語	フルスペリング	日本語訳
ABW	adjusted body weight	補正体重
ACCP	The American College of Chest Physicians	
ACE	angiotensin converting enzyme	アンジオテンシン変換酵素
ACS-NSQIP	the American College of Surgeons' National Surgical Quality Improvement Program	
ACTH	adrenocorticotropic hormone	副腎皮質刺激ホルモン
ADH	antidiuretic hormone	抗利尿ホルモン
ADL	activities of daily living	日常生活動作
AF	atrial fibrillation	心房細動
AHI	apnea hypopnea index	無呼吸低呼吸指数
ALP	alkaline phosphatase	アルカリホスタファーゼ
ALT	alanine aminotransferase	アラニンアミノトランスフェラーゼ
APTT	activated partial thromboplastin time	活性化部分トロンボプラスチン時間
ARB	angiotensin II receptor blocker	アンジオテンシンII受容体拮抗薬
ASA	American Society of Anesthesiologists	米国麻酔科学会
ASMBS	American Society for Metabolic and Bariatric Surgery	米国肥満代謝外科学会
AST	aspartate aminotransferase	アスパラギン酸アミノトランスフェラーゼ
BIPAP	bilevel positive airway pressure	二相性陽圧換気
BIS®	bispectral index	
BMI	body mass index	肥満指数，体格指数
BSA	body surface area	体表面積
CAD	coronary artery disease	冠動脈疾患
CC	closing capacity	クロージングキャパシティー
Ccr	creatinine clearance	クレアチニンクリアランス
CI	cardiac index	心係数
CK（CPK）	creatine kinase (creatine phosphokinase)	クレアチンキナーゼ（クレアチンフォスフォキナーゼ）
CKD	chronic kidney disease	慢性腎臓病
CL	clearance	クリアランス
COPD	chronic obstructive pulmonary disease	慢性閉塞性肺疾患
CPAP	continuous positive airway pressure	持続気道陽圧呼吸，持続気道陽圧，持続的陽圧呼吸療法

略語一覧

略語	フルスペリング	日本語訳
CSA	central sleep apnea	中枢性無呼吸
CSEA	combined spinal-epidural anesthesia	脊髄くも膜下硬膜外併用麻酔
CSF	cerebrospinal fluid	(脳脊)髄液
CTR	cardiothoracic ratio	心胸郭比
CVCI	cannot ventilate, cannot intubate	
DA	difficult airway	困難気道
DAM	difficult airway management	
DAS	Difficult Airway Society	
DM	diabetes mellitus	糖尿病
DOAC	direct oral anticoagulant	直接作用型経口抗凝固薬
DVT	deep vein thrombosis	深部静脈血栓症
DW	dosing weight	補正体重
EELV	endo-expiratory lung volume	呼気終末肺容積
ERAS	enhanced recovery after surgery	術後回復能力強化
ERV	expiratory reverse volume	呼気予備量
FFA	free fatty acid	遊離脂肪酸
FFM	free fat mass	
FRC	functional residual capacity	機能的残気量
GDFT	goal-directed fluid therapy	目標指向型輸液治療
GERD	gastroesophageal reflux disease	胃食道逆流症
GFR	glomerular filtration rate	糸球体濾過量
HDL-C	high-density lipoprotein-cholesterol	HDL-コレステロール
HFT	high flow therapy	ハイフロー療法
HIT	heparin-induced thrombocytopenia	ヘパリン起因性血小板減少症
HMG-CoA	β-hydroxy-β-methylglutaryl-CoA	
HSAT	home sleep apnea test	在宅睡眠時無呼吸検査
IBW	ideal body weight	理想体重,標準体重
ICU	intensive care unit	集中治療室
IL-6	interleukin-6	インターロイキン-6
ILMA	Intubating Laryngeal Mask Airway	
JESS	Japanese version Epworth Sleepiness Scale	
LBW	lean body weight	除脂肪体重
LDL-C	low-density lipoprotein cholesterol	LDL-コレステロール
LES	lower esophageal sphincter	下部食道括約筋
LMA	laryngeal mask airway	ラリンジアルマスクエアウエイ
LMWH	low-molecular-weight heparin	低分子量ヘパリン

略語一覧

略語	フルスペリング	日本語訳
MACE	major adverse cardiac event	主要心血管イベント
MCP-1	monocyte chemoattractant protein-1	
MET(s)	metabolic equivalent(s)	代謝当量
MetS	metabolic syndrome	メタボリックシンドローム
MICA	myocardial infarction or cardiac arrest	
MRI	magnetic resonance imaging	磁気共鳴画像，磁気共鳴像，磁気共鳴映像法
NAFLD	non-alcoholic fatty liver disease	非アルコール性脂肪性肝疾患
NASH	non-alcoholic steatohepatitis	非アルコール性脂肪肝炎
NCA	nurse controlled analgesia	
nCPAP	nasal continuous positive airway pressure	経鼻的持続気道陽圧呼吸
NK-1	neurokinin-1	ニューロキニン-1
NOAC	new oral anticoagulant	新規経口抗凝固薬
NOAC	novel/non-vitamin K oral anticoagulant	非ビタミンK阻害経口抗凝固薬
NPPV	non invasive positive pressure ventilation	非侵襲的陽圧換気（療法）
NSAIDs	nonsteroidal anti-inflammatory drugs	非ステロイド性抗炎症薬
OA	oral appliance	口腔内装置
OCST	out of center sleep test	検査室外睡眠検査
ODI	oxygen desaturation index	酸素飽和度低下指数
OHS	obesity hypoventiration syndrome	肥満低換気症候群
ORG	obesity-related glomerulopathy	肥満関連腎症
OSA	obstructive sleep apnea	閉塞性睡眠時無呼吸
OSAD	obstructive sleep apnea disorder	閉塞性睡眠呼吸障害
OS-MRS	obesity surgery mortality risk score	
PACU	postanesthetic care unit	麻酔（後）回復室
PAI-1	plasminogen activator inhibitor-1	プラスミノーゲン活性化抑制因子
PCA	patient-controlled analgesia	患者管理鎮痛法，患者自己調節鎮痛法
PCEA	patient-controlled epidural analgesia	
PCV	pressure-controlled ventilation	圧制御換気法
PD	pharmacodynamics	薬力学
PDPH	postdural puncture headache	硬膜穿刺後頭痛
PE	pulmonary embolism	肺塞栓症
PEEP	positive end-expiratory pressure	呼気終末陽圧
PK	pharmacokinetics	薬物動態学，薬物動態の
PM	portable monitor	簡易診断装置
PONV	postoperative nausea and vomiting	術後悪心・嘔吐

略語一覧

略語	フルスペリング	日本語訳
PPV	pulse pressure variation	脈圧変動
PSG	polysomnography	ポリソムノグラフィー
PT	prothrombin time	プロトロンビン時間
PTE	pulmonary thromboembolism	肺血栓塞栓症
PVI	pleth variability index	脈波変動指標
RCRI	revised cardiac risk index	
REI	respiratory event index	呼吸イベント指数(PMにおける)
REM	rapid eye movement	レム，急速眼球運動
RERA	respiratory event related arousals	呼吸努力関連覚醒
RML	rhabdomyolysis	横紋筋融解
RSI	rapid sequence induction	迅速導入
SAS	sleep apnea syndrome	睡眠時無呼吸症候群
SDB	sleep disordered breathing	睡眠呼吸障害
SpO$_2$		パルスオキシメーターによる動脈血酸素飽和度
SSI	surgical site infection	手術部位感染
SSS	single-shot spinal anesthesia	単回注入法による脊髄くも膜下麻酔
SU	sulfonylurea	スルホニル尿素
SVV	stroke volume variation	1回拍出量変化
TAP	transversus abdominis plane	腹横筋膜面
TBW	total body weight (=actual body weight)	実体重
TCI	target controlled infusion	標的濃度調節持続静注，目標血中濃度調節投与
TG	triglyceride	トリグリセリド
TIVA	total intravenous anesthesia	全静脈麻酔
TNF α	tumor necrosis factor alpha	
TOF 比	train-of-four ratio	四連反応比
TSH	thyroid stimulating hormone	甲状腺刺激ホルモン
UFH	unfractionated heparin	未分画ヘパリン
VD	volume of distribution	分布容積量
VTE	venous thromboembolism	静脈血栓塞栓症

日本語索引

あ

アスピリン 102
アセトアミノフェン... 170
アディポカイン...... 14, 39
アメリカ糖尿病学会... 201
アルドステロン........... 16

い

意識下挿管 121
胃食道逆流症 ....
24, 45, 67, 204, 208, 241
1回換気量 146
一過性下部食道括約筋弛緩
.... 45
一般心理療法 60
遺伝性肥満 237
胃排出遅延 110
インスリン抵抗性........ 39

う

うっ血性心不全........... 14
うつ病...................... 59
運動耐容能 75
運動療法 91

え

エプワース眠気尺度..... 27

お

嘔気...................... 205

嘔吐...................... 205
横紋筋融解 136, 179
オピオイド 128
オピオイド鎮痛......... 168

か

カプノメーター......... 116
簡易検査 28
間欠的空気圧迫法.. 99, 159
緩徐導入 245
冠動脈疾患 66, 94

き

機械的予防法 98
気管支喘息 241
気道・呼吸関連合併症... 176
機能的残気量.................
.... 20, 118, 134
気腹...................... 152
逆トレンデレンブルグ体位
.... 135
吸収性無気肺 147
急速導入 245
吸入麻酔薬 130
教育の問題 57
仰臥位低血圧症候群... 216
虚血性心疾患 14, 178
緊急帝王切開術......... 217
筋弛緩モニター......... 116
筋弛緩薬 129

く

区域麻酔 162, 171
クリアランス 124

け

経口（経鼻）エアウェイ..
.... 119
経鼻的持続気道陽圧呼吸..
.... 31
頸部周囲長 21, 85
ケタミン 170
血液濃縮 215
原発性肥満 89

こ

交感神経の緊張........... 12
高血圧............................
.. 5, 65, 93, 178, 215, 240
抗血栓薬 94, 99
抗血栓療法 225
喉頭痙攣 245
喉頭展開困難 20, 85
高度肥満 3
高度肥満症 3
高尿酸血症 93
硬膜外麻酔 163, 171
硬膜外無痛分娩......... 217
誤嚥予防 219
呼吸イベント指数........ 28
混合性SAS（mixed sleep

日本語索引

apnea syndrome）.......... 27
困難気道....... 82, 85, 218

さ

最高気道内圧 146
砕石位 139
サルコペニア 40
酸素飽和度低下指数 28

し

糸球体 38
脂質異常症 5, 65, 93
視床下部性肥満 238
実体重 124
シュウ酸カルシウム腎症 ..
.... 43
周産期心筋症 216
手術適応条件 9
出血 204, 207
術後嘔気嘔吐 143, 186
術前減量 185
主要心血管イベント 75
循環血液量の増大 12
準備物品 106
上気道感染 241
上気道閉塞 176
静脈血栓塞栓症.......... 54
食行動質問票 90
食事療法 91
食道裂孔ヘルニア 45
除脂肪体重 125
腎炎・ネフローゼ症候群 ..
.... 40
心機能低下 215

神経障害 178
心原性突然死 32
迅速導入 122
心拍出量の増大 12
深部静脈血栓 159
深部静脈血栓症...... 54, 98
心不全 66, 75
心房細動 14, 142, 179
心理行動 92
心理社会面の問題........ 57

す

推定血液量 55
睡眠呼吸障害 26
睡眠時無呼吸症候群. 26, 95
スガマデクス 129
ストレス 58
スニッフィングポジション
.... 136

せ

性格面の特徴 57
精神疾患.....57, 59, 67, 95
精神心理社会的背景...... 57
性別・年齢別 BMI パーセ
ンタイル 238
脊髄くも膜下麻酔 163
絶飲食 185
前酸素化... 118, 222, 245
全身麻酔導入 222
前投薬 219, 244

そ

挿管困難 85

早期離床 177
創部局所浸潤麻酔...... 172
側臥位 138
ソフトドリンクケトーシス
.... 241

た

耐荷重............ 105, 113
耐糖能異常 50
耐糖能障害 50, 65, 68
ダウン症候群 237
多発性嚢胞腎 40
炭水化物負荷 186
弾性ストッキング........ 99
胆石症 67

ち

チーム医療 9
知的能力 57
超音波ガイド下穿刺... 150

て

低分子量ヘパリン...... 100
デクスメデトミジン ... 170
デスフルラン 130

と

糖質コルチコイド...... 185
動的指標 116, 142
糖尿病 5, 92

な

内臓脂肪 47, 64
内臓脂肪（蓄積）型肥満... 3,

日本語索引

.... 48, 199
内分泌性肥満 238
内ヘルニア 204, 209

に

2型糖尿病 50, 241
二次性肥満 89, 237
日本糖尿病学会 200
妊娠高血圧 215
妊娠高血圧腎症 .. 215, 222
妊娠糖尿病 215

ね

ネフロン数 38

の

脳梗塞 94

は

肺血栓塞栓症 54, 159
肺高血圧 216
肺塞栓症 54
ハイフロー療法... 120, 246
肺容量 20

ひ

非アルコール性脂肪肝... 67
非アルコール性脂肪肝炎 ..
.... 47, 67
非アルコール性脂肪性肝疾
患 46
ビーチチェア体位 135
非観血的血圧測定 116
非心臓手術 77

非接触型静脈可視化装置 ..
.... 150
ビデオ喉頭鏡 119
肥満 2
肥満関連合併症........... 64
肥満関連腎症 5, 39
肥満症 3, 49, 239
肥満小児 236
肥満心筋症 7, 15
肥満低換気症候群...........
.. 20, 23, 33, 87, 189, 241
肥満度 238
肥満妊婦 214
標準体重 2
標準ヘパリン 100
頻脈 205

ふ

フェンタニル 128
フォーミュラ食............ 6
フォンダパリヌクス... 101
腹臥位 138
腹腔鏡下スリーブ状胃切除
術 196, 200
腹腔鏡下スリーブバイパス術
...............................197
腹腔鏡下胆膵路変更・十二
指腸スイッチ術.......... 197
腹腔鏡下調節性胃バンディ
ング術 195
腹腔鏡下ルーワイ胃バイパ
ス術 194
腹腔内持続投与法...... 172
不整脈 66

2人法 119
フレイル 40
プレハビリテーション.. 184
プロポフォール......... 127
吻合部狭窄 204, 209
吻合部縫合不全.. 204, 209
分布容積 124

へ

米国呼吸療法学会...... 184
米国肥満代謝外科学会 199
閉塞性睡眠呼吸障害..... 30
閉塞性睡眠時無呼吸........
... 2, 5, 15, 20, 22, 26, 66,
188, 215, 242
ヘパリン起因性血小板
減少症 100

ほ

縫合不全 204
補正体重 125
発作性上室性頻拍........ 76
ポリソムノグラフィー... 30

ま

麻酔深度モニター...... 116
マスク換気困難.............
.... 20, 85, 245
末梢神経ブロック.........
.... 163, 172
マランパチ（Mallampati）
分類................... 21, 85
マルチモーダル鎮痛........
.... 169, 188

慢性腎臓病 40
慢性閉塞性肺疾患......... 74

み
未分画ヘパリン.......... 100

む
無気肺 134, 177
無呼吸耐容時間......... 222
無呼吸低呼吸指数... 26, 86

め
メタボリックシンドローム
.... 49, 64, 74, 242

も
目標指向型輸液治療... 142
モルヒネ 129

や
薬剤投与量 247
薬物動態 124
薬物力学 124

り
リクルートメントマニュー
バー 146, 156
離床.......................... 99

理想体重 124
リドカイン 133
輪状甲状膜穿刺........... 85

れ
レニン・アンジオテンシン
.... 38
レプチン 16
レミフェンタニル...... 129

ろ
労作性呼吸困難........... 75
ロクロニウム 129
ワルファリン 99

欧文語索引

A
ACS-NSQIP 77
ACS-NSQIP Surgical Risk Calculator 77
AF 14, 76, 142
AHI 26, 86
ASMBS 199

B
Bariatric Surgery 9
BIPAP 87
BMI 2
BMI Z スコア 238

C
Cheyne-Stokes 呼吸 26
CKD 40
CL 124
COPD 74
CSEA 221
CSR-CSA 26

D
DAM カート 113, 219
Down 症候群 237
DSS-II 200

欧文索引

DVT 54, 98, 159
DW 125

E

ESS（Epworth Sleepiness Scale）.......... 27

F

FFM 125
FRC 20, 118, 134

G

GDFT 142
GERD 24, 45, 67, 204, 208, 241

H

HELP 137
HH（hiatal hernia）......................... 45
HIT 100

I

I：E 比 146
IBW 124
IVC フィルター 99

J

James 式計算法 125
Janmahasatian 式計算法 125
JESS（Japanese version of Epworth Sleepiness Scale）.. 27

L

LAGB（laparoscopic adjustable gastric banding）....................................... 195
LBPD/DS（laparoscopic biliopancreatic diversion with duodenal switch）........... 197
LBW 125
LES 45
LMWH 100
LRYGB（laparoscopic Roux-en-Y gastric bypass）.. 194
LSG（laparoscopic sleeve gastrectomy）... 196
LSGB/DJB（laparoscopic sleeve gastrectomy with duodenojejunal bypass）.............. 197

M

MACE 75
Metabolic Surgery 9
MetS（metabolic syndrome）..................
.... 49, 64, 74, 242

N

NAFLD 46, 67
NASH 47, 67
nCPAP 31
NOAC 101
NSAIDs 170

O

obesity cardiomyopathy 15
obesity paradox 15
obesity supine death syndrome 137
ODI 28
OHS 20, 23, 33, 87, 189, 241
OSA 2, 5, 15, 20, 22, 26, 66,
188, 215, 242
OSAD 30
OS-MRS 71

P

- PCA 169
- PD 124
- PE 54
- PEEP 146, 152
- Pickwick 症候群 23, 33
- PK 124
- PK mass 128
- PM 28
- PONV 143, 177, 186
- Prader-Willi 症候群 237
- PSG 30
- PTE 54, 159

R

- Ramp 137
- RCRI 77
- REI 28
- RML 179

S

- SAS 26, 95
- SDB 26
- SGLT2（sodium glucose cotransporte-2）阻害薬 42
- SOS（Swedish Obese Subjects）study 203
- SSS 220
- STOP-BANG（Score）...... 28, 86

T

- TBW 124
- TLESR（transient lower esophageal sphincter relaxation）...... 45
- TOF 比 130
- Triple Airway Maneuver 119

V

- VD 124
- VTE 54, 225

W

- weight based drug dosing 127

肥満患者の麻酔

2018年11月15日　第1版第1刷 ©

編　集	白石としえ　　SHIRAISHI, Toshie	
	上北　郁男　　UEKITA, Ikuo	
発行者	宇山閑文	
発行所	株式会社　金芳堂	
	〒606-8425 京都市左京区鹿ヶ谷西寺ノ前町34番地	
	振替　01030-1-15605	
	電話　075-751-1111（代）	
	http://www.kinpodo-pub.co.jp/	
組　版	株式会社　グラディア	
印　刷	亜細亜印刷株式会社	
製　本	有限会社　清水製本所	

落丁・乱丁本は直接小社へお送りください．お取替え致します．

Printed in Japan
ISBN978-4-7653-1760-3

JCOPY　＜(社)出版者著作権管理機構　委託出版物＞

本書の無断複写は著作権法上での例外を除き禁じられています．複写される場合は，そのつど事前に，(社)出版者著作権管理機構（電話 03-5244-5088，FAX 03-5244-5089，e-mail: info@jcopy.or.jp）の許諾を得てください．

●本書のコピー，スキャン，デジタル化等の無断複製は著作権法上での例外を除き禁じられています．本書を代行業者等の第三者に依頼してスキャンやデジタル化することは，たとえ個人や家庭内の利用でも著作権法違反です．

BMI 35 以上の肥満患者麻酔

■ 肥満患者の生理学的特徴

★ 呼吸器系変化
- 咽頭の軟部組織増大⇒上気道狭小化
- 咽頭開大筋の活動低下⇒気道の虚脱
- 内臓脂肪⇒横隔膜挙上と胸郭運動制限
- OSA（閉塞性睡眠時無呼吸）
- OHS（肥満低換気症候群）

★ 心血管系変化
- 心拍出量，循環血液量の増大，交感神経の緊張
- 心房細動，虚血性心疾患，心不全のリスク
- 肥満心筋症＝心筋細胞に脂肪が蓄積し肥大，拡張型心筋症に似た病態を示す

★ メタボリックシンドローム（MetS）
- 日本人は低い肥満度でも糖尿病，高血圧，脂質異常症などの MetS になりやすい．
- NAFLD（脂肪性肝疾患）は高率に合併．
- 日本人は内臓脂肪型＞皮下脂肪型⇒⇒⇒併存疾患が多い．

■ 全身麻酔計画

★ **困難気道の評価：体重や BMI ではなく頚部周囲長やマランパチ分類が重要**
★ **体位の最適化が必須：気道開通性の改善**

頚部周囲長＞46cm
マランパチ分類≧Ⅲ
下顎後退
男性
↓
マスク換気困難
↓
意識下挿管が安全

マランパチ分類≧Ⅲ
頚部後屈困難
軟部組織増大
（舌が大きい）
↓
喉頭展開困難
↓
ビデオ喉頭鏡が有用

肥満患者の体位の基本：Ramp
頭だけでなく上半身の下にも枕
外耳道と胸骨を水平にする体位

安全な全身麻酔導入
- 頭高位とする
- 適切な前酸素化：3 分間の 100％ 酸素吸入，マスク密着（リークを作らない）
- 無換気の時間を最小限に，早期にマスク換気開始
- マスク換気は 2 人法（マスク保持とバッグ操作を分担）

★ **呼吸器への悪影響には最大限の注意が必要！**
- 肺容量，機能的残気量の低下，V/Q ミスマッチ，肺コンプライアンスの低下
- 全身麻酔導入後，酸素飽和度の急速な低下
- OSAによる上気道閉塞
- OHSによる肺胞低換気

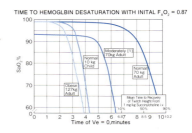

TIME TO HEMOGLOBIN DESATURATION WITH INITAL F_AO_2 = 0.87

■ 術中呼吸管理

- PEEP 10cmH$_2$O が推奨される.
- 1回換気量　6-10mL/kg (IBW)
- リクルートメントマニューバーを施行.
  40-50cmH$_2$O　7-8秒間
- Pa-ETCO$_2$ の増大⇒無気肺増大を示唆.
- FiO$_2$ は 0.4-0.8（高濃度酸素⇒吸収性無気肺）
- 全身麻酔導入〜覚醒まで，頭高位を維持する.

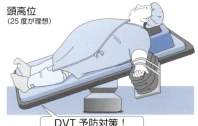

頭高位
(25度が理想)

DVT 予防対策！

■ 術中循環管理

- 一般成人の循環血液量 60-70mL/kg に対し，肥満者の循環血液量 40-50mL/kg.
- 循環血液量の把握が難しく，輸液管理に明らかな基準がない.
- 気腹や PEEP による腹腔内圧・胸腔内圧の上昇，腎血流の減少⇒術中尿量が減少.
- 動的指標モニターの使用が推奨される.

■ 気腹時注意

- 肥満⇒通常より高い気腹圧（15cmH$_2$O）
- 深い筋弛緩が必要.
- 頭高位によって呼吸器への影響を低減.
- 気管チューブの位置異常（深くなる）.

■ 覚醒と抜管

- 筋弛緩の確実な拮抗（TOF ≧ 90）
- 抜管前にリクルートメントマニューバー.
- 完全覚醒後の抜管.
- OSA ⇒抜管後の気道閉塞に注意.

■ 肥満患者への薬剤投与

- 禁忌となるものはない.
  （静脈麻酔薬，吸入麻酔薬，どちらも可）
- 脂溶性の高い薬剤⇒長時間残存に注意.
  TBW 計算の投与が基本.
- 術後の呼吸抑制や過鎮静に注意.
  ⇒オピオイドを減らす．短時間作用性の
  薬剤を選択.

体重指標

TBW（Total Body Weight）　実体重
IBW（Ideal Body Weight）　理想体重
　身長(m)×身長(m)×22　（BMI 法）
LBW（Lean Body Weight）　除脂肪体重
　体重(kg)−[体重(kg)×体脂肪率]
　　　　　　　（生体検査）
DW（Dosing Weight）　補正体重
　IBW + 0.4（TBW − IBW）

	薬剤	ボーラス投与	持続投与
オピオイド	フェンタニル	LBW or PK mass	LBW
	レミフェンタニル	LBW	LBW
	モルヒネ	LBW	LBW
鎮静剤	プロポフォール	IBW または DW	DW or TBW
	ミダゾラム	TBW	LBW
	ケタミン	LBW	LBW
	デクスメデトミジン		0.2mcg/kg (TBW)/ 時
筋弛緩薬	ロクロニウム	LBW	
	サクシニルコリン	1mg/kg (TBW) ≦ 150mg	
筋弛緩拮抗薬	スガマデクス	TBW または IBW + 40%	
その他	リドカイン	TBW	LBW
	ステロイド	LBW	
	ヘパリン	DW	DW
	抗菌薬	TBW	
	アセトアミノフェン	15mg/kg (IBW)	